常见疾病临床诊疗与护理技术

章海霞　许慧荣　扈红海霞　主编

U0341157

吉林科学技术出版社

图书在版编目（CIP）数据

常见疾病临床诊疗与护理技术 / 章海霞，许慧荣，
扈红海霞主编 . -- 长春：吉林科学技术出版社，2022.4
ISBN 978-7-5578-9246-3

Ⅰ . ①常… Ⅱ . ①章… ②许… ③扈… Ⅲ . ①常见病
－诊疗②常见病－护理 Ⅳ . ①R4

中国版本图书馆 CIP 数据核字（2022）第 091567 号

常见疾病临床诊疗与护理技术

主　　编	章海霞　许慧荣　扈红海霞
出 版 人	宛　霞
责任编辑	张　楠
封面设计	李　宝
制　　版	张　凤
幅面尺寸	185mm×260mm
字　　数	400 千字
印　　张	18
印　　数	1-1500 册
版　　次	2022年4月第1版
印　　次	2023年3月第1次印刷

出　　版	吉林科学技术出版社
发　　行	吉林科学技术出版社
地　　址	长春市福祉大路5788号
邮　　编	130118
发行部电话/传真	0431-81629529 81629530 81629531
	81629532 81629533 81629534
储运部电话	0431-86059116
编辑部电话	0431-81629518
印　　刷	三河市嵩川印刷有限公司

书　　号	ISBN 978-7-5578-9246-3
定　　价	126.00元

前　言

近年来，随着工作、生活节奏的不断加快，许多常见病的发生率也有上升的势头，给广大人民群众的健康带来严重的威胁。及早发现、诊断、治疗危害人民健康的各种常见疾病是医务工作者义不容辞的责任，提高诊疗水平是医务工作者当前的一项十分迫切的任务。

伟大的护理学奠基人南丁格尔曾说过"护理既是艺术，又是科学"，这话千真万确，现代临床综合护理的建设和管理是一项系统工程。随着社会的进步和科学技术的发展，医学模式进一步向生物—心理—社会模式转化，人们的健康观念与健康需求也发生了很大的变化，越来越认识到护理工作在预防保健与疾病治疗工作中的重要性。护理学也已经并正在发生实质性的变革，护理工作模式从"以疾病为中心"的功能护理转变为"以患者为中心"的整体护理，并进一步转变为"以整体人的健康为中心"的全人护理；此外，由于人们对生活质量和健康需求的日趋重视，以及不良行为与生活方式引起的疾病的增多，加之人口老年化与慢性病人的增加，护理工作的社会化趋势也越来越明显。护理工作者作为卫生保健的一支不可替代的重要力量，将被赋予更多重要的责任。

护理工作是整个医疗卫生工作的重要组成部分，护理质量的好坏直接关系医疗水平的高低。随着医学科技的飞速发展，传统的一般护理知识与技术的临床应用已不能适应现代护理学科的发展。从事临床医学的护理工作者，无疑也必须随着现代科学技术的进步和医学科学的发展不断丰富和更新自己的知识。

在本书的编写过程中，倾注了所有笔者的全部心血，同时笔者参阅了大量国内外书刊、网站有关临床全科的理论与实践的最新研究成果、文献资料，引用了部分前辈和专家学者的观点和著述，谨在此致以衷心感谢！由于笔者经验不足和能力有限，书中不足和欠妥之处在所难免，恳请广大读者和护理同人提出宝贵意见和建议，不吝指正，以便不断改进，在此致谢。

目　录

第一章　呼吸系统常见疾病的诊疗和护理

第一节　慢性支气管炎

慢性支气管炎（chronic bronchitis，简称慢支）是指气管、支气管黏膜及其周围组织的慢性非特异性炎症。临床上以咳嗽、咳痰或伴有喘息及反复发作的慢性过程为特征。病情若缓慢进展，常并发阻塞性肺气肿，甚至肺动脉高压、肺源性心脏病。它是一种严重危害人们健康的常见病，尤以老年人多见。

一、病因和发病机制

病因尚未完全清楚，一般将病因分为外因和内因两个方面。

（一）外因

1. 吸烟。国内外的研究均证明吸烟与慢支的发生有密切关系。吸烟时间越长，烟量越大，患病率也越高。戒烟后可使症状减轻或消失，病情缓解，甚至痊愈。动物实验证明，吸烟雾后副交感神经兴奋性增加，使支气管收缩痉挛；呼吸道黏膜上皮细胞纤毛运动受抑制；支气管杯状细胞增生，黏液分泌增多，使气道净化能力减弱；支气管黏膜充血、水肿，黏液积聚，肺泡中的吞噬细胞功能减弱，均易引起感染。吸烟者易引起鳞状上皮细胞化生，黏膜腺体增生、肥大和支气管痉挛，易于感染和发病。

2. 感染因素。感染是慢支发生发展的重要因素，主要为病毒和细菌感染，鼻病毒、黏液病毒、腺病毒和呼吸道合胞病毒为多见。在病毒和病毒与支原体感染损伤气道黏膜的基础上可继发细菌感染。从痰培养结果中发现，以流感嗜血杆菌、肺炎球菌、甲型链球菌及奈瑟球菌四种为最多见。感染虽与慢支的发生发展有密切关系，但目前尚无足够证据说明为其首发病因。只认为是慢支的继发感染和加剧病变发展的重要因素。

3. 理化因素。如刺激性烟雾、粉尘、大气污染（如二氧化硫、二氧化氮、氯气、臭氧等）的慢性刺激，常为慢支的诱发病因之一。接触工业刺激性粉尘和有害气体的工人，慢支患病率远较不接触者为高。故大气污染也是本病重要诱发病因。

4.气候寒冷常为慢支发作的重要原因和诱因。慢支发病及急性加重常见于寒冷季节，尤其是气候突然变化时。寒冷空气刺激呼吸道，除减弱上呼吸道黏膜的防御功能外，还能通过反射引起支气管平滑肌收缩、黏膜血液循环障碍和分泌物排出困难等，有利于继发感染。

5.过敏因素。据调查，喘息型支气管炎往往有过敏史。在患者痰液中嗜酸粒细胞数量与组胺含量都有增高倾向，说明部分患者与过敏因素有关，尘埃、尘螨、细菌、真菌、寄生虫、花粉以及化学气体等，都可以成为过敏因素而致病。

（二）内因

1.呼吸道局部防御及免疫功能减低。正常人呼吸道具有完善的防御功能，对吸入空气具有过滤、加温和湿润的作用；气管、支气管黏膜的黏液纤毛运动，以及咳嗽反射等，能净化或排除异物和过多的分泌物；细支气管和肺泡中还存在分泌免疫球蛋白A，有抗病毒和细菌的作用。因此，在正常情况下，下呼吸道始终保持无菌状态。全身或呼吸道局部的防御及免疫功能减弱，可为慢支发病提供内在的条件。老年人常因呼吸道的免疫功能减退，免疫球蛋白减少，呼吸道防御功能退化，单核—吞噬细胞系统功能衰退等，致患病率增高。

2.植物神经功能失调。当呼吸道副交感神经反应增高时，对正常人不起作用的微弱刺激，可引起支气管收缩痉挛、分泌物增多，而产生咳嗽、咳痰、气喘等症状。

综合上述因素，当机体抵抗力减弱时，气道存在不同程度敏感性（易感性）的基础上，有一种或多种外因的存在，长期反复作用，可发展成为慢支。如长期吸烟损害呼吸道黏膜，加上微生物的反复感染，可发生慢性支气管炎，甚至发展成慢性阻塞性肺气肿或慢性肺心病。

二、病理

早期，上皮细胞的纤毛发生粘连、倒伏、脱失，上皮细胞空泡变性、坏死、增生、鳞状上皮化生；病程较久而病情又较重者，炎症由支气管壁向周围组织扩散，黏膜下层平滑肌束断裂、萎缩；病变发展至晚期，黏膜有萎缩性改变，气管周围纤维组织增生，造成管腔的僵硬或塌陷。病变蔓延至细支气管和肺泡壁，形成肺组织结构的破坏或纤维组织增生，进而发生阻塞性肺气肿和间质纤维化。电镜观察可见Ⅰ型肺泡上皮细胞肿胀变厚，Ⅱ型肺泡上皮细胞增生；毛细血管基底膜增厚，内皮细胞损伤，血栓形成和管腔纤维化、闭塞；肺泡壁纤维组织弥漫性增生。这些变化在并发肺气肿和肺心病者中尤为显著。

三、病理生理

在早期，一般反映大气道功能的检查如第一秒用力呼气量、最大通气量、最大呼气中段流量多为正常。但有些病人小气道功能（小于2 mm直径的气道）已发生异常。随着病情加重，气道狭窄，阻力增加，常规通气功能检查可有不同程度异常。

四、临床表现

（一）症状

多缓慢起病，病程较长，反复急性发作而加重。主要症状有慢性咳嗽、咳痰、喘息。开始症状轻微，如吸烟、接触有害气体、过度劳累、气候变化或变冷感冒后，则引起急性发作或加重。或由上呼吸道感染迁延不愈，演变发展为慢支。到夏天气候转暖时多可自然缓解。

1.咳嗽支气管黏膜充血、水肿或分泌物积聚于支气管腔内均可引起咳嗽。咳嗽严重程度视病情而定，一般晨间咳嗽较重，白天较轻，晚间睡前有阵咳或排痰。

2.咳痰由于夜间睡眠后管腔内蓄积痰液，加以副交感神经相对兴奋，支气管分泌物增加，因此，起床后或体位变动引起刺激排痰，常以清晨排痰较多，痰液一般为白色黏液或浆液泡沫性，偶可带血。若有严重而反复咯血，提示严重的肺部疾病，如肿瘤。急性发作伴有细菌感染时，则变为黏液脓性，咳嗽和痰量亦随之增加。

3.劳动或活动后气喘，严重时动则喘甚，生活难以自理。

总之，咳、痰、喘为慢支的主要症状，并按其类型、病期及有无并发症，临床可有不同表现。

（二）体征

早期可无任何异常体征。急性发作期可有散在的干、湿啰音，多在背部及肺底部，咳嗽后可减少或消失。啰音的多寡或部位不一定。喘息型者可听到哮鸣音及呼气延长，而且不易完全消失；并发肺气肿时有肺气肿体征。

（三）临床分型、分期

人的呼吸道对外界的不同刺激物（感染、抗原性、非抗原性刺激）具有不同的敏感性，引起的病理变化也不同。如气道敏感性高（高反应性），对抗原性或某些非抗原性刺激可表现高反应变化，支气管收缩，炎症细胞浸润，分泌物增加，气道狭窄，发生阵发性呼吸困难，称哮喘；如气道慢性炎症可引起气道及肺组织病理性改变，发生阻塞性肺气肿；如气道敏感性一般，长期的外界刺激可引起气道不同部位发生病理改变，在支气管系发生病变，无并发症时，称单纯性慢性支气管炎或喘息性支气管炎；如在小气道（内径＜2mm）发生病变，称小气道疾患；如为不可逆性气道阻塞，称慢性阻塞性支气管炎，如同时合并阻塞性肺气肿时，则称慢性阻塞性肺病。对这一综合征的概念，国内外尚存在不同的认识，有待进一步明确和探讨。

慢性支气管炎目前仍按下列分型和分期：

1.分型可分为单纯型和喘息型两型

单纯型的主要表现为咳嗽、咳痰；喘息型者除有咳嗽、咳痰外尚有喘息，伴有哮鸣音，喘鸣在阵咳时加剧，睡眠时明显。

2. 分期按病情进展可分为三期

（1）急性发作期指在一周内出现脓性或黏液脓性痰，痰量明显增加，或伴有发热等炎症表现，或"咳""痰""喘"等症状任何一项明显加剧。

（2）慢性迁延期指有不同程度的"咳""痰""喘"症状迁延一个月以上者。

（3）临床缓解期经治疗或临床缓解，症状基本消失或偶有轻微咳嗽少量痰液，保持两个月以上者。

五、实验室和其他检查

（一）X线检查

早期可无异常。病变反复发作，引起支气管管壁增厚，细支气管或肺泡间质炎症细胞浸润或纤维化，可见两肺纹理增粗、紊乱，呈网状或条索状、斑点状阴影，以下肺野较明显。

（二）呼吸功能检查

早期常无异常。如有小气道阻塞时，最大呼气流速 - 容积曲线在75%和50%肺容量时，流量明显降低，它比第一秒用力呼气容积更为敏感；闭合容积可增加。发展到气道狭窄或有阻塞时，就有阻塞性通气功能障碍的肺功能表现，如第一秒用力呼气量占用力肺活量的比值减少，最大通气量减少；流速 - 容量曲线减低更为明显。

（三）血液检查

慢支急性发作期或并发肺部感染时，可见白细胞计数及中性粒细胞增多。喘息型者嗜酸粒细胞可增多，缓解期多无变化。

（四）痰液检查

涂片或培养可见肺炎球菌、流感嗜血杆菌、甲型链球菌及奈瑟球菌等。涂片中可见大量中性粒细胞，已破坏的杯状细胞。喘息型者常见较多的嗜酸粒细胞。

六、诊断和鉴别诊断

根据咳嗽、咳痰或伴喘息，每年发病持续3个月，连续两年或以上，并排除其他3肺疾患（如肺结核、尘肺、哮喘、支气管扩张、肺癌、心脏病、心力衰竭等）时，可做出诊断。如每年发病持续不足3个月，而有明确的客观检查依据（如X线、呼吸功能等）亦可诊断。

慢性支气管炎须与下列疾病相鉴别：

（一）支气管哮喘

喘息型慢性支气管炎应与支气管哮喘相鉴别。哮喘常于幼年或青年突然起病，一般无慢性咳嗽、咳痰史，以发作性哮喘为特征。发作时两肺布满哮鸣音，缓解后可无症状。常有个人或家族过敏性疾病史，喘息型慢支多见于中、老年，一般以咳嗽、咳痰伴发喘息及哮鸣音为主要症状，感染控制后症状多可缓解，但肺部可听到哮鸣音。典型病例不难区别，但哮喘并发慢支和（或）肺气肿则难以区别。

（二）支气管扩张

支气管扩张具有咳嗽、咳痰反复发作的特点，合并感染时有大量脓痰，或有反复和多少不等的咯血史。肺部以湿啰音为主，多位于一侧且固定在下肺，可有杵状指（趾）。支气管造影或 CT 可以鉴别。

（三）肺结核

肺结核患者多有结核中毒症状或局部症状（如发热、乏力、盗汗、消瘦、咯血等）。经 X 线检查和痰结核菌检查可以明确诊断。

（四）肺癌

患者年龄常在 40 岁以上，特别是有多年吸烟史，发生刺激性咳嗽，常有反复发生或持续的痰血，或者慢性咳嗽性质发生改变。X 线检查可发现有块状阴影或结节状影或阻塞性肺炎。以抗生素治疗，未能完全消散，应考虑肺癌的可能，查痰脱落细胞经纤支镜活检一般可明确诊断。

七、治疗

针对慢支的病因、病期和反复发作的特点，可采取防治结合的综合措施。在急性发作期和慢性迁延期应以控制感染和祛痰、镇咳为主。伴发喘息时，应予解痉平喘的治疗。对临床缓解期宜加强锻炼，增强体质，提高机体抵抗力，预防复发为主。应宣传、教育病人自觉戒烟，避免和减少各种诱发因素。

（一）急性发作期的治疗

1.控制感染。视感染的主要致病菌和严重程度或根据病原菌药敏选用抗生素。轻者可口服，较重病人用肌注或静脉滴注抗生素。常用的有青霉素 G、红霉素、氨基甙类、头孢菌素类抗生素等，能单独应用广谱抗生素应尽量避免使用广谱抗生素，以免二重感染或产生耐药菌株。

2.祛痰、镇咳。对急性发作期患者在抗感染治疗的同时，应用祛痰、镇咳药物，以改善症状。迁延期病人尤应坚持用药，以求消除症状。中成药止咳也有一定效果。对老年体弱无力咳痰者或痰量较多者，应以祛痰为主，协助排痰，畅通呼吸道。应避免应用强的镇咳剂，如可卡因等。以免抑制中枢及加重呼吸道阻塞和炎症，导致病情恶化。

3. 解痉、平喘。常选用氨茶碱、特布他林等口服或用沙丁胺醇等吸入剂。若气道舒张剂使用后气道仍有持续阻塞，可使用皮质激素，泼尼松 20 ~ 40mg/d。

4. 气雾疗法。气雾湿化吸入或加复方安息香酊，可稀释气管内的分泌物，有利于排痰。如痰液黏稠不易咳出，目前超声雾化吸入有一定帮助，亦可加入抗生素及痰液稀释剂。

（二）缓解期治疗

加强锻炼，增强体质，提高免疫功能，气功亦有一定效果，加强个人卫生，避免各种诱发因素的接触和吸入。耐寒锻炼能预防感冒。

八、预后

慢支如无并发症，预后良好。如病因持续存在，迁延不愈，或反复发作，易并发阻塞性肺气肿甚至肺心病而危及生命。

九、预防

首先是戒烟。注意保暖，避免受凉，预防感冒。改善环境卫生，做好个人劳动保护，消除及避免烟雾、粉尘和刺激性气体对呼吸道的影响。

第二节　肺源性心脏病

肺源性心脏病（cor pulmonale，简称肺心病）主要是由于支气管－肺组织或肺动脉血管病变所致肺动脉高压引起的心脏病。根据起病缓急和病程长短，可分为急性和慢性两类。临床上以后者为多见。本节重点概述慢性肺源性心脏病。

慢性肺源性心脏病是由于肺、胸廓或肺动脉血管慢性病变所致的肺循环阻力增加、肺动脉高压、进而使右心肥厚、扩大、甚至发生右心衰竭的疾病。

本病在我国较为常见，根据国内近年的统计，肺心病平均患病率为 0.41% ~ 0.47%。患病年龄多在 40 岁以上，随着年龄增长患病率增高。急性发作以冬、春季多见。急性呼吸道感染常为急性发作的诱因，常导致肺、心功能衰竭，病死率较高。经国内近 20 年的研究，对肺心病发生和发展有了更加深刻的认识，对诊断和治疗均有一些进展，使肺心病的住院病死率明显下降。

一、病因

按原发病的不同部位，可分为三类：

（一）支气管、肺疾病

支气管、肺疾病以慢支并发阻塞性肺气肿最为多见，占 80% ~ 90%；其次为支气管哮喘、支气管扩张、重症肺结核、尘肺、慢性弥漫性肺间质纤维化、结节病、过敏性肺泡炎、嗜酸性肉芽肿等。

（二）胸廓运动障碍性疾病

胸廓运动障碍性疾病较少见，严重的脊椎后、侧凸、脊椎结核、类风湿性关节炎、胸膜广泛粘连及胸廓形成术后造成的严重胸廓或脊椎畸形，以及神经肌肉疾患如脊髓灰质炎，可引起胸廓活动受限、肺受压、支气管扭曲或变形，导致肺功能受限，气道引流不畅，肺部反复感染，并发肺气肿，或纤维化、缺氧、肺血管收缩、狭窄，使阻力增加，肺动脉高压，发展成肺心病。

（三）肺血管疾病

肺血管疾病甚少见，累及肺动脉的过敏性肉芽肿病，广泛或反复发生的多发性肺小动脉栓塞及肺小动脉炎，以及原因不明的原发性肺动脉高压症，均可使肺小动脉狭窄、阻塞，引起肺动脉血管阻力增加、肺动脉高压和右心室负荷加重，发展成肺心病。

二、发病机制和病理

引起右心室肥厚、扩大的因素很多，但先决条件是肺的功能和结构的改变，发生反复的气道感染和低氧血症。导致一系列的体液因子和肺血管的变化，使肺血管阻力增加，肺动脉高压。

（一）肺动脉高压的形成

1.肺血管阻力增加的功能性因素。缺氧、高碳酸血症的呼吸性酸中毒使肺血管收缩、痉挛。对缺氧性肺血管收缩的原因目前国内、外研究颇多，多从神经和体液因子方面进行观察，现认为体液因素在缺氧性肺血管收缩中占有重要地位。特别受人重视的是花生四烯酸环氧化酶产物前列腺素和脂氧化酶产物白三烯。前列腺素可分为收缩血管的如 TXA2、PGF2a 舒张血管的如 PGI2、PGE1 等两大类，白三烯主要有收缩血管的作用。缺氧时收缩血管的活性物质增多，使肺血管收缩，血管阻力增加，形成肺动脉高压。此外尚有组胺、血管紧张素、血小板激活因子参与缺氧性肺血管收缩反应。最近内皮源性舒张因子（EDRF）

和内皮源性收缩因子（EDCF）在缺氧性肺血管收缩反应中的作用特别引人重视，多数人认为缺氧时EDRF的生成减少。缺氧性肺血管收缩并非完全取决于某种缩血管物质的绝对量，而很大程度上取决于局部缩血管物质和扩血管物质的比例。

缺氧可直接使肺血管平滑肌收缩，其作用机制可能因缺氧使平滑肌细胞膜对通透性增高，肌肉兴奋—收缩偶联效应增强，使肺血管收缩。也有人提出ATP依赖性钾通道的开放可能是缺氧性肺血管收缩反应的基础。

2. 肺血管阻力增加的解剖学因素。解剖学因素系指肺血管解剖结构的改变形成肺循环血流动力学的障碍，主要原因是：

（1）长期反复发作的慢支及支气管周围炎可累及邻近的肺小动脉，引起血管炎，腔壁增厚，管腔狭窄或纤维化，甚至完全闭塞，使肺血管阻力增加，产生肺动脉高压。

（2）随肺气肿的加重，肺泡内压增高，压迫肺泡毛细血管，也造成毛细血管管腔狭窄或闭塞。

（3）肺泡壁的破裂造成毛细血管网的毁损，肺泡毛细血管床减损至超过70%时则肺循环阻力增大，促使肺动脉高压的发生。

（4）肺血管收缩与肺血管的重构。慢性缺氧使血管收缩，管壁张力增高可直接刺激管壁增生。肺细小动脉和肌型微动脉的平滑肌细胞肥大或萎缩，细胞间质增多，内膜弹力纤维及胶原纤维增生，非肌型微动脉肌化，使血管壁增厚硬化，管腔狭窄，血流阻力增大。

此外，肺血管性疾病，如原发性肺动脉高压、反复发作的肺血管栓塞、肺间质纤维化、尘肺等皆可引起肺血管的病理改变，使血管腔狭窄、闭塞，产生肺血管阻力增加，发展成肺动脉高压。

肺心病肺血管阻力增加、肺动脉高压的原因中功能性因素较解剖学的因素更为重要。在急性加重期经过治疗，缺氧和高碳酸血症得到纠正后，肺动脉压可明显降低，部分病人甚至可恢复到正常范围。因此，在缓解期如肺动脉平均压正常，不一定没有肺心病。

3. 血容量增多和血液黏稠度增加。慢性缺氧产生继发性红细胞增多，血液黏稠度增加。红细胞压积超过55%～60%时，血液黏稠度就明显增加，血流阻力随之增高。缺氧可使醛固酮增加，使水、钠潴留；缺氧使肾小动脉收缩，肾血流减少也加重水钠潴留，血容量增多。血液黏稠度增加和血容量增多，更使肺动脉压升高。

临床研究证明，阻塞性肺气肿、肺心病的肺动脉高压，可表现为急性加重期和缓解期肺动脉压均高于正常范围，也可表现为间歇性肺动脉压增高。这两种现象可能是肺心病发展的不同阶段和临床表现，也可能是两种不同的类型。临床上测定肺动脉压，如在静息时肺动脉平均压≥2.67 kPa（20 mmHg），即为显性肺动脉高压；若静息肺动脉平均压＜2.67 kPa，而运动后肺动脉平均压＞4.0k Pa（30 mmHg）时，则为隐性肺动脉高压。肺心病人多为轻、中度肺动脉高压。

（二）心脏病变和心力衰竭

肺循环阻力增加时，右心发挥其代偿功能，以克服肺动脉压升高的阻力而发生右心室肥厚。肺动脉高压早期；右心室尚能代偿，舒张末期压仍正常。随着病情的进展，特别是急性加重期，肺动脉压持续升高且严重，超过右心室的负荷，右心失代偿，右心排血量下降，右室收缩末期残留血量增加，舒张末压增高，促使右心室扩大和右心室功能衰竭。

肺心病多发生于中年以上患者，尸检时除发现右心室改变外，也有少数可见左心室肥厚。对肺心病左心室发生肥厚的原因有不同的认识，有人认为由伴发的高血压或冠心病等所致，而与肺心病无直接关系，-国内较多临床研究表明，肺心病甚至失代偿期，测得肺动脉嵌楔压属正常范围。有人认为左室肥大病人应首先考虑左心病变。但也有人认为肺心病时由于缺氧、高碳酸血症、酸中毒、相对血流量增多等因素，如持续性加重，则可发生左、右心室肥厚，甚至导致左心衰竭。

此外心肌缺氧、乳酸积累、高能磷酸键合成降低，使心功能受损；反复肺部感染、细菌毒素对心肌的毒性作用；酸碱平衡失调、电解质紊乱所致的心律失常等，均可影响心肌，促进心力衰竭。

（三）其他重要器官的损害

缺氧和高碳酸血症除对心脏影响外，尚对其他重要器官如脑、肝、肾、胃肠及内分泌系统、血液系统等发生病理改变，引起多脏器的功能损害。

三、临床表现

本病发展缓慢，临床上除原有肺、胸疾病的各种症状和体征外，主要是逐步出现肺、心功能衰竭以及其他器官损害的征象。按其功能的代偿期与失代偿期进行分述。

（一）肺、心功能代偿期（包括缓解期）

此期主要是慢阻肺的表现。慢性咳嗽、咳痰、气急，活动后可感心悸、呼吸困难、乏力和劳动耐力下降。体检可有明显的肺气肿征，听诊多有呼吸音减弱，偶有干、湿性啰音，下肢轻微浮肿，下午明显，次晨消失。心浊音界常因肺气肿而不易叩出。心音遥远，但肺动脉瓣区可有第二心音亢进，提示有肺动脉高压。三尖瓣区出现收缩期杂音或剑突下示心脏搏动，多提示有右心肥厚、扩大。部分病例因肺气肿使胸膜腔内压升高，阻碍腔静脉回流，可见颈静脉充盈。又因膈下降，使肝上界及下缘明显的下移，应与右心衰竭的肝淤血鉴别。

（二）肺、心功能失代偿期（包括急性加重期）

本期临床主要表现以呼吸衰竭为主，有或无心力衰竭。

1. 呼吸衰竭

急性呼吸道感染为常见诱因。

2. 心力衰竭

以右心衰竭为主，也可出现心律失常。

四、并发症

（一）肺性脑病

肺性脑病是由于呼吸功能衰竭所致缺氧、二氧化碳潴留而引起精神障碍、神经系统症状的一种综合征。但必须除外脑动脉硬化、严重电解质紊乱、单纯性碱中毒、感染中毒性脑病等。该病是肺心病死亡的首要原因，应积极防治。

（二）酸碱失衡及电解质紊乱

肺心病出现呼吸衰竭时，由于缺氧和二氧化碳潴留，当机体发挥最大限度代偿能力仍不能保持体内平衡时，可发生各种不同类型的酸碱失衡及电解质紊乱，使呼吸衰竭、心力衰竭心律失常的病情更加恶化。对治疗及预后皆有重要意义应进行监测并及时采取治疗措施。

（三）心律失常

心律失常多表现为房性早搏及阵发性室上性心动过速，其中以紊乱性房性心动过速最具特征性。此外，也可有心房扑动及心房颤动。少数病例由于急性严重心肌缺氧，可出现心室颤动以至心搏骤停。应注意与洋地黄中毒等引起的心律失常鉴别。

（四）休克

肺心病休克并不多见，一旦发生，预后不良。发生原因有：①感染中毒性休克；②失血性休克，多由上消化道出血引起；③心源性休克，严重心力衰竭或心律失常所致。

（五）弥散性血管内凝血（DIC）

五、实验室和其他检查

（一）X线检查

除肺、胸基础疾病及急性肺部感染的特征外，尚可有肺动脉高压症，如右下肺动脉干扩张，其横径≥15mm；其横径与气管横径之比值≥1.07；肺动脉段明显突出或其高度≥3mm；右心室增大征，皆为诊断肺心病的主要依据。个别病人心力衰竭控制后可见心脏外影有所缩小。

（二）心电向量图检查

主要表现为右心房、右心室增大的图形。随着右心室肥大的程度加重，QRS方位由正常的左下前或后逐渐演变为向右、再向下，最后转向右前，但终末部仍在右后。QRS环自逆钟向运行或"8"字形发展至重度时之顺钟向运行。P环多狭窄，左侧与前额面P环振幅增大，最大向量向前下、左或右。一般来说，右心房肥大越明显，则P环向量越向右。

（三）超声心动图检查

通过测定右心室流出道内径（N≥30mm），右心室内径（N≥20mm），右心室前壁的厚度，左、右心室内径的比值（V < 2），右肺动脉内径或肺动脉干及右心房增大等指标，以诊断肺心病。

（四）肺阻抗血流图及其微分图检查

国内的研究证明肺心病时肺阻抗血流图的波幅及其微分波值多降低，Q-B（相当于右室射血前期）时间延长，B-Y（相当右室射血期）时间缩短，Q-B/B-Y比值增大，对诊断肺心病有参考意义，并对预测肺动脉压及运动后预测隐性肺动脉高压有明显的相关性，有一定参考价值。

（五）血液检查

红细胞及血红蛋白可升高。全血黏度及血浆黏度可增加，红细胞电泳时间常延长；合并感染时，白细胞总数增高、中性粒细胞增加。部分病人血清学检查可有肾功能或肝功能改变；血清钾、钠、氯、钙、镁均可有变化。除钾以外，其他多低于正常。

（六）其他

肺功能检查对早期或缓解期肺心病人有意义，痰细菌学检查对急性加重期肺心病可以指导抗生素的选用。

六、诊断

根据1977年我国修订的《慢性肺心病诊断标准》，患者有慢支、肺气肿、其他肺胸疾病或肺血管病变，因而引起肺动脉高压、右心室增大或右心功能不全表现，如颈静脉怒张、肝肿大压痛、肝颈反流征阳性、下肢浮肿及静脉高压等，并有前述的心电图、X线表现，再参考心电向量图、超声心动图、肺阻抗血流图、肺功能或其他检查，可以做出诊断。

七、鉴别诊断

本病须与下列疾病相鉴别：

（一）冠状动脉粥样硬化性心脏病（冠心病）

肺心病与冠心病均多见于老年人，有许多相似之处，而且常有两病共存。冠心病有典型的心绞痛、心肌梗死的病史或心电图表现，若有左心衰竭的发作史、高血压病、高脂血症、糖尿病史更有助于鉴别。体检、X 线及心电图检查呈左心室肥厚为主的征象，可资鉴别。肺心病合并冠心病时鉴别有较多的困难，应详细询问病史，体格检查和有关心、肺功能检查加以鉴别。

（二）风湿性心瓣膜病

风湿性心脏病三尖瓣疾患应与肺心病的相对三尖瓣关闭不全相鉴别。前者往往有风湿性关节炎和肌炎的病史，其他瓣膜如二尖瓣、主动脉瓣常有病变，X 线、心电图、超声心动图有特殊表现。

（三）按时原发性心肌病

本病多为全心增大，无慢性呼吸道疾病史，无肺动脉高压的 X 线表现等。

八、治疗

（一）急性加重期

积极控制感染；通畅呼吸道，改善呼吸功能；纠正缺氧和二氧化碳潴留；控制呼吸和心力衰竭。

1.控制感染。参考痰菌培养及药物敏感试验选择抗生素。在还没有培养结果前，根据感染的环境及痰涂片革兰染色选用抗生素。院外感染以革兰阳性菌占多数，院内感染则以革兰阴性菌为主，或选用二者兼顾的抗生素。常用的有青霉素类、氨基甙类、头孢类抗生素。原则上选用窄谱抗生素为主，选用广谱抗生素时必须注意可能的继发真菌感染。

2.控制心力衰竭。肺心病心力衰竭的治疗与其他心脏病心力衰竭的治疗有其不同之处，因为肺心病患者一般在积极控制感染，改善呼吸功能后心力衰竭便能得到改善。病人尿量增多，浮肿消退，肿大的肝缩小、压痛消失。不需加用利尿剂，但对治疗后无效的较重病人可适当选用利尿、强心或血管扩张药。

3.控制心律失常。一般心律失常经过治疗肺心病的感染、缺氧后可自行消失。

4.加强护理工作。本病多急重、反复发作，多次住院，造成病人及家属思想、精神上和经济上的极大负担，加强心理护理，提高病人对治疗的信心，配合医疗十分重要。同时又因病情复杂多变，必须严密观察病情变化，宜加强心肺功能的监护。翻身、拍背排除呼吸分泌物是改善通气功能的一项有效措施。

（二）缓解期

原则上是采用中西药结合的综合措施，目的是增强病人的免疫功能，去除诱发因素，减少或避免急性加重期的发生，希望逐渐使肺、心功能得到部分或全部恢复。

（三）肺心病中医辨证施治

中医认为本病是本虚标实，病位于肺、脾、心、肾。缓解期为肺肾虚，本虚邪微。治宜健脾补肾，而急性加重期病情较为复杂，多种症候，可分为：①肺肾气虚外感型（合并感染）；②心脾肾阳虚水泛型（心力衰竭）；③痰浊蔽窍型（肺性脑病）；④元阳欲绝型（休克）等。

第三节　慢性呼吸衰竭

一、病因

慢性呼吸衰竭常为支气管－肺疾患所引起，如慢性阻塞性肺病、重症肺结核、肺间质性纤维化、尘肺等。胸廓病变和胸部手术、外伤、广泛胸膜增厚、胸廓畸形亦可导致慢性呼吸衰竭。

二、发病机制和病理生理

（一）缺 O_2 和 CO_2 潴留的发生机制

1.通气不足。在静息呼吸空气时，总肺泡通气量约为 4L/min，才能维持正常的肺泡氧和二氧化碳分压。肺泡通气量减少，肺泡氧分压下降，二氧化碳分压上升。

2.通气／血流比例失调。肺泡的通气与灌注周围毛细血管血流的比例必须协调，才能保证有效的气体交换。正常每分钟肺泡通气量（VA）4L，肺毛细血管血流量（Q）5L，两者之比值为 0.8。如肺泡通气量在比率上大于血流量（＞0.8），则形成生理死腔增加，即为无效腔效应；肺泡通气量在比率上小于血流量（＜0.8），使肺动脉的混合静脉血未经充分氧合进入肺静脉，则形成动静脉样分流。通气／血流比例失调，产生缺而无 CO_2 潴留。此因混合静脉血与动脉血的氧分压差要比 CO_2 分压差大得多，前者为 7.98kPa，而后者仅 0.79kPa，相差 10 倍。故可借健全的肺泡过度通气，排出较多的 CO_2，以代偿通气不

足肺泡潴留的 CO_2，甚至可排出更多的 CO_2，发生呼吸性碱中毒。由于血红蛋白氧离解曲线的特性，正常肺泡毛细血管血氧饱和度已处于平坦段，即使增加通气量，吸空气时，肺泡氧分压虽有所增加，但血氧饱和度上升甚少，因此借健全的通气过度的肺泡不能代偿通气不足的肺泡所致的摄氧不足，因而发生缺 O_2。

3.分流增加，使静脉血没有接触肺泡气进行气体交换的机会。因此，提高吸氧浓度并不能提高动脉血氧分压。分流量越大，吸氧后提高动脉血的氧分压效果越差，如分流量超过 30% 以上，吸氧对氧分压的影响有限。

4.弥散障碍。氧弥散能力仅为二氧化碳的 1/20，故在弥散障碍时，产生单纯缺氧。

5.氧耗量氧耗量增加是加重缺氧的原因之一，发热、寒战、呼吸困难和抽搐均将增加氧耗量。寒战耗氧量可达 500 mL/min，严重哮喘，随着呼吸的增加，氧耗量可为正常的十几倍。氧耗量增加，肺泡氧分压下降，正常人借助增加通气量以防止缺氧。

（二）缺 O_2、CO_2 潴留对机体的影响

1.对中枢神经的影响

脑组织耗氧量约占全身耗量的 1/5 ~ 1/40 中枢皮质神经原细胞对缺氧最为敏感，缺 O_2 的程度和发生的急缓对中枢神经产生不同的影响。如突然中断供改吸纯氮 20 秒钟可出现深昏迷和全身抽搐。逐渐降低吸 O_2 的浓度，症状出现缓慢，轻度缺 O_2 可引起注意力不集中、智力减退、定向障碍；随缺 O_2 加重，动脉血氧分压（PaQ）低于 6.66kPa，可致烦躁不安、神志恍惚、谵妄；低于 3.99kPa 时，会使神志丧失，乃至昏迷；低于 2.66kPa 时则会发生不可逆转的脑细胞损伤。

CO_2 潴留使脑脊液氢离子浓度增加，影响脑细胞代谢，降低脑细胞兴奋性，抑制皮质活动；随着 CO_2 的增加，对皮质下层刺激加强，引起皮质兴奋；若 CO_2 继续升高，皮质下层受抑制，使中枢神经处于麻醉状态。在出现麻醉前的患者，往往有失眠、精神兴奋、烦躁不安的先兆兴奋症状。

缺 O_2 和 CO_2 潴留均会使脑血管扩张，血流阻力减小，血流量增加以代偿之。严重缺会发生脑细胞内水肿，血管通透性增加，引起脑间质水肿，导致颅内压增高，挤压脑组织，压迫血管，进而加重脑组织缺 O_2，形成恶性循环。

2.对心脏、循环的影响

缺 O_2 可刺激心脏，使心率加快和心搏量增加，血压上升。冠状动脉血流量在缺 O_2 时明显增加，心脏的血流量远超过脑和其他脏器。心肌对缺 O_2 十分敏感，早期轻度缺 O_2 即在心电图上显示出现，急性严重缺 O_2 可导致心室颤动或心脏骤停。缺 O_2 和 CO_2 潴留均能引起肺动脉小血管收缩而增加肺循环阻力，导致肺动脉高压和增加右心负担。

吸入空气中的 CO_2 浓度增加，可使心率加快，心搏量增加，使脑、冠状血管舒张，皮下浅表毛细血管和静脉扩张，而使脾和肌肉的血管收缩，再加上心搏量增加,故血压仍升高。

3. 对呼吸的影响

缺 O_2 对呼吸的影响远较 CO_2 潴留的影响为小。缺 O_2 主要通过颈动脉窦和主动脉体化学感受器的反射作用刺激通气，如缺 O_2 程度缓慢加重，这种反射迟钝。

CO_2 是强有力的呼吸中枢兴奋剂，吸入 CO_2 浓度增加，通气量成倍增加，急性 CO_2 潴留出现深大快速的呼吸；但当吸入超过 12% CO_2 浓度时，通气量不再增加，呼吸中枢处于被抑制状态。而慢性高碳酸血症，并无通气量相应增加，反而有所下降，这与呼吸中枢反应性迟钝、通过肾脏对碳酸氢盐再吸收和排出，使血 pH 值无明显下降，还与患者气阻力增加、肺组织损害严重、胸廓运动的通气功能减退有关。

4. 对肝、肾和造血系统的影响

缺 O_2 可直接或间接损害肝使谷丙转氨酶上升，但随着缺 O_2 的纠正，肝功能逐渐恢复正常。

动脉血氧降低时，肾血流量、肾小球滤过量、尿排出量和钠的排出量均有增加；但当 $PaO_2<5.3kPa$ 时，肾血流量减少，肾功能受到抑制。

组织低氧分压可增加红细胞生成素促使红细胞增生。肾脏和肝脏产生一种酶，将血液中非活性红细胞生成素的前身物质激活成生成素，刺激骨髓引起继发性红细胞增多。有利于增加血液携氧量，但亦增加血液黏稠度，加重肺循环和右心负担。

轻度 CO_2 潴留会扩张肾血管，增加肾血流量，尿量增加；当 $PaCO_2$ 超过 8.64kPa，血 pH 明显下降，则肾血管痉挛，血流减少，HCO_3^- 和 Na^+ 再吸收增加，尿量减少。

5. 对酸碱平衡和电解质的影响

严重缺 O_2 可抑制细胞能量代谢的中间过程，如三疫酸循环、氧化磷酸化作用和有关酶的活动。这不但会降低产生能量效率，还因产生乳酸和无机磷引起代谢性酸中毒。由于能量不足，体内离子转运的钠泵遭损害，使细胞内钾离子转移至血液，而 Na^+ 和 H^+ 进入细胞内，造成细胞内酸中毒和高钾血症。代谢性酸中毒产生的固定酸与缓冲系统中碳酸氢盐起作用，产生碳酸，使组织二氧化碳分压增高。

pH 值取决于碳酸氢盐与碳酸的比值，前者靠肾脏调节（1～3天），而碳酸调节靠肺（数小时）。健康人每天由肺排出碳酸达 15 000 mmol 之多，故急性呼衰 CO_2 潴留对 pH 影响十分迅速，往往与代谢性酸中毒同时存在时，因严重酸中毒引起血压下降，心律失常，乃至心脏停搏。而慢性呼衰因 CO_2 潴留发展缓慢，肾减少碳酸氢排出，不致于使 pH 明显降低。因血中主要阴离子 HCO_3^- 和 Cl^- 之和为一常数，当 HCO_3^- 增加，Cl^- 相应降低，产生低氯血症。

二、临床表现

除引起慢性呼吸衰竭的原发症状外，主要是缺 O_2 和 CO_2 潴留所致的多脏器功能紊乱的表现。

（一）呼吸困难

呼吸困难表现在频率、节律和幅度的改变上。如中枢性呼衰呈潮式、间歇或抽泣样呼吸；慢阻肺是由慢而较深的呼吸转为浅快呼吸，辅助呼吸肌活动加强，呈点头或提肩呼吸。中枢神经药物中毒表现为呼吸匀缓、昏睡；严重肺心病并发呼衰二氧化碳麻醉时，则出现浅慢呼吸。

（二）发绀

发绀是缺 O_2 的典型症状。当动脉血氧饱和度低于 85% 时，可在血流量较大的口唇指甲出现发绀；另应注意红细胞增多者发绀更明显，贫血者则发绀不明显或不出现；严重休克末梢循环差的患者，即使动脉血氧分压尚正常，也可出现发绀。发绀还受皮肤色素及心功能的影响。

（三）精神神经症状

急性呼衰的精神症状较慢性为明显，急性缺 O_2 可出现精神错乱、狂躁、昏迷、抽搐等症状。慢性缺 O_2 多有智力或定向功能障碍。

CO_2 潴留出现中枢抑制之前的兴奋症状，如失眠、烦躁、躁动，但此时切忌用镇静或安眠药，以免加重 CO_2 潴留，发生肺性脑病，表现为神志淡漠、肌肉震颤、间歇抽搐、昏睡，甚至昏迷等。严重 CO_2 潴留可出现腱反射减弱或消失，锥体束征阳性等。

（四）血液循环系统症状

严重缺 O_2 和 CO_2 潴留引起肺动脉高压，可发生右心衰竭，伴有体循环淤血体征。CO_2 潴留使外周体表静脉充盈、皮肤红润、多汗、血压升高、心搏量增多而致脉搏洪大；因脑血管扩张，产生搏动性头痛。晚期由于严重缺 O_2、酸中毒引起心肌损害，出现周围循环衰竭、血压下降、心律失常、心跳停搏。

（五）消化和泌尿系统症状

严重呼衰对肝、肾功能都有影响，如谷丙转氨酶与非蛋白氮升高、蛋白尿、尿中出现红细胞和管型。常因胃肠道黏膜充血水肿、糜烂渗血，或应激性溃疡引起上消化道出血。以上这些症状均可随缺 O_2 和 CO_2 潴留的纠正而消失。

三、治疗

慢性呼吸衰竭多有一定的基础疾病，但急性发作发生失代偿性呼衰，可直接危及生命，必须采取及时而有效的抢救。呼衰处理的原则是在保持呼吸道通畅条件下，改善缺 O_2 和纠正 CO_2 潴留，以及代谢功能紊乱，从而为基础疾病和诱发因素的治疗争取时间和创造条件，但具体措施应结合患者的实际情况而定。

（一）建立通畅的气道

在氧疗和改善通气之前，必须采取各种措施，使呼吸道保持通畅。如用多孔导管通过口腔、咽喉部，将分泌物或胃内反流物吸出。痰黏稠不易咳出，用溴己新喷雾吸入，亦可保留环甲膜穿刺塑料管，注入生理盐水稀释分泌物，或用支气管解痉剂兴奋剂扩张支气管，必要时可给予肾上腺皮质激素吸入缓解支气管痉挛；还可用纤支镜吸出分泌物。如经上述处理效果差，则采用经鼻气管插管或气管切开，建立人工气道。

（二）氧疗

氧疗是通过提高肺泡内氧分压，增加 O_2 弥散能力，提高动脉血氧分压和血氧饱和度，增加可利用的氧。

1. 缺氧不伴二氧化碳潴留的氧疗

氧疗对低肺泡通气、氧耗量增加，以及弥散功能障碍的患者可较好地纠正缺 O_2；通气 / 血流比例失调的患者提高吸入氧浓度后，可增加通气不足肺泡氧分压，改善它周围毛细血管血液氧的摄入，使 PaO_2 有所增加。对弥漫性肺间质性肺炎、间质性肺纤维化、肺间质水肿、肺泡细胞癌及癌性淋巴管炎的患者，主要表现为弥散损害、通气 / 血流比例失调所致的缺氧，并刺激颈动脉窦、主动脉体化学感受器引起通气过度，$PaCO_2$ 偏低，可给予吸较高氧浓度（35% ~ 45%），纠正缺通 O_2，随之改善。但晚期患者吸高浓度氧效果较差。

对肺炎所致的实变、肺水肿和肺不张引起的通气 / 血流比例失调和肺内动脉分流性缺因氧疗并不能增加分流静脉血的氧合，如分流量小于 20%，吸入高浓度氧（>50%）可纠正缺 O_2；若超过 30%，其疗效差，如长期吸入高浓度氧会引起氧中毒。

2. 缺氧伴明显二氧化碳潴留的氧疗

其氧疗原则应给予低浓度（< 35%）持续给氧，其原理如下。

慢性呼吸衰竭失代偿者缺 O_2 伴 CO_2 潴留是通气不足的后果，由于高碳酸血症的慢性呼衰患者，其呼吸中枢化学感受器对 CO_2 反应性差，呼吸的维持主要靠低氧血症对颈动脉窦、主动脉体的化学感受器的驱动作用。若吸入高浓度氧，PaO_2 迅速上升，使外周化学感受器失去低氧血症的刺激，患者的呼吸变慢而浅，$PaCO_2$ 随之上升，严重时可陷入 CO_2

麻醉状态，这种神志改变往往与 $PaCO_2$ 上升的速度有关；吸入高浓度的 O_2 解除低氧性肺血管收缩，使高肺泡通气与血流比（VA/QA）的肺单位中的血流向低 VA/QA 比肺单位，加重通气与血流比例失调，引起生理死腔与潮气量之比（VD/VT）的增加，从而使肺泡通气量减少，$PaCO_2$ 进一步升高；根据血红蛋白氧离解曲线的特性，在严重缺 O_2 时，PaO_2 与 SaO_2 的关系处于氧离解曲线的陡直段，稍有升高，$PaCO_2$ 便有较多的增加，但仍有缺 O_2，能刺激化学感受器，减少对通气的影响；低浓度 O_2 疗能纠正低肺泡通气量的肺泡氧分压，此与吸入不同氧浓度时肺泡氧分压与肺泡通气量的关系曲线，都有前段陡直、后段平坦的特点。

3. 氧疗的方法

常用的氧疗为鼻导管或鼻塞吸氧，吸入氧浓度与吸入氧流量大致呈如下关系：$FlO_2=21+4x$ 吸入氧流量（L/min）。但应注意同样流量，鼻塞吸入氧浓度随吸入每分钟通气量的变化而变化。如给低通气量吸入，实际氧浓度要比计算的值高；高通气时则吸入的氧浓度比计算的值要低些。

面罩供氧是通过 Venturi 原理，利用氧射流产生负压，吸入空气以稀释氧，调节空气进量可控制氧浓度在 25% ~ 50% 范围内，分档次调节，面罩内氧浓度稳定，不受呼吸频率和潮气量的影响。其缺点是进食、咳痰不便。

氧疗一般以生理和临床的需要来调节吸入氧浓度，使动脉血氧分压达 8kPa 以上，或 SaO_2 为 90% 以上。氧耗量增加时，如发热可增加吸入氧浓度。合理的氧疗提高了呼衰的疗效，如慢阻肺呼衰患者长期低浓度氧疗（尤其在夜间）能降低肺循环阻力和肺动脉压，增强心肌收缩力，从而提高患者活动耐力和延长存活时间。

（三）合理使用利尿剂

呼衰时，因肺间质、肺泡，以及细支气管黏膜水肿引起肺泡萎陷、肺不张而影响换气功能，又因呼衰时体内醛固酮增加和机械通气的使用增加抗利尿激素增多所致的水钠潴留。所以在呼衰心力衰竭时，试用呋塞米 10 ~ 20 mg 后，如有血氧饱和度上升，证实有使用利尿剂的指征。不过一定要在电解质无紊乱的情况时使用，并及时给予补充氯化钾、氯化钠（以消化道给药为主），以防发生碱中毒。

综上所述，在处理呼衰时，只要合理应用机械通气、给氧、利尿剂和碱剂，鼻饲和静脉补充营养和电解质，特别是在慢阻肺肺心病较长期很少进食、服用利尿剂的患者更要注意。所以呼衰的酸碱平衡失调和电解质紊乱是有原因可查的，亦是可以防治的。

（四）抗感染治疗

呼吸道感染常诱发呼衰，又因分泌物的积滞使感染加重，尤在人工气道机械通气和免疫功能低下的患者可反复发生感染，且不易控制感染。所以呼衰患者一定要在保持呼吸道引流通畅的条件下，根据痰菌培养及其药敏试验，选择有效的药物控制呼吸道感染。还必须指出，慢阻肺肺心病患者反复感染，且往往无发热、血白细胞不高等中毒症状，仅感气急加重、胃纳减退，如不及时处理，轻度感染也可导致失代偿性呼衰发生。

（五）防治消化道出血

对严重缺 O_2 和 CO_2 潴留患者，应常规给予西咪替丁或雷尼替丁口服，以预防消化道出血。若出现大量呕血或柏油样大便，应输新鲜血，或胃内灌入去甲肾上腺素冰水。需静脉给 H_2 受体拮抗剂或奥美拉唑。防治消化道出血的关键在于纠正缺 O_2 和 CO_2 潴留。

（六）休克

引起休克的原因很多，如酸中毒和电解质紊乱、严重感染、消化道出血、血容量不足、心力衰竭，以及机械通气气道压力过高等，应针对病因采取相应措施。经治疗未见好转，应给予血管活性药（如多巴胺等）以维持血压。

（七）营养支持

呼衰患者因摄入热量不足和呼吸功增加、发热等因素，导致能量消耗增加，机体处于负代谢。时间长了会降低机体免疫功能，感染不易控制，呼吸机能疲劳，导致发生呼吸功能衰竭，使抢救失败或病程延长。故抢救时，常规给鼻饲高蛋白、高脂肪和低碳水化合物，以及多种维生素和微量元素的饮食，必要时做静脉高营养治疗，一般每日热量达 14.6k/kg。

第四节　葡萄球菌肺炎

葡萄球菌肺炎是由葡萄球菌引起的急性肺部化脓性感染。病情较重，常发生于免疫功能已经受损的病人，如糖尿病、血液病（白血病、淋巴瘤、再障等）、艾滋病、肝病、营养不良、酒精中毒以及原已患有支气管－肺病者。儿童患流感或麻疹时，葡萄球菌可经呼吸道而引起肺炎，若未予恰当治疗，病死率较高。皮肤感染灶（痈、毛囊炎、蜂窝组织炎、伤口感染）中的葡萄球菌亦可经血循环而产生肺部感染，细支气管往往受阻而伴发气囊肿，尤多见于儿童患者。脓肿可以溃破而引起气胸、脓胸或脓气胸，有时还伴发化脓性心包炎、胸膜炎等。

葡萄球菌为革兰染色阳性球菌，有金黄色葡萄球菌（简称金葡萄）和表皮葡萄球菌两类。前者可引起全身多发性化脓性病变，血浆凝固酶使细菌周围产生纤维蛋白，保护细菌不被吞噬。凝固酶阴性的葡萄球菌偶亦可致病。

本病起病多急骤，有高热、寒战、胸痛，痰为脓性，量多，带血丝或呈粉红色乳状。病情重者可早期出现周围循环衰竭。院内感染病例起病稍缓慢，但亦有高热、脓痰等。肺部 X 线显示肺段或肺叶实变，或呈小叶样浸润，其中有单个或多发的液气囊腔。X 线阴影的易变性是金葡萄肺炎的另一重要特征。

根据全身毒血症状、咳嗽、脓血痰、血细胞计数增高，中性粒细胞比例增加，核左移并有毒性颗粒，X 线表现片状阴影伴有空洞和液平，已可做出初步诊断。确诊有赖于痰的阳性细菌培养。凝固酶阳性菌的致病力强。婴儿患者血培养阳性机会比成人多见。胞壁酸是存在于葡萄球菌外层的一种含磷的复杂多聚体，可刺激机体产生相应抗体，胞壁酸抗体测定有助于病原学诊断。

第五节　肺部真菌感染

真菌与细菌不同，前者像哺乳动物细胞，有细胞核、核膜和染色体，而细菌只有单个染色体，并无真正的细胞核和核膜。真菌可有性或无性繁殖，各种B孢子具有其分类学特征。真菌存在于自然界可为一种形状，而在受染宿主内则形态可以异样。放线菌介卡菌抗酸染色像结核菌，而且无细胞结构，对抗真菌药物不敏感，而对噬菌体和抗细胞药物敏感，又像细胞。

有些真菌感染具有地方性差异。种族和内分泌因素也可能有一定影响。健康人体对真菌具有较强的抵抗力，在下列条件下真菌可进入肺部，并引起肺部真菌感染。真菌多在土壤生长，花子飞扬空气中，可吸入肺部（外源性），如曲菌、奴卡菌、隐球菌、荚膜组织胞质菌。有些真菌为口腔寄生菌，当机体免疫力下降（如糖尿病）可引起肺部感染，如念珠菌为口腔、皮肤、肠道和阴道的寄生菌。体内其他部位真菌感染还可经淋巴或血液循环到肺部，如颈部、膈下病灶中的放线菌，这些都是继发性肺部真菌病。静脉高营养疗法的中央静脉插管如保留时间长，高浓度葡萄糖虽不适合细菌生长，但白色念珠菌能生长，可引起念珠菌败血症。

近年来由于抗生素、激素、细胞毒性药物和免疫抑制剂的广泛应用，肺真菌感染病例有逐渐增多的趋势。病理改变可有过敏、化脓性炎症反应或形成慢性肉芽肿。X 线表现多种多样，无特征性，可为支气管肺炎、大叶性肺炎或称慢性小结节，乃至肿块状阴影。诊断主要依靠培养结果的真菌形态学辨认。血清学试验、抗原皮试只供参考。目前尚无很理想的药物，两性霉素 B 对多数肺部真菌仍为有效药物，但由于其副反应较多，使其应用受到限制。临床所见真菌肺炎常继发于大量广谱抗生素、肾上腺皮质激素、免疫抑制剂等的应用，也可因体内留置导管而诱发。因此，医务人员应注意预防，这比治疗更为重要。本节重点阐述临床较常见的肺念珠菌病和肺曲菌病。

一、肺念珠菌病

肺念珠菌病是由白色念珠菌或其他念珠菌所引起，临床上有两种类型，也是病程发展中的两个阶段。

（一）支气管炎型

有类似慢性支气管炎症状，咳嗽，咳黏液性痰，有时呈乳白色，多不发热。X线显示两肺中下野纹理增粗。

（二）肺炎型

类似急性肺炎、发热、畏寒，咳白色黏液痰，有腥臭味，亦可呈胶冻状，有时咯血、气急。X线显示支气管肺炎样阴影，两肺中下野有弥漫点状或小片状阴影，亦可呈大片肺炎阴影，时有变化起伏，还可有多发性脓肿。少数病例可并发渗出性胸膜炎。

健康人痰中有10%～20%可以查见念珠菌。诊断肺念珠菌病，要求连续3次以上痰培养有白色念珠菌生长，涂片可以查见菌丝，或经动物接种证明有致病力。在念珠菌败血症时，血、尿和胸脊液培养可阳性。

为了排除寄生于咽喉部的念珠菌污染，留痰标本时应先用3%双氧水含漱数次，不用头一两口痰，而取以后痰标本，新鲜送作培养。亦可取支气管镜或气管吸出液送检。要注意勿使痰液在室温存放太久，否则亦会有菌丝体生长。

轻症患者在停止诱发本病原因（如广谱抗生素、激素、免疫抑制剂和体内放置的导管）后，常能自行好转。重症则需用两性霉素B治疗，先每日0.1 mg/kg溶于5%葡萄糖水中缓慢避光静滴，每日增加5 mg，至每日30～40 mg（不超过50 mg），维持治疗1～3个月，总剂量1～2g。滴流中加用肝素有助于防止血栓性静脉炎。药物副反应有肾、肝功能损害，心律不齐，心痛，消化道不适及寒颤、发热等，应注意观察。亦可加用氟胞嘧啶，每日口服50mg/kg，1～3个月。副反应有胃肠道不适、药物热、骨髓受抑制和肝功能损害，单用时白色念珠菌容易产生耐药性。氟康唑每日顿服50 mg，必要时可增至每日100～200 mg，亦可先静脉滴注，病情稳定后改为口服。酮康唑每日口服0.2～0.4 g，偶有肝功能减损，较长期服用者应定期检查肝功能。咪康唑亦具有广谱抗菌作用，每日600～1200 mg分2～3次溶于5%葡萄糖液250mL于1～2小时滴完。疗程2～6周或更长。

二、肺曲菌病

肺曲菌病（pulmonary aspergillosis）主要由烟曲菌引起。该菌寄生在上呼吸道，只有在慢性病患者机体免疫力降低时才能致病。

空气中到处都有曲菌孢子，在秋冬和阴雨季节，当储藏的谷草发热霉烂时更多。吸入曲菌孢子不一定致病，大量吸入才能引起急性气管－支气管炎或肺炎。本病常继发于肺部已有疾病，如支气管囊肿、支气管扩张、肺炎、肺脓肿等。

曲菌的内毒素使组织坏死，病灶为浸润性、实变、支气管周围炎或粟粒状弥慢性病变。临床上有四种类型。

（一）支气管－肺炎型

曲菌菌丝在支气管黏膜上生长，但不侵入管壁。黏膜炎症轻微，有咳嗽、咳痰（痰可呈棕黄色）、低热等。如侵蚀肺组织，则可引起局限性的曲菌肉芽肿或肺炎、肺脓肿。

（二）变态反应性曲菌病

对曲菌过敏者吸入大量孢子后，阻塞小支气管，引起短暂性肺不张，也可引起远端肺部出现反复游走性浸润。患者畏寒、发热、乏力、有刺激性咳嗽，咳棕黄色脓痰，有时带血。痰中有大量嗜酸粒细胞和曲菌丝。烟曲菌培养阳性。患者有显著哮喘，周围血嗜酸粒细胞增多。

（三）曲菌球

曲菌寄生在肺部慢性疾病所伴有的空腔内（如肺囊肿、支气管扩张、肺结核空洞中）繁殖、储积，与纤维蛋白和黏膜细胞凝聚形成曲菌球，在 X 线下可见在原有的慢性空洞内有一团球影，随体位改变而在空腔内移动。曲菌球不侵犯组织，不引起病人全身症状，只有刺激性咳嗽，有时可反复咯血。由于曲菌球与支气管多不连通，故痰不多，痰中亦常无曲菌发现。

（四）继发性肺曲菌病

重症患者（如白血病、淋巴瘤）的终末阶段，以及使用广谱抗生素、免疫抑制药物或各种原因导致机体免疫力低下者，肺部所伴曲菌感染是局限性肉芽肿或广泛化脓性肺炎，伴脓肿形成。病灶呈急性凝固性坏死，伴坏死性血管炎、血栓和菌栓，甚至波及胸膜、脑膜、肝、脾等全身脏器，预后很差。

诊断肺曲菌病除职业史、临床表现和 X 线检查外，确诊有赖于培养和组织学检查。多次痰涂片或经纤支镜刷检取样，可以见到菌丝和直径 2～3 μm 的圆形棕色或暗绿色孢子，顶端膨大如菊花状。培养出现灰绿色芽生菌落，镜检证实有分孢子和成链的孢子。变态反应型者痰内还可见大量嗜酸性粒细胞。用曲菌浸出液做抗原皮试，变态反应型病人有速发型反应，提示有 IgE 抗体存在。血清沉淀试验或琼脂扩散试验对本病诊断亦有帮助。

第六节 艾滋病并发肺部感染

获得性免疫缺陷综合征（艾滋病，AIDS）或人体免疫缺陷病毒（HIV）感染时，T 淋巴细胞受损（抑制型 TS 细胞增多，辅助型 TH 细胞减少、功能不足），容易继发感染。有些国家和地区以卡氏肺孢子虫（Pneumocystis，PC）和巨细胞病毒感染为多见，其次为非典型分枝杆菌感染；而在发展中国家，则以肺结核最为常见。本节主要阐述 PC 所引起的肺炎。

肺孢子虫肺炎是由肺孢子虫（PC）所引起，原虫寄生在肺泡内，成虫黏附于肺泡上皮，当宿主免疫缺陷时，便引起肺炎。其他伴有免疫缺陷的疾病，如白血病、淋巴瘤、恶性肿瘤、器官移植或使用抗癌化疗药、肾上腺皮质激素等免疫抑制剂者，亦可继发 PCP。

病理检查显示肺泡间隔细胞浸润（乳幼儿以浆细胞为主，儿童及成人患者以淋巴细胞为主，亦可见巨噬细胞或嗜酸粒细胞），致使肺泡间隔增厚，肺泡上皮增生，导致肺泡 - 毛细血管阻滞，肺泡腔扩大，充满泡沫样蜂窝状物质，内含虫体及其崩解物、脱落上皮细胞等。在病灶内孢子虫常与巨细胞病毒、真菌、分枝杆菌、弓形体等并存。

AIDS 病人在肺脏受侵前数周或数月，即有全身性非特异性症状，如发热、乏力、消瘦等。PCP 起病缓渐，呼吸道症状表现为干咳，呼吸急促，呈进行性加重，有鼻翼扇动、脉速、发绀等，视网膜可有棉絮状斑点，肺底部可闻及干湿啰音。部分患者口腔有念珠菌感染和疱疹病毒所引起的肛周溃疡。起病一周后，X 线胸片显示双肺间质弥漫性条索状、斑点颗粒状阴影，自肺门向外周扩散，后来融合成结节云雾状。肺尖和肺底较少累及。肺门淋巴结可因合并真菌或隐球菌感染而增大。肺内可有薄壁空洞，伴发气胸或胸腔积液。这些肺部 X 线征象并无特异性，少数患者肺部 X 线正常。

周围血白细胞计数正常或稍增高。嗜酸粒细胞可增多。肺功能检查 CO 弥散量、潮气量和肺总量下降。血气分析常有低氧血症，$PaCO_2$ 正常或稍低。若未治疗，多死于呼吸衰竭。

本病诊断主要靠检出病原体。呼吸道分泌物涂片检出率甚低，可超声雾化导痰检查。纤支镜灌洗液沉淀病原体检出率 60% ～ 80%，支气管肺泡灌洗液或经纤支镜活检标本阳性率可达 90%。必要时，经皮肺穿刺或胸肺活检以明确诊断。标本可用 Giemsa、快速焦油紫等法染色。血清抗原、抗体检查临床使用价值不大，而支气管肺泡灌洗液、肺组织活检标本、切片或印片以单克隆抗体检测可以提高检出敏感性，但价格昂贵且特异性不够高。利用克隆化的 PC 的 DNA 片段做诊断性探针检测，则有较高特异性和敏感性。已确诊 HIV 感染或 AIDS 病人伴有前述临床、X 线及实验室资料，可以做出诊断。

迄今为止 AIDS 尚无特效治疗，其肺部感染的治疗与一般机会感染相同，包括支持疗法，如吸氧、纠正水及电解质平衡紊乱、输血等。

第二章　循环系统常见疾病的诊疗和护理

第一节　急性心肌梗死

急性心肌梗死是由动脉粥样硬化造成急性机械性阻塞，引起持久而严重的心肌缺血坏死所致。其发病率有逐渐增多趋势，在发病后的几个小时，病死率最高，猝死最多。

一、病理生理

冠状动脉突然发生阻塞，局部心肌由于血供中断而发生缺血坏死。这可能由于斑块迅速增大或斑块出血，血栓形成等机械性阻塞；也可能由于冠状动脉痉挛引起。左冠状动脉前降支阻塞常见，主要产生前壁、心室间隔前部及部分侧壁的心肌梗死，右冠状动脉阻塞常产生左室膈面、后壁、室间隔后半部及右心室的心肌梗死；左回旋支阻塞产生左室侧壁及近心底部左室后壁心肌梗死。如影响窦房结、房室结及束支传导组织的血运，则产生各种程度的心脏阻滞。大片心肌梗死波及心外膜可导致心包反应。

心肌在缺血、缺氧的情况下，一方面，酵解葡萄糖增强，产生大量乳酸，形成局部心肌细胞酸中毒。另一方面，产生的 ATP 远远少于正常有氧分解，能量的供应不能满足心肌代谢的需要。ATP 不仅是心肌收缩的能源，而且是推动钠泵和钙泵的动力。心肌缺血可影响心肌的收缩和舒张功能，在血流动力学上，表现心排血量降低，左心室充盈压升高，临床表现为心力衰竭和心源性休克。

心肌严重缺血时，膜电位明显降低，促使出现慢反应动作电位。慢反应的自律活动，随膜电位减小而不断增高。心脏内的潜在起搏点可由于这种特殊自律活动而形成异位节律，常见为室性早搏。此外缺血区心肌细胞缺血性损害程度不一致，造成复极化的速度不均匀或有部分极化状态存在，易引起折返性室性心动过速。

二、诊断依据

确定诊断依据有以下几个常用的指标。

（一）剧烈持久的心绞痛

持续半小时以上，休息和口含硝酸甘油不缓解。约有 20% 的病例不发生心绞痛或心绞痛轻微，此时急性心肌梗死易被漏诊。

（二）特征性的心电图动态改变

1. 起病 1 小时内可出现异常高大的 T 波。

2. 数小时后 ST 段明显抬高，弓背向上与直立的 T 波形成单向曲线，1 ~ 2 天后 ST 段逐渐恢复至等电位线，T 波倒置。

3. 1 ~ 2 天内出现病理性 Q 波，同时 R 波减低，Q 波在 3 ~ 4 天内稳定不变，70% ~ 80% 永久存在。

4. 急性心内膜下心肌梗死无 Q 波出现，ST 段明显压低，在胸导联上常达 0.4 ~ 0.6mV，T 波倒置，ST-T 的改变往往持续 2 天以上。

5. 小灶性心肌梗死的心电图改变除无病理性 Q 波外，与透壁性心肌梗死相同。

根据出现上述异常波形的导联，可以对急性心肌梗死定位。

（三）急性心肌梗死心电图无典型改变

急性心肌梗死心电图可发生在下列情况下：

1. 症状发生最初的 6 ~ 12 h 内心电图可能尚无明显改变，或只见到轻微的非特异性改变，需短时间内复查对照，少数病例甚至需要 2 ~ 3 天后才出现有诊断意义的图形。

2. 正后壁心肌梗死常规导联 V1 ~ 3 的 R 波增高，ST 段可能压低，应加做 V7、V8、V90 右心室梗死加做 V3R、V4R、V5R。

3. 有左束支传导阻滞急性心肌梗死的心电图改变不易显示，但在急性期仍可见 ST 段及 T 波的改变。

4. 预激综合征可掩盖急性心肌梗死的心电图或拟似心肌梗死的图形。

5. 再发心肌梗死心电图变化常不典型，新发生的心肌梗死引起的 QRS 与 T 波改变可部分或完全被对侧的旧梗死留下的改变所抵消。

心电图诊断急性心肌梗死的阳性率约 75%。

（四）血清酶的升高

心肌组织急性缺血坏死时，从坏死组织释放的各种酶，可使血清中含量增高。因此，测定这些血清酶，对诊断急性心肌梗死的敏感性和特异性均较高。目前临床常测定的心肌酶有肌酸磷酸激酶、谷草转氨酶、乳酸脱氢酶、a 羟丁酸脱氢酶、肌红蛋白。这些酶的含量在急性心肌梗死中都升高，最高常达正常值的 2 ~ 10 倍，甚至 15 倍以上。这些酶也存在于其他一些器官组织中，它们的特异性都有一定的限制。同工酶的测定可以提高对急性心肌梗死的诊断特异性。

根据以上酶在急性心肌梗死中变化规律，对就诊早的病例（2～3天内），以 CPR、GOT 诊断价值较大；对就诊较晚（3 天以上）的病例，则以 LDH 和 HBDH 诊断价值较大。如条件许可，来院即刻、第 1 天、第 2 天各测酶谱一次以求全面了解，如血清酶总活力升高在正常值高限 2 倍以上，CPK-MB3% 以上，LDH1>LDH2，即可诊断急性心肌梗死。

三、治疗

急性心肌梗死的治疗在于防治并发症及缩小梗死范围。冠心病监护病房的建立是治疗急性心肌梗死的一大进展，对及早治疗各种并发症、降低病死率起了很大的作用。目前，治疗上的进展多着眼于缩小心肌梗死范围，以进一步改善近期的远期预后。

（一）冠心病监护病房的建立

设立冠心病监护病房对不稳定型心绞痛、急性心肌梗死、严重心律失常、心源性休克、心力衰竭进行监测，及时采取针对性处理，能降低病死率。早期急性心肌梗死患者多死于电不稳，心肌的病理形态变化可以不十分严重，如能纠正或预防致命性心律失常，患者可以恢复且不影响远期预后。心肌梗死 50%～60% 死亡病例，死于发病后 1 h 内，其中 90% 由室颤引起；而 70%～80% 死亡者死于 24 h 内，但早期急性心肌梗死典型心电图可以不出现。因此对剧烈的心绞痛，用硝酸甘油不缓解者，虽心电图正常，仍应警惕急性心肌梗死的发生，应密切观察心电图的变化，进行监护。

心脏监护病房必须保持安静、舒适、宽敞，最好一人一间，由中心护士站集中监测。急性心肌梗死发作初期，患者常有濒死恐惧感，加上胸痛，交感神经往往兴奋，分泌过多的儿茶酚胺，引起心率快、血压高、心缩强。这些反应均可使心肌氧耗量增加，扩大心肌梗死范围，并能引起室性心律失常，甚至室颤。患者进入监护病房后，应立即给予吸氧、止痛、镇静，避免各种恶性刺激。

监护病房应有一组训练有素的医护人员，熟悉危重患者的心脏病理生理状态，以判断患者的临床症状，并给予相应的处理。监护病房中的每个工作人员均应能识别常见的心律失常，并能做出初步处理，要掌握心肺复苏步骤，并要求能独立进行除颤和气管插管。所有抢救设备均应处于"应战"状态。

心脏监护病房应设心脏监测仪，主要监测心电图、心率、呼吸，并应包括压力监测，有心电图记录仪、袖带血压表、除颤器、不同型号的插管、呼吸器、麻醉机、氧气筒（或管道氧气）、各种抢救药物和输液器材。这些器械均安置在一定的位置。病房工作人员必须熟悉这些器械的位置和用法。心电监测仪能提供连续的心率变化信号，能对超过或低于一定范围的心率、早搏或心脏停搏发出警报。并根据 QRS 波的宽度畸形识别室上性和室性心律失常。心律发生变化，其前数秒钟的心电图能自动记录下来。为了抢救致命性心律失常，如室速或室颤，除颤器上的电极板可以代替心电图的电极板。因此，一旦患者发生心搏骤停，除颤电极板置于心前区，既能做除颤用，又能显示心电图的变化。

心脏病监护病房监测内容有以下几个方面：①心律失常的监测为重点监测项目；②血流动力学的监测，包括左室心搏量、心搏做功指数和左室舒张末压等。急性心肌梗死的早期，心室壁由于缺血、水肿、坏死而变得僵硬、顺应性减低，左室舒张末压升高，可产生肺静脉充血，但左心功能正常。左室功能不全时，虽然临床表现为第一心音减弱、奔马律、肺充血等征象，但 X 光胸片和血液动力的改变，可以相差很大，很难预示左心功能不全的程度，因此应直接进行血流动力学的测定，以判断左心室功能。左心室功能测定结果往往与医院病死率直接有关，并可指导治疗用药。

急性心肌梗死患者一般在心脏病监护病房内监测 3 天，如病情危重，可延长监测时间。

（二）发病初期的就地抢救

国外统计急性心肌梗死在开始出现症状至医院的时间平均超过 6h。因此，只有对尚未住院的患者抢救成功，才能真正大大减少急性心肌梗死的病死率。设立流动监护车，车内有抢救人员多名和冠心病监护单位的抢救设施，随时出动准备抢救。还可在群众临时聚集处如赛球场、大会处，设置急救站，包括冠心病的急救设备，这些可能对及时抢救有所裨益。此外需普及冠心病的医学常识和简单的复苏措施。一旦室颤发生，应立即电除颤，无电除颤设备，则可拳击心前区。早期如发现室性期前收缩，可给予利多卡因。先静脉推注 50 mg，继以 2 ～ 3 mg/min 的滴速维持。如无静脉注射条件，可肌注 150 ～ 200 mg，对转送患者，预防室颤也是有益的。心率慢、血压低，可皮下注射阿托品 0.5 mg。剧烈心绞痛给吗啡或哌替啶。

急诊室必须有心电图持续监护设备及各种抢救器材。从急诊室送患者至冠心病监护病房路中，也必须有监护抢救设备及医护人员同行，这样可避免发生室颤时无法抢救。

（三）治疗各种并发症

1.心律失常

（1）心动过缓窦缓或交界区心律，多见于下壁梗死，系迷走神经亢进所致。如心率慢于 50 次 /min，伴低血压或频发室早或短阵室速，应早期用阿托品 0.5 mg 静注。如疗效不好，可考虑静点少量异丙肾上腺素，约 1μg/min。

（2）心脏传导阻滞对房室传导阻滞，需识别阻滞部位在房室结区或束支系统。结区多见于下壁梗死，心电图上 QRS 不宽，心室率不低于 50 次 /min，且较稳定，持续时间不长，1 ～ 3 天内自行恢复，一般不需安装起搏器。如出现心衰或低血压，对药物治疗效果不好，可考虑安装临时起搏。发生在束支系统的传导阻滞多见于前壁梗死，梗死面积大，且多为永久性。表现为 QRS 增宽，心室率很慢，在 30 ～ 40 次 /min，且不稳定，易出现停搏，应及时安装起搏器。药物治疗可用阿托品和激素。但由于梗死面积大，常伴泵衰竭，故预后不良。急性心肌梗死合并无论是单纯右束支阻滞，或双束支阻滞（如右束支阻滞＋左前分支阻滞，或右束支阻滞＋左后分支阻滞，或右束支阻滞与左束支阻滞交替出现），病死率均高。可无先兆，突然发展为完全性房室传导阻滞，心脏停搏，故有人主张安装预防性起搏器。

（3）房性心动过速阵发性房性心动过速，如合并心衰，首选毛花苷 C。如非心衰引起，可试用维拉帕米，以 5 mg 溶于 20 mL 葡萄糖液静脉缓慢注射，4～5 min 注完。如心率减慢，恢复窦律，立即终止给药。

心房扑动和心房颤动，对房颤常用毛花苷 C 转复，或用洋地黄制剂控制心室率。房扑对药物治疗的效果常不满意，而同步直流电转复疗效较高，且所需电量较小（50～100Ws）。

（4）室性心律失常

①室早

在急性心肌梗死中检出率很高，在发病的头 2～3 天内常可出现室早、短阵室速，可为致命性的室速或室颤的先兆。常用药物为利多卡因。是否常规用利多卡因预防室速或室颤的发生，意见不一致。有认为严密监测，如偶有室早，一般不需治疗。如出现室早成二联、频发（＞5 次/min）、多源或室早落于 T 波上，则应用利多卡因。但这些室性心律失常的出现，不一定都发展为室颤。也有室颤突然发生，而无先兆，或先兆时间短暂。我们主张常规用利多卡因，在发病的头 2～3 天内用利多卡因预防。首剂给予 50～100 mg，静脉缓注。以后以恒定的速度 1～3 mg/min 滴注，维持 48h。必要时，可临时推注 50 mg 1～2 次。如有高度房室传导阻滞、心动过缓、休克、心衰，则禁用或慎用。

②阵发性室性心动过速

常发生在广泛的急性心肌梗死合并心衰的病例中，易发展为室颤，应积极治疗。首选利多卡因，如用药无效，则同步电转复，电量开始用 100 Ws。

③加速性室性心动过速

较少见，室率 70～100 次/min，多见于下壁梗死，窦房结和房室结的起搏功能受抑制。如心功能较好，无须治疗，能自行恢复。也可用阿托品兴奋窦房结或房室结的自律性。

④心室颤动

心室颤动可分为原发性和继发性两种。原发性室颤多见于心功能好，无心衰或休克的患者，早期多见，晚期心肌再灌注时也可发生。如除颤及时，易于成功，并可完全恢复，是冠心病监护病房重点监测的项目。继发性室颤是指继发于心衰或已控制的休克、低血压者，常见于老年人，容易再发，不易恢复。多数心脏骤停都是由室颤引起的。为争取时间，应进行盲目非同步电除颤，电量 200～300 Ws。在准备除颤时，可先拳击心前区及做心脏按压。

2. 泵衰竭

泵衰竭是由于心肌缺血坏死后，心肌收缩功能障碍引起心排血量降低，左心室舒张末压增高。临床表现周围循环灌注不足或肺淤血的症状。休克以心排血量和动脉压降低为主，左心室衰竭以左心室舒张末压和肺毛细血管楔压突出增高为主。心源性休克是较左心衰竭更为严重的泵衰竭。

在治疗泵衰竭时，如有条件，最好有血流动力学监测，对调节补液量，应用血管扩张剂或收缩剂是有指导意义的。

（1）左心室衰竭或肺水肿血压偏高者，可优先考虑血管扩张剂，以减低心脏的前后负荷。从静脉滴注用药，其作用快且便于随时调节。目前常用的药物为硝普钠、硝酸甘油。硝普钠对动脉和静脉的扩张作用并不大，而硝酸甘油则对静脉的作用强于动脉的作用。对急性左心室衰竭伴有血压明显升高者常用硝普钠，血压轻度升高者可选用硝酸甘油。根据血压、一般症状，从小剂量开始，逐渐增加剂量。硝普钠以每分钟 12.5μg 的滴速开始，硝酸甘油以每分钟 10μg 的滴速开始。

一般心力衰竭，特别伴房颤、心室率快者，仍需用洋地黄制剂。但发病初 24 h 内，由于心电不稳，最好不用。

（2）休克是较为常见的心源性休克，有 20% ～ 30% 的急性心肌梗死病例合并低血压或休克，绝大多数发生在第 1 周内，更易发生在发病的初 24 h 内。急性心肌梗死病例要求维持一定的舒张压和平均压以保证足够的心肌灌注。血压降低，心肌灌注减少，会加重心肌缺血性损伤及心脏排血功能障碍，血压进一步降低，导致心肌缺血范围扩大。

重度心源性休克的病例病情严重，梗死面积往往超过左心室的 30% ～ 40%，病死率在 80% 左右。药物治疗多不能奏效。如有条件应急取做辅助循环，如主动脉内气囊反搏（IABP）。对合并室间隔穿孔、乳头肌断裂等病例，应用 IABP 可延长患者生命，以便进行必要的诊断和外科手术治疗。

3. 右心室梗死

右心室梗死多与膈面或膈面加后壁心肌梗死同时存在。临床突出表现为低血压或休克，肺部无充血现象，静脉压升高，偶尔出现奇脉，右心室多有扩张。血流动力学检查：右房平均压明显增高，右心室收缩压、肺动脉收缩压均在正常范围，肺动脉舒张压及 PCWP 正常或轻度升高。出现低血压或休克确诊右心室梗死引起者，应立即快速静脉输液，如右旋糖酐、5% ～ 10% 葡萄糖液等。右心室梗死临床出现低血压及低排出量是由于右室因梗死丧失其收缩功能导致左室充盈不全，左室只能依靠右房、右室的充满膨胀进行充盈，这与一般急性心肌梗死并发休克的治疗有原则性不同。一般输液量可按病情每 24 h 输液 4 000 ～ 6 000 mL。大量补液不但不会加重左室负担，反可会增加左心排出量。但输液过程中应保持 PCWP 在 2.67 kPa（20 mmHg）以下。此外也可考虑用多巴胺加少量硝普钠静脉点滴，减少外周阻力，增加左室收缩的排空量，减低左房压力，又可增加肺静脉的回心血量。因此心脏排出指数可以提高。使用硝普钠时应慎重，应密切观察病情。

（四）缩小心肌梗死范围

溶栓治疗。急性心肌梗死的发生，90% 是由于冠状动脉内粥样硬化病变处或其附近有血栓形成，导致相应区心肌血供突然中断。1979 年 Rentrop 等采用冠脉内溶栓疗法治疗早期急性心肌梗死患者，使闭塞血管重新开放，取得了显著效果。大量研究证明，溶栓疗法在挽救濒死的心肌、缩小心肌梗死面积、改善左室功能及降低病死率诸方面有着显著的疗效。

1. 溶栓药物

①链激酶（SK）是目前使用最广泛的溶栓药物之一。从 β 溶血性链球菌培养液中分离而得，先与纤溶酶原结合成复合体后，再将纤溶酶原转变为纤溶酶。

②尿激酶（UK）从人体肾组织培养液或人新鲜尿液中提取。直接作用于纤溶酶原，使之变成纤溶酶。部分药物迅速渗入血栓内部，激活血栓中的纤溶酶原，起内溶栓作用。部分药物激活循环中的纤溶酶原，起表面溶栓作用。

③组织型纤溶酶原激活剂（t-PA）当有血栓形成时，t-PA 与血栓内的纤维蛋白结合成复合体。纤溶酶原对此复合体有高度亲和力，纤溶酶原转变为纤溶酶，溶解新鲜的纤维蛋白。所以 t-PA 只引起局部溶纤而不产生全身性溶栓状态。t-PA 的主要来源是血管壁，由内皮细胞合成并不断释放，其他组织如肺、肾髓质、前列腺、子宫含少量 t-PA。Pennica 等人在人黑色素瘤细胞株中鉴定出携带 t-PA 的基因，并通过 DNA 重组技术，在大肠杆菌中进行表达后，能大量生产 t-PA。静脉内给药的溶栓效果比静脉 SK 的疗效提高一倍。t-PA 不具抗原性，不会引起过敏反应，生物半减期短，有利于溶栓失败者和成功者及时进行冠状动脉旁路搭桥手术或冠状动脉成形术，为有前途的溶栓药物。

2. 用法

原则上用药时间越早疗效越好，血管闭塞的时间越长，所能挽救的心肌越少。一般主张发病 4 ~ 6h 内用药。新鲜血栓内水分丰富，纤溶酶原含量高，溶栓药物容易渗入血栓，激活纤溶酶原，使血栓溶解。

国内溶栓治疗急性心肌梗死刚开始，剂量用法没有经验，中国人所需的剂量似乎应较国外报道的要小，适宜的用法有待实践总结。

3. 血液学监测

①观察溶栓效果最常用者为监测纤维蛋白降解产物（FDP），FDP 大于正常值 30 倍时提示纤溶活力增强。其他观察项目有纤维蛋白原，含量下降与疗效成反比。

②密切监测出血倾向凝血时间延长超过正常对照值 3 min 即为异常，延长 5 ~ 15min 即有引起出血的可能。纤维蛋白原正常值为 200 mg% ~ 400 mg%，当血浆浓度降至 100mg% 以下时，即有出血危险。

4. 再通指标

再通最客观的指标是冠状动脉造影。静脉用药，不做冠状动脉造影，可根据以下征象判断血管是否再通。①胸痛突然减轻；②升高的 ST 段迅速恢复正常；③出现再灌注心律失常；④肌酸磷酸激酶曲线峰值前移。

5. 用溶栓药物的指征

急性心肌梗死发病 4 ~ 6h 以内，除外禁忌症后均可进行溶栓疗法。

6. 禁忌症

①新近发生的内脏出血，做过手术；②年龄大于 70 岁；③血压高于 24/14.7kPa；④有脑卒中史；⑤有出血倾向。

7. 副作用

SK 可致发热和过敏反应，一般不需中止治疗。出血常发生在插管局部或形成水肿，多无危险性。偶有严重出血，需中止治疗，并补充凝血因子或输血。冠状动脉内用药时，再灌注心律失常发生率高，用利多卡因可能奏效。

8. 治疗效果

冠状动脉内给药可有 60% ~ 90% 堵塞的血管再通，短期静脉内大剂量给药有 45% ~ 75% 堵塞血管再通。早期给药（发病后 3h 内）其再通率远超过发病 4h 以后给药。有些研究显示满意的再灌注效果：心脏核素心室造影表明射血分数和室壁运动有改善，心源性休克得到控制。冠状动脉阻塞时间越长，进行溶栓治疗再通后的节段活动恢复正常的可能性越小。一般认为症状发生后 4h 内，甚或 3h 内进行溶栓治疗为最佳时机。

Schroder 等人总结了 1741 例急性心肌梗死静脉注射 SK 的前瞻双盲对照多中心试验的结果，指出早期应用可以降低 18% 的住院病死率，但远期病死率无显著下降。SK 溶栓治疗至多使冠状动脉血流恢复到急性栓塞前的状态，但原有狭窄部分仍像以前一样存在危险性，虽然急性心肌梗死最初 6h 内静脉注射大量 SK 能明显限制梗死面积，但出院后远期疗效并不令人满意，再梗死的发病率高于对照组。两组间的远期病死率没有明显差异，因溶栓成功后还有再血栓的危险。故笔者推荐溶栓治疗后做经皮穿刺冠状动脉成形术（PTCA）于近端病变者，或冠状动脉旁路搭桥手术（CABG）于广泛或远端病变者。Erbel 等人的研究指出 PTCA 最好在溶栓疗法后 5 天内尽早安排。溶栓疗法不加 PTCA 组住院病死率为 14%（9/64），而加 PTCA 组为 8%（5/63）。早期有效的灌注，通过溶栓 PTCA，冠状再灌注的全面重建可使病死率下降。

第二节　心绞痛

心绞痛和急性心肌梗死属常见冠心病的两种类型，绝大多数由冠状动脉粥样硬化引起的管腔狭窄或闭塞，导致局部心肌灌注不足，可逆性心肌缺血为心绞痛，持久而严重的心肌缺血发展为心肌坏死，则为心肌梗死。两者是心脏病中常见急诊。

一、病理生理

冠状动脉供血不足，心肌氧的供求不平衡是心绞痛发作的病理生理基础。最常见的病理解剖变化为冠状脉粥样硬化引起的管腔狭窄或闭塞。冠状动脉三主支和左冠主支都可发生病变，2～3支同时有明显病变的不在少数，严重病变常见于前降支。心肌缺血的病理形态改变，临床症状和动脉狭窄的程度有时不完全一致。一般说来，较大分支的高度狭窄，如发展慢，有足够的时间利于侧支循环的建立和发展，不至于引起显著的供血不足。当较大分支迅速发生闭塞，如动脉内血栓形成，侧支循环来不及充分建立，相应区域的心肌产生严重缺血或血供完全中断而发生坏死，形成心肌梗死。较轻的供血不足，可不引起症状或引起相对性的心肌缺血，在一般活动时，心肌的血液供应尚可满足需要，不产生症状；体力劳动或情绪激动时，心肌负荷增加，血供不能满足需要，暂时引起缺血，临床上表现为心绞痛，待休息以后，心肌氧的需要和血液供应又达到了平衡，心绞痛随之消失，称为劳力型心绞痛。

在冠状动脉供血不足发生的原理中，尚不应忽视冠状动脉痉挛的因素。虽然绝大多数心绞痛患者，死后解剖或冠状动脉造影，可见冠状动脉1支或2~3大支的高度狭窄，以至完全闭塞，但同样的病变也可见于无心绞痛的患者。相反，在少数病例，虽然冠状动脉病变较轻，甚至无明显狭窄，却有心绞痛发作。冠状动脉确能发生可逆性痉挛，已在冠状动脉造影中得到反复证实。

在劳力型心绞痛时，冠状动脉痉挛也有重要作用，心外膜冠状动脉痉挛可能引起完全或近乎完全性的管腔闭塞，从而表现为休息时心绞痛，也可因较轻程度的血管收缩，加上运动时血供需求的增加，表现运动诱发的心绞痛。大多数劳力型心绞痛除明显的冠状动脉粥样硬化，使运动耐量明显下降外，冠状动脉收缩可进一步诱发缺血。

不稳定型心绞痛介于劳力型心绞痛与心肌梗死之间的缺血综合征，无论休息时心绞痛还是劳力型心绞痛均可发展为不稳定型心绞痛。其发生机制较为复杂，可能为粥样硬化损害迅速发展、粥样硬化斑块破裂、冠状动脉痉挛、血栓形成，或以上诸因素的综合。部分病例与血小板的激活有关，易发展为心肌梗死或猝死。

急性心肌梗死多数由病变处血栓形成引起，但冠状动脉长时间持续痉挛引起的病例已陆续有报道。

ST 段抬高，在冠状动脉正常或轻度狭窄的患者，多数是由冠状动脉痉挛引起；冠状动脉狭窄 50% ~ 70% 的患者，冠状动脉痉挛仍可起重要作用；当冠状动脉狭窄 70% ~ 90%，血流淤滞、湍流，血小板聚集可引起冠状动脉进一步狭窄，但冠状动脉痉挛的可能作用不能完全排除；≥ 90% 的冠状动脉狭窄，冠状动脉内血栓形成是急性缺血的主要原因，与冠状动脉痉挛无关。

二、临床表现

（一）心绞痛临床特点

心绞痛具有一些鲜明的特点，疼痛可轻可重，为一种压迫或紧缩感伴窒息或濒死的恐惧感，位于胸骨后或心前区，少数病例位于胸骨下端，甚至上腹部。疼痛向左上肢放射，沿前臂内侧达小指及无名指。有时可放射至颈部、咽部、下颌部、牙齿和舌尖，或向后放射至左肩胛部。体力劳动、情绪激动、饱餐后和迎冷风走路为常见的诱发原因。多在劳动的当时而不在劳动以后，停止劳动很快消失。情绪激动时常伴交感神经兴奋、儿茶酚胺分泌增加，与体力劳动一样，能使心率加快、血压升高、心肌氧需量增加，并可引起冠状动脉痉挛，冠脉血流量减少，心肌氧的供求不平衡更为明显。一般心绞痛发作持续数分钟，经休息或除去诱因后即能迅速停止，舌下含硝酸甘油能很快缓解。严重心绞痛发作时间较长，可达 10 min 以上，伴恶心、呕吐、大汗，舌下含硝酸甘油疗效较差，属不稳定型心绞痛。

变异型心绞痛为 Prinzmetal 等报告的一组与典型心绞痛有明显区别的心绞痛，占心绞痛的 2% ~ 10%。发作年龄较小，疼痛性质、部位与典型心绞痛相同，但常在安静时发作，与劳动情绪无关，痛较重而历时长。一次心绞痛常为一系列短阵发作，隔数分钟再发。常于一日之同一时间发作，尤以午夜至清晨好发，可发展成心肌梗死。发作时心电图呈下壁或前壁导联 ST 段暂时性抬高，凹面向上，T 波高耸，偶见 T 波倒置，R 波宽，S 波减小或消失。可发生室性心律失常、心动过缓或房室传导阻滞。本症是冠状动脉主支轻度粥样硬化或完全正常的基础上发生痉挛，心肌供血突然减少所致。发作前常无血压升高、心率增快、氧需量未有增加。

（二）心绞痛分型

根据预后和治疗方法的不同，一般将心绞痛分为三种类型。

1. 稳定型心绞痛

发作有一定诱因，发作频率、疼痛性质和程度在一段时间内稳定，是最常见的一种。不少患者经过一段时间后，发作次数减少，甚至停止发作。提示冠状动脉病变稳定，侧支循环有了充足的发展，心血管的神经调节功能有了改善。

2. 不稳定型心绞痛

发作频率、强度和持续时间均较稳定型心绞痛为重，易发展为心肌梗死或猝死。

（1）新近发生的心绞痛

过去无心绞痛史或有过稳定型心绞痛，已数月以上未发作，近一个月内发作，其频率、强度尚未稳定。

（2）进行性心绞痛

3 个月内疼痛的频率、强度、诱发因素经常变动，进行性加重。

（3）中间型急性冠状动脉缺血综合征

疼痛常在休息时发生，性质及持续时间介于心绞痛与心肌梗死之间，但无心肌梗死的心电图和血清酶的改变。

（4）心肌梗死后心绞痛

心肌梗死后 1 个月内发生的心绞痛，可发展为再梗或梗死扩展。

3. 变异型心绞痛

疼痛剧烈，历时长者说明冠状动脉主支痉挛，也可发展为心肌梗死。

（三）心绞痛分类

1979 年 WHO 发表的冠心病命名和诊断标准将心绞痛分为两大类：

1. 奋力型心绞痛

由劳动引起心脏负荷增加，心肌氧需量上升。

2. 自发型心绞痛

休息时发作，发作时心电图出现短暂的 ST 段抬高或压低，主要由冠状动脉痉挛引起，常不伴心肌氧需量的增加。

三、诊断

对胸痛或胸闷是否为心绞痛常根据病史中心绞痛的鲜明特点加以考虑。了解疼痛性质、部位（包括放射部位）、诱发因素、持续时间、缓解方式、对硝酸甘油舌下含的效应，结合年龄和冠心病的易患因素（高血压、高脂血症、糖尿病、吸烟）加以判断。日常医疗工作中不典型的心绞痛或含糊不清的胸痛、胸闷较多，很难下诊断。

心电图是诊断检查心绞痛的重要手段，包括常规休息时心电图、连续监测心电图和运动负荷心电图，急诊时则做常规休息心电图。

多数病例心绞痛发作时心电图可以有缺血或各种心律失常改变，但有少数病例症状典型而心电图无明显改变。国内诊断标准：①缺血型 ST 段改变呈水平型下降＞ 0.05mV，如为下垂型则 ST 与 R 波的夹角＞ 90°；②T 波倒置或较原来加深，偶见原来倒置的 T 波变为直立；③各种心律失常，如频发室早、阵发性心动过速、房颤或传导阻滞及一过性心动过缓等。变异型心绞痛发作时的心电图改变主要为 ST 段暂时性抬高。

心绞痛不发作时心电图可以完全正常，冠状动脉病变较重者，可出现上述发作时的改变。有心肌梗死史者，则示陈旧性心肌梗死的图形。

四、特殊检查

如心绞痛症状可疑，休息时心电图正常或其意义不明确，则可做下列特殊检查，一般不在急诊室进行。这些特殊检查除能判断胸痛或胸闷是否为心绞痛外，还能了解冠心病的病变程度和预后。

（一）心电图运动试验

早期采用双倍二级梯运动试验，因运动负荷小、影响因素多，已被次极量分级运动试验所代替。次极量分级运动试验是按年龄、性别达到预计最大心率的 85% 为统一要求标准。有活动平板试验和踏车试验两种。活动平板试验以板的转速和坡度调节运动量，3min 为一级。踏车运动试验是可以调节并有仪表随时记录运动功量的固定自行车上分级增加运动量，功量以 kg/min 来计算。运动中经常用示波器观察心率、心电图和测血压。如已达到按年龄、性别估计的统一心率，或出现明显的心肌缺血症状或心电图改变、血压下降，严重时心律失常、极度疲乏、呼吸困难等，则应停止运动。诊断冠心病的敏感性为78% ~ 85%，特异性为 90% ~ 93%。目前多采用 Bruce 阳性标准：ST 段下降或抬高等于或大于 0.1 mV，5 ~ 10 min 运动停止后仍不能恢复到原有心率。禁忌症有严重高血压、不稳型心绞痛、心肌梗死的急性期。

（二）放射性核素检查

1.201Tl 心肌灌注显像

201Tl 随冠脉血流很快被心肌所摄取，可以了解心绞痛患者心肌供血情况。采用201Tl 心肌灌注显像，安静时大部分都正常，运动负荷试验后出现一时性心肌显像的缺损或稀疏缺血区，可提高检查的阳性率。

2. 放射性核素心腔造影

静脉注射焦磷酸亚锡，被红细胞吸附后，再注射 99mTc，红细胞标记上放射性核素，心腔内血池显影，可显示室壁局部运动和左室射血分数。放射性核素心腔造影运动试验的异常变化可在心电图 ST 段异常出现之前或完全正常者中出现，故敏感性较心电图运动试验为高。

（三）维超声心动图

冠心病患者的主要表现为室间隔、左室壁运动幅度节段性减弱或消失。收缩功能和舒张功能受损，后者常早于前者。运动负荷试验借助电子计算机，对各个节段的室壁活动幅度做运动前、后比较，可以增加其敏感性。

（四）选择性冠脉造影

国外自 60 年代逐渐普及，国内也在开展。用特制的心导管经股动脉或右肱动脉送到主动脉根部，分别插入左、右冠状动脉口，注入少量造影剂，使左、右冠状动脉及其主要分支得到清楚的显影。以左前斜与右前斜两个平面进行电影摄影，可发现各支动脉狭窄性病变的部位及程度。常先做左心室造影以分析左室收缩功能。冠状动脉造影主要指征有两种：①心绞痛程度较重，内科治疗疗效不满意，需明确动脉病变情况，以考虑冠脉腔内成形术或搭桥手术；②胸痛疑似心绞痛不能确诊者。

（五）激发试验

对变异型心绞痛或疑有冠脉痉挛者，运动负荷试验常阴性，可考虑激发试验。

1. 麦角新碱激发试验

静脉推注马来酸麦角新碱，每次剂量递增。0.025 mg 开始，0.05 mg ~ 0.075 mg、0.10 mg、0.15 mg、0.20 mg、0.30 mg，每次间歇时间为 15 min，出现 ST 抬高、心律失常、心绞痛、胸闷为阳性，并立即口含或静脉滴注硝酸甘油以对抗之。偶有痉挛，使冠脉完全闭塞，导致室颤、急性心肌梗死、猝死者，应严格掌握适应症。并需有抢救设备和措施，最好具有冠状动脉造影条件，必要时直接向冠脉内注射硝酸甘油。

2. 过度换气试验

先让患者休息 2 ~ 3 min，然后进行深而快的呼吸 5 min，在进行过度换气的过程中和停止后的 2 ~ 3 min 内，监测心电图和有无胸痛，如出现心肌缺血改变（ST 抬高和心绞痛）立即做血气分析。多数患者在过度换气后 2 ~ 3 min 出现轻度头痛、手脚发麻，停止过度换气后消失。动脉血 pH 值从 7.43 上升到 7.66，PCO_2 从 5.33kPa（40 mmHg）下降至 2.93kPa（22 mmHg）。

经以上特殊检查可将心绞痛分为高危者和低危者。高危者分级运动测验运动时限短，不能达到 Bruce 方案的第 1 级，最高心率小于或等于 120 次 /min，收缩压降低幅度大于或等于 1.33kPa（10 mmHg），早期出现或持久存在 ST 压低小于或等于 2 mm；201T1 心肌灌注显像，运动或药物负荷试验出现广泛严重或可逆性灌注缺损；放射性核素造影运动射血分数降低，运动幅度减弱。低危者分级运动试验运动时限长，能达到 Bruce 方案第 4 级以上，最高心率大于或等于 160 次 /min，ST 段无明显移位；负荷 201Tl 显像未见异常，放射性核素心腔造影运动射血分数 >50%。缺血时心电图 ST 段抬高和压低的心绞痛患者预后不同；ST 段压低者，年龄大，有较长时心绞痛综合征史，其病死率较 ST 段抬高者为高，有着广泛的严重冠脉病变或左主干冠脉病变。ST 段抬高者常提示局部血流量减少，可能为一支冠脉病变，多为良性，预后较好。

五、鉴别诊断

心绞痛发作应与下列急性胸痛疾病相鉴别。

第一，急性心包炎常有畏寒、发热，查体可有心包摩擦音。

第二，主动脉夹层动脉瘤刀割样胸痛常涉及后背。二维超声心动图有助于诊断。

第三，急性肺梗死常伴呼吸困难、晕厥或休克，心电图示右室负荷过重或动态改变。X 线胸片有利于诊断。

第四，带状疱疹早期通过短期观察，发现特殊分布部位的皮疹可明确诊断。

第五，其他疾病包括肋软骨炎、食管痉挛和食管裂孔疝等。

六、治疗

（一）一般治疗

立即停止活动，安静休息。医生要耐心了解病情，取得患者配合，予以解释和安慰。做心电图检查，对疼痛严重或较持久者，应给予心脏监护，以防发生猝死或及早发现各种严重心律失常。

（二）药物治疗

1. 终止发作

可舌下含用硝酸甘油片 0.3 ~ 0.6 mg，1 ~ 2 min 内即可缓解，作用持续约 30 min，也可舌下含二硝酸异山梨醇片 2.5 ~ 5 mg，常于 2 ~ 3 min 内见效，维持约 2 h。初用该类药物时，患者常出现不同程度的头痛、颜面潮红。使用久后，逐渐减轻或消失，医生应事前做好解释。心绞痛患者随时可发生疼痛，应常随身备带此药。该药不仅能制止或减少心绞痛的发作，也能防止由于缺血引起的心肌损害和严重心律失常，还可防止心绞痛的发生。对剧烈心绞痛或疑有冠状动脉痉挛者，可静脉滴注硝酸甘油，从 20 μg/min 开始，可增加至 200 μg/min，点滴过程中，注意勿使血压过低。

2. 预防发作

常用药物有硝酸酯、β 受体阻滞剂和钙拮抗剂。

（1）硝酸酯制剂

硝酸脂制剂用于治疗心绞痛已久，疗效显著而明确，硝酸甘油应用颇广。其基本药理作用是使平滑肌松弛，动脉和静脉扩张，静脉扩张较动脉扩张明显，心脏前、后负荷减轻，心肌氧耗量降低。冠状静脉扩张后，冠脉流量增加，心肌氧的供求得以平衡。硝酸酯对血管张力较高者如心绞痛发作时，扩张作用较强。对心外膜冠脉的扩张强于腔内小动脉的扩张，从而避免了缺血区"窃血"现象的发生。硝酸酯类有多种，硝酸甘油作用快而短，二硝酸异山梨醇作用较慢而较长。现已制成多种戊四硝酯出售，有含缓慢释放的微粒胶囊和经皮肤吸收的贴剂。近十年来硝酸甘油敷贴治疗引起了很大的兴趣，硝酸甘油分子小，敷贴后持续地迅速穿过皮肤，完全避免首次通过代谢，可长时间保持必要的血药浓度。经硝酸甘油敷贴治疗后，运动耐量增加，心绞痛发作减轻，且副作用轻微。24 h 内贴敷 2.5 ~ 10 mg，从小剂量开始，逐渐调整到所需的合适剂量，多数贴敷 5 mg/24 h 即足。二硝酸异山梨醇口服 5 ~ 10 mg，10 ~ 15 min 内起作用，维持 4 ~ 5 h，第 4 ~ 6 h 一次。

（2）β肾上腺素能阻滞剂

β肾上腺素能阻滞剂已被证明是十分安全有效的抗心绞痛药物。其作用机制主要通过减慢心率、减弱心肌收缩力及降低动脉压以减少心肌耗氧量。与硝酸酯制剂联合应用，起协同作用。在控制心绞痛方面颇有效，并有抗心律失常的作用。心脏选择性 β 阻滞剂，主要作用于心脏的受体，较少作用于 P2 受体。国内常用的阿替洛尔为长效抗心绞痛药物，口服每次 25 ~ 50 mg，每日 1 ~ 2 次。为治疗心绞痛，一般所用 $\beta1$ 阻滞剂均为口服。因个体差异较大，宜从小剂量开始，根据疗效、心率、血压，逐步加大剂量。要求在用药的情况下，休息时心率低于 60 次 /min，中等量的运动，心率增加低于 20 次 /min。国内所用剂量普萘洛尔为每次 10 ~ 40 mg，每日 3 次。

（3）钙拮抗剂

钙拮抗剂对治疗心绞痛有效，临床上应用最广泛的制剂有硝苯地平、维拉帕米和硫氮酮。其药理作用为选择性阻滞肌细胞膜上的慢通道，抑制 $Ca2+$ 内流和兴奋 - 收缩耦联中的 $Ca2+$ 的利用，使平滑肌松弛。正常或狭窄段的冠状动脉扩张，血流量增加。体循环动脉也扩张，阻力减小，心脏后负荷降低，心排血量增加，从而提高了心脏的做功。对冠状动脉痉挛所致的变异型心绞痛有良好疗效。对稳定型和不稳定型心绞痛亦有效。硝苯地平口服 10 ~ 20 mg，每天 3 ~ 4 次；维拉帕米口服 40 ~ 80 mg，每天 3 ~ 4 次；硫氮酮 30 ~ 60 mg，每天 3 ~ 4 次。

3. 不同类型心绞痛的药物治疗

（1）慢性稳定型心绞痛

慢性稳定型心绞痛属劳力型心绞痛；由氧耗量增加引起。运动时，血中儿茶酚胺增高，通过 α 受体使冠状动态收缩。所以在治疗上除考虑除低氧耗量外，应同时加用冠状动脉扩张药，以阻止狭窄的冠状动脉进一步狭窄。常用硝酸酯类、钙拮抗剂，可单独或联合 β 阻滞剂。

（2）不稳定型心绞痛

不稳定型心绞痛

属混合型心绞痛，增加氧耗量和自发性血管痉挛均可诱发，根据临床表现和预后分为低危组和高危组。①低危组：包括新近出现的进行性心绞痛或慢性稳定型心绞痛突然加重，但无心电图改变。这类患者预后较好，应口服多种抗心绞痛药物，硝酸酯、P 阻滞剂，并用阿司匹林。预防休息时心绞痛复发，可给硝酸甘油长效制剂或经皮肤吸收的贴剂。②高危组：包括静息心绞痛伴有或原有 ST 段改变。剧烈心绞痛持续时间较长的中间型急性冠状动脉缺血综合征，其预后差，心肌梗死发生率和病死率高，应入院积极治疗。仅用钙拮抗剂是不够的，可加用静脉滴注硝酸甘油和肝素，有主张用阿司匹林 100 ～ 150 mg/d，加用肝素钙皮下给药 7500IU，每 12h 一次。有人报告用氨酰心安和肝素静脉用药治疗不稳型心绞痛，心肌梗死发生率和病死率显著降低。

（3）变异型心绞痛

血管痉挛型心绞痛，钙拮抗剂疗效好。硝酸酯与钙拮抗剂合用比单用疗效好。理论上 β 阻滞剂抑制 β 受体后，α 受体兴奋性加强，可使冠状动脉进一步收缩，因此可加重变异型心绞痛的发作，有时 α 受体阻滞对变异型心绞痛有效。

有些冠状动脉痉挛患者，舌下含硝酸甘油或静脉用硝酸甘油不能缓解，多见于冠状动脉造影时导管刺激或激发试验引起。可经导管将小剂量硝酸甘油直接注入痉挛的冠状动脉内。

第三节　高血压危象的急诊处理

一、概述

高血压可分为良性和恶性两种。恶性又称急进型高血压，舒张压很高，引起肾脏坏死性小动脉炎，氮质血症，如不治疗，大约一年死亡。恶性高血压在原发性高血压中发生率为 1%。

恶性高血压时，舒张压常大于 17.3 kPa（130 mmHg），有眼底视网膜渗出、出血，常有视盘水肿，日期肾功能可能正常，数周后可出现肾功能衰竭。当恶性高血压血压突然升高，病情急剧恶化而危及生命时称高血压危象。高血压危像是以舒张压突然升高达 18.7 kPa（140 mmHg）以上或更高为特征，收缩压相应升高达 33.3 kPa（250 mmHg）以上。血压极度升高导致发生致命的血管坏死。高血压危象可发生在缓慢型或急进型高血压，也可发生在过去血压完全正常者，多为急性肾小球肾炎。原有慢性高血压者发生高血压危象，多为慢性肾小球肾炎、肾盂肾炎或结缔组织病。肾血管性高血压或嗜铬细胞瘤也可以发生高血压危象。由于原发性高血压占高血压的 90% 以上，故高血压危象也以原发性高血压为多。

二、高血压危象分型

（一）高血压脑病

血压突然急剧升高，发生严重血管病变导致脑水肿，出现神经系统症状，头痛为最初主诉，伴呕吐、视力障碍、视盘水肿、神志改变，出现病理征、惊厥、昏迷等。脑脊液压力可高达 3.92 kPa（400 mmH$_2$O），蛋白增加。经有效的降压治疗，血压下降，症状可迅速缓解。

（二）高血压危象伴颅内出血

包括脑出血或蛛网膜下腔出血。

（三）儿茶酚胺突然释放所致高血压危象见于嗜铬细胞瘤

肿瘤可产生和释放大量去甲基肾上腺素和肾上腺素，常见的肿瘤部位在肾上腺髓质，也可在其他具有嗜铬组织的部位，如主动脉分叉、胸腹部交感神经节等，表现为血压急剧升高，伴心动过速、头痛、苍白、大汗、麻木、手足发冷。发作持续数分钟至数小时。某些病人发作有刺激诱因，如情绪激动、运动、按压肿瘤、排尿、喷嚏等。发作间歇可无症状。通过发作时尿儿茶酚胺代谢产物 VMA 和血儿茶酚胺的测定可确诊此病。

（四）高血压危象伴急性肺水肿

（五）高血压危象伴肾脏损害

（六）高血压危象伴主动脉夹层动脉瘤

（七）妊娠高血压综合征

妊娠后期出现高血压、蛋白尿和水肿，严重时发生子痫。

三、病理生理

（一）高血压脑病

高血压脑病包括两个过程，一是功能性改变，即脑血管扩张，过多的脑血流灌注脑组织，引起高血压脑病；二是器质性改变，即动脉壁急性损伤，纤维蛋白样坏死。这两个过程发生在血压极度升高之后，尚无肾素或其他体液因素参与时。经动物和临床研究，发现血压下降时血管扩张、血压上升时血管收缩，通过自动调节机制维持恒定的脑血流量。但当平均动脉压超过 24 kPa（180 mmHg），自动调节机制丧失，收缩的血管突然扩张，脑血流量过多，液体从血管溢出，导致脑水肿和高血压脑病。脑循环自动调节的平均血压阈值正常者为 16 kPa（120 mmHg），而高血压者为 24 kPa（平均血压 = 舒张压 +1/3 脉压），故正常人血压稍升高就会发生高血压脑病，而慢性高血压者血压升得很高时才会出现高血压脑病，在发生急性血管损伤时血压上升的速度比升高的程度更为重要。

（二）小动脉病变

肾脏和其他脏器的动脉和小动脉急性血管病变，内膜损伤，促使血小板聚集，纤维蛋白沉积，内膜细胞增生，微血管血栓形成。

（三）肾损害

严重高血压引起肾血管损害，造成肾缺血，通过肾素 – 血管紧张素系统，肾素分泌增加，使血管收缩，醛固酮分泌增加，血容量增多从而使血压更高。

（四）微血管内凝血

微血管溶血性贫血，伴红细胞破碎和血管内凝血。

（五）妊娠高血压综合征

经动物实验和临床观察发现，妊娠时子宫胎盘血流灌注减少，使前列腺素（PGE）在子宫合成减少，促使肾素分泌增加，通过血管紧张素系统使血压升高。妊娠中毒症出现蛋白尿时，经肾活检发现纤维蛋白和免疫球蛋白沉积在肾小球，从而认为肾脏损害由免疫机制所致。有人认为抗胎盘抗体可能为此免疫反应的原因，此观点虽未被普遍接受，但为探索妊娠中毒症的机理开辟了一条新的途径。

四、临床表现

（一）血压

舒张压高于 17.3 kPa（130 mmHg），血压突然升高，病程进展急剧。

（二）眼底视网膜病变

出血、渗出或（和）视盘水肿。

（三）神经系统表现

头痛、嗜睡、抽搐、昏迷。

（四）心脏

心脏增大，可出现急性左心衰竭。

（五）肾脏

少尿、氮质血症、尿毒症的表现。

（六）胃肠道

有恶心、呕吐表现。

高血压危象如不及时治疗，患者迅速死于脑损害，更多病人死于肾功能衰竭。如及时治疗，血压下降，高血压脑病恢复。恶性高血压的预后与肾脏损害程度密切相关，一组恶性高血压资料表明尿素氮低于 180 mg/L 者，5 年存活率为 64%；尿素氮高于 180 mg/L 者，5 年存活率仅 23%。

五、高血压危象的治疗原则

（一）应尽快使血压下降

做到迅速、安全、有效。至于血压下降程度则因人而异，如肾功能正常，无脑血管病或冠心病者则血压可降至正常。但如病人为 60 岁以上高龄，有冠心病、脑血管病，或肾功能不全，血压下降过快过猛可导致冠状动脉或脑动脉供血不足或少尿，其安全的血压水平是 21.3 ~ 24.0/13.3 ~ 14.7 kPa（160 ~ 180/100 ~ 110 mmHg）。开始时降压药剂量宜小，使舒张压降至 16.0 kPa（120 mmHg）。密切观察是否有神经系统症状，心输出量降低，少尿等现象。然后逐渐增加剂量，使舒张压降至 14.7 kPa（110 mmHg）。1 ~ 2 日内逐渐降至 13.3 kPa（100 mmHg），应使病人能够耐受血压下降的速度。静脉用药者 1 ~ 2 天内应加上口服降压药，争取短期内停用静脉给药。如一种药无效可合并用药以提高疗效，减少副作用。

（二）根据病情选择用药

以适宜的速度达到降压目的。硝普钠数秒钟起作用，二氮嗪数分钟起作用，利舍平、甲基多巴、米诺地尔数小时起作用。其中以硝普钠最为理想，无条件用硝普钠时，可静注二氮嗪，如病情不十分紧急，可肌注利舍平。

（三）监护

病人以在 CCU 或 ICU 治疗为宜，以获得密切的监测，避免脱水或补液过多，前者可引起肾前性氮质血症，后者可使血压进一步升高，并可引起心力衰竭。

（四）防治脑水肿

高血压脑病时加用脱水剂甘露醇、呋塞米等治疗；脑水肿、惊厥者镇静止惊，如肌注苯巴比妥钠、安定，水合氯醛灌肠等。

（五）抗心衰

合并急性左心衰竭时予强心、利尿及扩血管治疗，选用硝普钠最为理想。

（六）合并氮质血症者

合并氮质血症者应予血液透析治疗。

（七）嗜铬细胞瘤合并高血压危象时

由于瘤体分泌大量儿茶酚胺引起血压急剧升高，手术前应选用 α 受体阻滞剂酚妥拉明降低血压。

（八）合并妊高症时

早期通过限制活动和盐的摄入足以增加子宫、胎盘和肾的血流。如蛋白尿加重、血压升高、视力下降、尿量减少、体重增加或头痛应住院治疗，尤其是头痛应引起重视，提示可能发生子痫，在子痫发生之前应终止妊娠。若病人发生子痫，应静脉注射硫酸镁（10 mL），给予镇静剂（以安定较适宜，必要时静注 10 ~ 20mg）、中枢神经抑制剂，患者应绝对卧床休息，避免激惹而再度发生子痫。舒张压大于或等于 15.35 kPa（115 mmHg）者应积极降压治疗。子痫发生后应延缓分娩，以子痫停止发作 24 ~ 48 h 分娩为宜。

（九）恶性高血压

往往迅速发生高血压危象，必须积极治疗，根据临床症状的轻重决定降压速度。病情危急的恶性高血压，舒张压高于 20 kPa（150 mmHg），需数小时内下降，而处在恶性高血压早期，病情尚不十分危急，血压可在数天内下降，可口服或间断静脉给药。恶性高血压伴氮质血症者即使积极治疗，远期存活率仍低，故应在肾功能损害前积极降压治疗。恶性高血压出现栓塞性微血管病变、血管内膜损伤、血小板聚集、纤维蛋白沉积、内膜细胞增生导致肾小动脉狭窄，氮质血症，故有人提出溶栓和抗凝治疗可减少或抑制内膜增生。恶性高血压 75% 的患者起病时有体重下降，由于丢钠、丢水之故，尿内丢钠 500 mmol/d，

1/3 病人有低钠血症，故对体重下降的恶性高血压病人不宜限制钠盐摄入，因为低钠可促使肾素分泌，加重恶性高血压的血管病变。

六、几种常用的高血压急症降压药

（一）胃肠道以外用药

1. 硝普钠

硝普钠为强有力的血管扩张剂，作用迅速，调节滴速可使血压满意地控制在预期水平，停药后血压迅速上升，故不至于发生低血压。静脉点滴数为 50 ~ 400 μg/min，适用于高血压脑病、主动脉夹层动脉瘤、恶性高血压。由于硝普钠降低心脏的前、后负荷，对高血压危象合并左心衰竭者尤为适宜。在无条件监测硝普钠的代谢产物硫氧酸盐的血浓度时，应用硝普钠不宜超过 1 周，一般数天之后尽早改为口服降压药，因为硫氰酸盐可引起神经系统中毒反应。

2. 二氮嗪

二氮嗪亦为强有力的血管扩张剂，降压作用迅速。过去主张一次静脉注射 300mg，目前推荐分次注射，每次 75 mg 或 150 mg，以避免血压下降过低。

3. 利舍平

利舍平为中枢及周围性交感神经阻滞剂，以耗竭交感神经末梢的去甲肾上腺素为主要作用。用于恶性高血压尚无高血压危象立即危及生命者，可肌注 0.5 ~ 1 mg。作用较慢，常需数小时才能达到血压下降。

（二）口服降压药

高血压危象时胃肠道以外应用降压药，使血压下降后应尽快改用口服降压药，对顽固的高血压可选用以下药物。

1. 巯甲基丙脯氨酸

为血管紧张素转换酶抑制剂，抑制血管紧张素 II 的产生，使血管扩张，外围阻力降低，血压下降，同时又减少醛固酮分泌，排钠保钾有利于降低血压。与利尿剂合用降压效果更好，并可弥补利尿剂排钾导致低血钾的副作用。剂量为 25 ~ 100 mg，一日 3 次，口服。口服后 20 ~ 30 min 降压作用达高峰。该药对高肾素性肾血管性高血压疗效更为满意。巯甲基丙脯氨酸可降低肌酐清除率，从而使 BUN 和肌酐上升，需加注意。不良反应有皮疹、蛋白尿、粒细胞减少等。

2. 米诺地尔

为血管扩张剂，适用于顽固性高血压。该药不影响肾血流量和肾小球过滤率，可用于肾功能不全者。剂量为 2.5 ~ 40 mg/d。副作用有多毛、水钠潴留，此为不能长期服用的原因。

亦可反射性引起心动过速。

3. 哌唑嗪

α受体阻滞剂，扩张血管降低外周阻力。对心排出量、心率、肾血流量和肾小球过滤率影响不大。口服 1 ~ 2 h 血浆浓度达高峰。首剂不宜太大以免发生低血压，第一剂可在睡前口服 0.5 mg，以后逐渐加量，从 1 mg，一日 3 次开始，降压剂量为 3 ~ 20 mg/d。

第四节 急性心力衰竭

心力衰竭系心脏的排血量（cardiac output，CO）不能满足人体日常活动和机体代谢需要所出现的一种病理生理过程。多见于心脏病发展到一定严重程度，CO 下降所致。某些患者，如甲状腺功能亢进、严重贫血等，即使心脏功能无明显降低，CO 正常或相应增加，亦不能满足需求，而出现心力衰竭。因此心力衰竭可以认为是"供"与"需"之间的矛盾所引起的临床综合征。

由于心肌收缩力减弱而致的心力衰竭称心肌衰竭；当心肌收缩力减弱严重，同时伴有心源性休克时亦称泵衰竭。

一、心脏泵功能的调节

引起心力衰竭的原因很多，因为心脏泵功能是受很多因素调节的。

（一）心脏的前负荷

心脏的前负荷亦称容量负荷，系心脏收缩前所承受的负荷，相当于回心血量或心室舒张末期的血容量及其产生的压力。

临床测定 VEDP 方便，可用以估计心肌初长度。自周围大静脉将漂浮导管顶端经右心房、右心室送入肺小动脉末端，测定肺毛细血管楔压，在无原发性肺部疾患和心脏机械性梗阻时，PCWP 与左房压和左室舒张终末压近似相等，以此作为心脏前负荷的指标，反映左室功能。PCWP 的正常值为 0.8 ~ 1.6 kPa（6 ~ 12 mmHg）；达 2.0 ~ 2.67 kPa（15 ~ 20 mmHg）时，心脏处于最佳充盈状态，CO 增加到最大限度；超过 2.67 kPa（20 mmHg），则心肌收缩力反而下降，加之扩大的心室对氧和能量的消耗增加，致 CO 下降，并出现肺充血和左心衰竭的一些表现。PCWP 升高是左室衰竭的最早的血流动力学改变。

（二）心肌收缩性

心肌收缩性指与心脏负荷无关的心室收缩能力。

心力衰竭患者交感神经兴奋性增高，构成机体应激时的首要调节机制。患者血中儿茶酚胺含量增加，与心肌细胞膜的 β 受体结合，使膜的慢通道开放，促使 Ca^{2+} 内流，加之增快肌质网摄取和释放 Ca^{2+} 的速度，故可代偿地增加心肌收缩力。

（三）心脏的后负荷

心脏的后负荷亦称压力负荷，系心肌收缩排血时所受负荷，即心室射血阻抗。

（四）心室收缩的协调性

心室收缩时室壁运动协调亦是维持正常 CO 的重要因素之一，此对冠心病，尤其是心肌梗死患者的心功能尤显重要。心肌缺血、心肌梗死时，可出现心肌局部运动减弱或消失，运动不同步甚至形成矛盾运动，使心室收缩失去协调性，患者 CO 降低。

二、急性心力衰竭的病因

心力衰竭根据其发生的速度分为急性心力衰竭和慢性心力衰竭。急性心力衰竭以急性左心衰竭最常见，严重者表现为急性肺水肿。右心室对压力负荷的耐受性较差，各种引起肺血管阻力增加的疾患均可诱发右心衰竭，临床上右心衰竭常继发于左心衰竭。

（一）急性肺水肿

1. 心源性肺水肿

（1）左室功能障碍

常见于急性心肌梗死、急性心肌炎和肥厚型心肌病等。冠状动脉粥样硬化所致的急性心肌梗死是急性肺水肿的常见原因，多为大面积或广泛的心肌梗死，一般梗死面积在 25% 以上。当梗死面积达 40%，则左室射血分数由正常的 0.66 ± 0.10 降至 0.40，可出现心源性休克。前壁梗死面积常大于下壁和后壁，故易合并左心衰竭。鉴于梗死部位心肌多丧失收缩功能，甚至向外膨出，故左室心肌收缩力减弱，伴室壁运动障碍，LVEDP 增加、SV 和 CO 降低。

各种原因的心肌炎均可引起心肌纤维损害。如果损伤严重或病情发展迅速，使心肌收缩力显著下降，终致心肌衰竭。

肥厚型心肌病者室间隔呈非对称性肥厚，和肥厚的左室其他部位不成比例，可伴有流出道梗阻。患者心室僵硬度增加，即 △P/△V 增加，其中 AP 为压力变化，因为容量变化。心室舒张受限且左室腔形状可能异常。其主要的血流动力学异常是心室充盈障碍，LVEDP

多增加。加之室壁运动不协调，故当合并快速性心律失常、舒张期显著缩短、左室充盈显著受限时，则 LAP 急性升高，致急性肺水肿。

（2）心脏负荷过重

①前负荷过重

常见于某些病因引起的急性主动脉瓣关闭不全或二尖瓣关闭不全，如乳头肌急性缺血或坏死、腱索的严重损伤或断裂、感染性心内膜炎所致的瓣膜穿孔或破裂等，以及某些有分流的先天性心脏病。此时左室收缩力无减弱，但由于急性血液反流，左侧心腔容量负荷过重，LVEDP 和（或）LAP 升高，待肺静脉和肺毛细血管压升高至一定程度时，即可引起急性肺水肿。某些左向右分流的先天性心血管病，如房、室间隔缺损和动脉导管未闭等，当分流量大时，右心容量负荷明显增加，肺循环淤血致肺毛细血管压升高，亦可产生肺水肿。

某些心外疾患，如甲状腺功能亢进、脚气病、严重贫血和嗜铬细胞瘤等，由于血容量过多或循环速度加快致回心血量增加，CO 代偿性增加，心搏功（strok work，SW）增加，但心肌的能量供给不足，亦可引起左心衰竭。

②后负荷过重

高血压、主动脉口狭窄等均可使左室压力负荷增加。急性左心衰竭主要发生于血压急剧升高或左室流出道梗阻突然加重时。从血流动力学来看，SW 相当于每搏排血量和心室压力负荷的乘积，后者系平均左室收缩压（mean left ventricular systolic pressure，mLVSP）和左室舒张终末压之差，即 $SW=SV \times (mLVSP-LVEDP)$。左室压力负荷增加后，为维持 SW 不变，则 SV 降低。在代偿性地维持 CO 过程中，必引起左室舒张末期容量（left ventricular end-diastolic volume，LVEDV）增加，同时伴 LVEDP 增加，故程度严重时，可诱发急性肺水肿。

③心脏机械性障碍

左房黏液瘤可引起急性二尖瓣口狭窄，严重阻碍血流通过二尖瓣口，致 LAP 急剧升高。常见的风湿性二尖瓣狭窄患者，在出现某些诱因时，如情绪激动、劳累、感染（尤其是肺部感染）、妊娠、分娩、输液量过多、心律失常、心率过快或过慢等，右心排血量突然增加，而因二尖瓣狭窄使入左室的血量增加受限，致 LAP 急剧升高，促进肺水肿的形成。

限制型心肌病、缩窄性心包炎、大量心包渗液或心包液体不多但积聚迅速致心脏压塞时，均使心室顺应性降低，即左 $\triangle P / \triangle V$ 降低。引起心脏舒张功能障碍，严重妨碍心脏舒张期血液充盈，CO 降低，且心肌氧耗量增加。左室心内膜心肌纤维化，LVEDP 升高、二尖瓣反流。这些疾患亦常引起严重的肺动脉高压，出现急性左心衰竭。

2. 非心源性肺水肿

根据发病原理，非心源性水肿大致归纳为以下几种：

1）肺泡毛细血管膜通透性增加

系物理、化学或生物因素等对肺泡上皮或肺毛细血管内皮的直接损伤所致，为非心源性肺水肿的最常见原因。患者常合并左室衰竭或灌注过多所致的肺毛细血管高压。见于成人呼吸窘迫综合征；严重肺部感染，如肺炎球菌、流感病毒性肺炎；氯气、氨气、二氧化氮和二氧化硫等毒性气体吸入；内毒素或蛇毒等进入血循环而形成循环毒素；急性变态反应；氧中毒；播散性血管内凝血；放射性损伤及尿毒症等。

2）肺毛细血管压力升高

除心源性以外，尚可由下列因素引起：①血容量增加过多，见于输血或输液过多过快和溺水等；②肺毛细血管胶体渗透压下降，多见于门脉性肝硬化、肾病和严重营养不良，尤其当伴左心功能不全或输液过多时；③肺淋巴回流障碍，如矽肺或肺癌压迫、肿瘤细胞侵入淋巴管，均可造成淋巴管阻塞；④肺间质负压突然增加，见于快速、大量抽吸胸水或胸部腔内空气等。

3）其他

因多种原因或不明原因引起者，见于急性高原反应、有机磷中毒、肺栓塞、麻醉药过量和妊娠中毒等所致的肺水肿。

（二）急性右心衰竭

多数急性右心衰竭源于左心衰竭，个别急性右心衰竭系急性肺源性心脏病所致，这些患者多由急性肺栓塞引起，如果阻塞部位的肺组织发生缺血性坏死，则出现肺梗死。

心源性肺水肿的发病机制，正常的血管以外肺组织仅含少量组织液，其生成和回流量处于动态平衡。当其生成量明显超过回流量，致肺泡和间质内积聚过多液体时即形成肺水肿。

肺内液体代谢主要在"肺终末液体交换单位"进行，它由肺毛细血管、肺泡、肺组织间隙和肺淋巴管组成。肺泡毛细血管膜由肺泡上皮、肺毛细血管内皮和二者共有的基底膜组成，其厚度小于 $1\mu m$。肺泡膜的薄部为气体交换部位。肺泡上皮包括至少三种细胞：Ⅰ型细胞为扁平细胞，覆盖于90%以上的肺泡表面；Ⅱ型细胞内含嗜饿的板层小体，产生单分子磷脂的表面活性物质，具有降低肺泡表面张力的作用，从而降低肺泡回缩力，不使其在呼气末萎缩，此外亦与维持肺泡的干燥有关；另为肺泡巨噬细胞，对吞噬和清除进入肺泡的颗粒性物质具有重要作用。为了维持肺毛细血管内外液体交换的平衡，必须保持上述结构完好和功能正常。

除上所述，急性右心衰竭亦与左、右肺毛细血管内、外液体交换的因素密切相关，促进肺毛细血管液体向肺泡或间质滤出的因素包括肺毛细血管平均压、肺间质液的胶体渗透压、肺间质负压和肺淋巴回流负压。促使肺泡或间质液体回流入肺毛细血管的因素包括肺泡毛细血管胶体渗透压和肺淋巴管的胶体渗透压。与其他组织相比，肺组织的抗水肿能力较强，因为肺毛细血管的胶体渗透压与体循环的胶体渗透压相同，约 3.60 kPa（27 mmHg），而肺毛细血管平均压明显低于周身毛细血管平均压，仅 0.93 kPa（7 mmHg），有利于液体自肺泡或间质流入肺毛细血管内。一般只有在肺毛细血管压快速增至 4.0 kPa（30 mmHg）以上时才致肺毛细血管液体外漏，出现急性肺水肿。肺毛细血管压急剧上升是产生急性心源性肺水肿的重要原因。左心衰竭时 LVEDP 升高，相继引起 LAP 和肺静脉压升高，出现肺淤血，肺毛细血管压亦随之升高，使组织间液生成过多，而血管和淋巴管又来不及引流，乃引起肺水肿。

三、急性心力衰竭的临床表现

（一）左心衰竭

1. 症状

（1）呼吸困难

呼吸困难是患者的一种主观感觉，自己感觉"喘不过气""呼吸费力""气短、气憋"。轻度左心衰竭，患者在安静状态下无明显不适，体力活动时出现呼吸困难，称劳力性呼吸困难。待病情加重，即使在平卧状态患者亦感"气短、气憋"，坐位后减轻，称端坐呼吸。其原因主要是平卧时下肢静脉血液回流增多，进一步加重肺淤血和肺水肿；而取坐位后，血液在重力作用下，部分转移到腹腔和下肢，肺淤血减轻；且坐位后膈肌下降，胸腔容量增加，肺活量增加，故呼吸困难减轻。

左心衰竭患者，尤其是出现端坐呼吸后，常发生阵发性夜间呼吸困难。患者入睡后突然气憋、胸闷而醒，频频咳嗽、喘息，有时伴细支气管痉挛而哮喘，称为心源性哮喘。轻者 10 余分钟后缓解，可继续入睡。重者可咯粉红色泡沫样痰，甚至发展为急性肺水肿。其发生机制可能包括患者平卧后下半身静脉血液回流增多，肺淤血、水肿加重；膈肌上升，肺活量减少；睡眠时迷走神经紧张性增加，支气管口径变小，通气阻力增加，肺通气量减少。睡眠时神经反射的敏感性降低，待肺淤血严重时才能刺激呼吸中枢，乃突然出现呼吸困难。

急性肺水肿为左心衰竭的最严重表现，表现为突然端坐呼吸、剧烈气喘、面色青灰、唇指紫叩、冷汗淋漓、烦躁不安、恐惧和濒死感觉，可咯出或自鼻、口涌出大量粉红色泡沫样血痰，甚至咯血。早期双肺底可闻少量湿啰音，晚期双肺对称地满布干、湿啰音和哮鸣音；心率加快，心脏杂音常被肺内啰音掩盖而不易听出；血压正常或偏高。如病情严重、持续过久或抢救失利，则可因严重缺氧而昏迷，CO 急剧下降而休克，导致死亡。

急性肺水肿多见于频现劳力性呼吸困难和阵发性夜间呼吸困难者，且多有前述的某些诱发因素。

肺淤血、肺水肿引起呼吸困难的可能机制有以下几种：①肺顺应性降低。肺顺应性与肺弹性回缩力密切相关。当肺组织间隙渗入组织液和（或）血液后，肺泡表面活性物质被大量破坏或消耗，肺泡表面张力增加，肺弹性回缩力减弱，使肺不易扩张。故吸气时弹性阻力增加，产生限制性通气障碍。此外，小气道内液体增加，尤其当合并支气管痉挛时，管腔变窄而不规则，气道阻力明显增加，亦存在阻塞性通气障碍和通气 / 血流比例失调。②在限制性通气障碍时，肺 – 毛细血管旁感受器（J 感受器）受刺激，冲动经迷走神经传入，兴奋呼吸中枢反射性地使呼吸运动增强，患者感到呼吸费力。③肺毛细血管与肺泡间气体交换障碍，致动脉血氧含量降低，兼呼吸做功增加，乃加重缺氧和呼吸困难。

（2）咳嗽、咯血

主要见于重度二尖瓣狭窄，二尖瓣狭窄引起二尖瓣口的机械性梗阻。正常二尖瓣口面积 $4 \sim 6 \ cm^2$，当瓣口狭窄、面积小于 $1.5 \ cm^2$ 时，左房扩张超过代偿极限，致心室舒张期左房血难以充分流入左室，左房淤血，压力明显升高，尤其伴有心动过速、心室舒张期缩短时。随之肺静脉压和肺毛细血管压亦升高。当支气管内膜微血管破裂时，常咯血丝痰；支气管静脉与肺静脉侧支循环曲张破裂时，可喷射样咯血；出现急性肺水肿时可咯粉红色泡沫浆液痰。

（3）其他

患者 CO 降低，骨骼肌缺血，故常感疲劳、乏力，休息后可缓解。严重二尖瓣狭窄伴肺动脉高压者，常现严重乏力。部分患者声音嘶哑，系左肺动脉扩张压迫左喉返神经所致。

2. 体征

（1）左室扩大

除二尖瓣狭窄左房大而左室不大外，患者多左室不同程度扩大，心尖搏动向左下方移位。

（2）心脏听诊

心率增快，第一心音减弱。心尖部可闻收缩期杂音，肺动脉瓣听诊区第二心音亢进。

（3）心律失常

除原有心房颤动者外，尚可出现其他心律失常，如室上性心动过速、室性心动过速、窦性心动过缓伴交接区性逸搏和不同程度的房室传导阻滞等。

（4）舒张期奔马律

心尖部舒张期奔马律常为左心衰竭的早期表现之一。一般认为其产生机制系 LVEDP 和 LAP 升高，心房强烈收缩使心室快速充盈所致。

（5）交替脉

交替脉系左心衰竭的另一早期表现。脉搏规整，便强弱交替出现。明显者可用手扪出，不明显者测血压时可听出。

（6）肺部啰音和胸水

湿啰音的分布部位随体位而变化。左心衰竭患者喜取半坐位，故湿啰音多分布在两肺底部。病情加重时湿啰音可波及全肺，并伴有干啰音或哮鸣音。部分患者可出现胸水。

3. 实验室检查

（1）X 线检查

胸部 X 线检查对左心衰竭的诊断有一定帮助。除原有心脏病的心脏形态改变之外，主要为肺部改变。

①间质性肺水肿

产生于肺泡性肺水肿之前。部分病例未现明显临床症状时，已先现下述一种或多种

X线征象：第一，肺间质淤血，肺透光度下降，可呈支雾状阴影；第二，由于肺底间质水肿较重，肺底微血管受压而将血流较多地分布至肺尖，产生肺血流重新分配，使肺尖血管管径等于甚至大于肺底血管管径，肺尖纹理增多、变粗，尤显模糊不清；第三，上部肺野内静脉淤血可致肺门阴影模糊、增大；第四，叶间隙水肿可在两肺下野周围形成水平位的 Kerley B 线；第五，上部肺野小叶间隔水肿形成直而无分支的细线，常指向肺门。

②肺泡性肺水肿

两侧肺门可见向肺野呈放射状分布的蝶状大片雾状阴影；小片状、粟粒状、大小不一结节状的边缘模糊阴影，可广泛分布两肺，可局限一侧或某些部位，如肺底、外周或肺门处；重度肺水肿可见大片绒毛状阴影，常涉及肺野面积的 50% 以上，亦有表现为全肺野均匀模糊阴影者。

（2）动脉血气分析

左心衰竭引起不同程度的呼吸功能障碍，病情越重，动脉血氧分压越低。动脉血氧饱和度低于 85% 时可出现发绀。多数患者二氧化碳分压中度降低，系 $PaCO_2$ 降低后引起的过度换气所致。老年、衰弱或神志模糊患者，$PaCO_2$ 可能升高，引起呼吸性酸中毒。酸中毒致心肌收缩力下降，且心电活动不稳定易诱发心律失常，加重左心衰竭。如肺水肿引起 CO_2 明显降低，可出现代谢性酸中毒。

动脉血气分析对早期肺水肿诊断帮助不大，但据所得结论观察疗效则有一定意义。

（二）右心衰竭

多数右心衰竭继发于左心衰竭，故常兼左、右心衰竭的临床表现。单独的急性右心衰竭多系急性肺栓塞所致，患者起病急剧，突然呼吸困难、剧烈胸痛、烦躁不安，继之恶寒高热、咳嗽咯血，可合并严重心律失常或休克，重者可迅速昏厥、死亡。

四、诊断和鉴别诊断

（一）急性肺水肿

心源性肺水肿的诊断需顾及三个方面，即肺水肿的存在、原发心脏疾患和诱发因素。

根据既往心脏病史，突发严重呼吸困难、剧烈咳嗽和咯粉红色泡沫样痰，典型心源性肺水肿的诊断并不困难。心脏杂音、舒张期奔马律、肺部湿啰音和紫如等体征，以及胸部X线检查对确诊肺水肿可提供重要佐证。

左心衰竭常现夜间阵发性呼吸困难，可伴喘息，需与支气管哮喘相鉴别。心源性哮喘者，多有明确的冠心病、高血压或瓣膜病等既往史，发作时患者可咯泡沫血痰，除心脏体征外，双肺底可闻湿啰音；胸部X线检查可发现肺水肿征。支气管哮喘以年轻者居多，常有多年哮喘史，查体心脏正常，双肺野可闻哮鸣音，胸部X线检查心脏正常，肺部清晰。结合以上诸点，常可确立诊断。若一时难以鉴别，可先静脉注射氨茶碱，待症状缓解后再行有关鉴别检查。此前不宜使用吗啡，以策安全。

此外，有时尚需与吸入性肺炎相鉴别，尤其对衰弱、卧床和原有心脏病者。吸入性肺炎常突发呛咳，多伴发热，且经治疗后肺部阴影消失速度远不及肺水肿迅速。

能否尽快查清心源性肺水肿病因亦与预后相关。其重要性在于患者临床症状一俟缓解，需进一步针对性治疗；且不同心血管病所致的肺水肿的治疗各有侧重。例如，血压过高所致者，应首先投以快速血管扩张剂，行有效降压；主动脉口狭窄者，不宜以大量利尿做治疗手段，相反忌大量利尿；合并严重心律失常，应同时并用抗心律失常药；急性心肌梗死的治疗，旨在缩小梗死面积，当合并肺水肿时，所用强心苷剂量宜小，以免发生中毒和诱发心律失常，对发病第 1 ~ 2 日者慎用强心式。

分析、清除或减轻诱发因素，以减少以后肺水肿复发的可能性。

（二）急性右心衰竭

多发生于急性肺栓塞，发病突然、剧烈胸痛、呼吸困难等急性表现，结合心电图呈急性肺源性心脏病改变，胸部 X 线呈肺动脉高压表现，不难确诊。严重肺梗死常需与急性心肌梗死相鉴别，但急性心肌梗死心电图多出现特异性动态改变，且血清肌酸磷酸激酶、谷草转氨酶和乳酸脱氢酶均升高，此有别于急性肺梗死。此外，有时还需注意与肺炎和胸膜炎等相鉴别。

（三）急性左心衰竭

急性肺水肿的急诊治疗措施大体相同，诸如消除患者紧张情绪、改善供氧、减轻心脏负荷、增加心肌收缩力和消除诱因等，且这些措施需同时进行。在积极抢救过程中尽快寻找病因，以行病因治疗。

1. 对症治疗

（1）纠正缺氧

急性肺水肿均存在严重缺氧，缺氧又促使肺水肿恶化，故积极纠正缺氧是治疗的首要环节。

①鼻导管吸氧

氧流量 4 ~ 6 L/min，且常加除泡剂，对部分轻度肺水肿有效。

②面罩吸氧

可提高氧浓度，神志清醒者多不能耐受，适用于昏睡病例。

③加压给氧

适用于神志不清的患者。经上述方法给氧后（PaO_2）仍低于 6.67 kPa（50 mmHg）时，应行气管插管或气管切开，使用人工呼吸器。初始宜间歇正压呼吸给氧，如仍无效，可改用呼气末正压呼吸给氧。加压给氧可减少肺毛细血管渗出、破碎气道内的泡沫、改善通气和增加功能残气量，亦能有效地阻止呼气时肺泡萎缩和提高血氧分压。

④体外膜式氧合器

体外膜式氧合器简称肺膜给氧治疗。当其他治疗无效时常可挽救一些危重的肺水肿患者。

（2）除泡剂的应用

严重肺水肿患者的肺泡、支气管内含有大量液体，当液体表面张力达一定程度时，受气流冲动可形成大量泡沫，泡沫阻碍通气和气体交换，乃加重缺氧。所以，降低泡沫表面张力以使泡沫破裂，亦是改善通气和保证氧供的重要措施。

经鼻导管吸氧时，可将氧气通过含 75% 酒精的滤过瓶，与氧一起吸入。初始流量 2 ～ 3L/min，待患者适应后可增至 5 ～ 6L/min，间歇吸入。

20% 酒精经超声雾化吸入，可吸 20 min，停 20 min。

三甲基硅油消泡气雾剂（消泡净）雾化吸入。一般 5 min 开始生效，用药后 15 ～ 30 min 作用达高峰，有效率达 90% 以上。

在应用消泡剂的同时，应间断经吸引器吸取气道内的分泌物，保持呼吸道通畅。

（3）降低心脏前、后负荷

除急性心肌梗死者外，应取坐位，腿下垂。同时可用止血带轮流、间歇结扎四肢，以减少回心血量，减轻心脏的前负荷。

应用血管扩张剂则是通过扩张周围血管减轻心脏前和（或）后负荷，改善心脏功能。根据药物的血流动力学效应，血管扩张剂可分为扩张小动脉为主、扩张静脉为主和均衡扩张小动脉和静脉三类。

对急性肺水肿采用静脉给药。常用制剂有硝普钠、酚妥拉明、硝酸甘油、哌唑嗪。

（4）加强心肌收缩力

加强心肌收缩力旨在对抗升高了的压力负荷，增加 CO，降低 LVEDP，缩小左室容量负荷，减少心肌张力，从而减少心肌氧耗量、改善心脏功能。

实践证明，将扩血管药物与非甙类正性肌力药物合用，可发挥各药疗效，减少其副作用，比单用一种药物疗效佳。诸如硝普钠与多巴胺或硝普钠与多巴酚丁胺联合应用治疗急性左心衰竭，既能改善组织灌注，又可迅速解除肺水肿症状，避免血压过度下降。对 CO 降低、PCWP 升高的患者可获较佳的血流动力学效应和满意的临床疗效。

（5）利尿剂

利尿治疗主要是减少增加过多的血容量，即减轻心脏的前负荷、缓解肺循环和体循环的充血症状。对于急性左心衰竭，尤其是急性肺水肿患者，可酌选利尿剂以加强疗效。常用制剂包括呋塞米和依他尼酸钠。除利尿作用外，静脉注射呋塞米还可扩张静脉、降低周围血管的阻力，是缓解急性肺水肿的另一因素。静脉注射后约 5min 起效，疗效持续 4 ～ 5 h。

下列急性左心衰竭不宜应用强力的利尿剂：急性心肌梗死合并休克，而休克主要系低血容量所致者，应着重纠正低血容量；主要因左室顺应性降低所致的老年心力衰竭，对利尿治疗反应差；主动脉口狭窄合并心力衰竭，需要较高的左室充盈压来维持 CO，过分利尿可导致 CO 急剧下降，病情恶化。

（6）镇静剂

急性左心衰竭患者呼吸十分困难，精神极度紧张，既增加氧耗、加重心脏负担，又严重影响治疗，须尽快使患者安静下来。首选吗啡，5 ～ 10 mg/ 次，皮下或肌内注射，对左室衰竭和心瓣膜病所致的急性肺水肿疗效尤佳。一次注射常可收到显效，必要时 15 ～ 30 min 后可重复应用 1 次。吗啡系中枢抑制药，能有效地消除患者的紧张情绪，减少躁动，使患者安静下来，且可扩张周围血管、减轻心脏负荷和呼吸困难。对老年、神志不清、休克和已有呼吸抑制者应慎用。

此外，还可选用哌替啶，50 ～ 100 mg/ 次，皮下或肌内注射。该药还可用于合并慢性阻塞性肺部疾患或休克的肺水肿，以及颅内病变所致者。

一般镇静药和安定药疗效不如吗啡和哌替啶。

（7）糖类皮质激素的应用

此类药物作用广泛，可降低毛细血管通透性、减少渗出；扩张外周血管，增加 CO；解除支气管痉挛、改善通气；促进利尿；稳定细胞溶酶体和线粒体，减轻细胞和机体对刺激性损伤所致的病理反应。对急性肺水肿的治疗有一定价值，尤其是伴通透性增加的肺水肿。应在病程早期足量使用。常用地塞米松 5 ～ 10 mg/ 次，静脉注射或溶于葡萄糖液内静脉滴注；或氢化可的松 100 ～ 200 mg/ 次，溶于 5% ～ 10% 葡萄糖液内静脉滴注。嗣后可酌情重复应用，至病情好转。

（8）机械辅助循环

严重的急性左心衰竭，如急性心肌梗死所致，尤其兼有休克时，仅用药物治疗常难奏效，有条件时行机械辅助循环，辅助左室泵功能，可望改善心脏功能。

所用方法为主动脉内囊反搏动和体外反搏动。前者是经股动脉将气囊导管送至胸主动脉上部，于体外有规律地经气泵向囊内泵入或抽出氢气，用心电图控制气泵的节律；在心脏舒张期将气囊充胀，以提高主动脉舒张压，增加冠状动脉、脑动脉和其他脏器的灌注；收缩期则气囊被排空，以降低主动脉压，减轻心脏后负荷。故能增加 CO、降低 LVEDP 和减轻心肌氧耗量。

体外反搏动是将患者下肢置于封闭的水囊内，治疗原理与上相似。在心脏舒张期加压，促使血液回流，提高主动脉舒张压；收缩期减低，降低左室射血阻抗，即减轻左室后负荷。

主动脉内囊反搏动创伤性治疗方法，疗效优于体外反搏动。对明显泵衰竭，尤其合并心源性休克者更适用。体外反搏动具非创性优点，适用于轻度泵衰竭和不稳定型心绞痛患者。

药物治疗与机械辅助循环常联合应用。

2. 消除诱发因素和积极治疗原发疾病

在抢救急性心力衰竭的同时或以后，应努力寻找和消除诱发因素，如消除心律失常、治疗感染、控制高血压、缩小心肌梗死面积、纠正休克和改善心脏收缩功能等。左房黏液瘤、瓣膜病变和某些先天性心血管病，嗣后可酌情手术治疗。

教会患者预防方法，如避免紧张过劳、饮食清淡、忌暴饮暴食和防治感染等，防止急性心力衰竭复发。

鉴于常见的右心衰竭多系左心衰竭引起，故处理与左心衰竭相似。对于急性肺栓塞所致的急性右心衰竭，因起病急剧，常需紧急处理。

（1）对症治疗

患者卧床、氧气吸入；剧烈胸痛者予以哌替啶 50 ~ 100 mg 或罂粟碱 30 ~ 60 mg 皮下或肌内注射；心力衰竭可选用毒毛旋花子甙 K 或毛花苷 C，用法同急性左心衰竭；合并休克者予以抗休克治疗。

（2）抗凝疗法

多选肝素 50 ~ 75 mg 加入 5% 葡萄糖液内静脉滴注，根据凝血时间每隔 6 h 酌量续用 1 次。亦可经右心导管将肝素直接注入栓塞部位，疗效明显。

应用过程中应注意监测血凝状态，使凝血时间（三管法）维持在 20 ~ 30 min 为宜。有条件时，应同时监测凝血酶原时间和白陶土凝血活酶时间。对年老体弱、出血性体质、活动性消化性溃疡、严重肝肾功能不全和血压过高者慎用或不用。

（3）溶血栓疗法

目前溶栓药物主要有链激酶和尿激酶两种。

①链激酶

50 万 u 加入 5% 葡萄糖液 100 mL 内静脉滴注，然后每小时 10 万 u 续滴，至血栓溶解，疗效明显，一般用药 12 ~ 24 h。亦可通过右心导管将药直接注入栓塞部位，疗效更佳。

②尿激酶

由静脉滴注，每日剂量 200 万 u ~ 270 万 u 不一。一般认为，溶栓与抗凝药物不宜同时应用，溶栓治疗后可继以肝素或低分子右旋糖酐治疗。

第五节　心源性休克

心源性休克是指心搏出量减少而致的周围循环衰竭。心搏出量减少，或是由于心脏排血能力急剧下降；或是心室充盈突然受阻。因此，称之为"动力衰竭"或者"泵衰竭"。临床上最多见的病因是急性的心肌梗死（因心肌坏死，收缩能力降低而致泵血障碍），其他原因有急性心肌炎、重症的急性瓣膜病、严重心律失常、心包填塞、心脏创伤、室中隔穿孔、乳头肌腱索断裂、张力性气胸、肺栓塞、巨大心房黏液瘤以及心脏手术等。

住院急性心肌梗死病人的最常见死亡原因之一是"泵衰竭"，其中15%～20%并发心源性休克；心源性休克是重度"泵衰竭"的表现，在死于心源性休克的急性心肌梗死患者尸检中，左心室心肌坏死的范围至少为40%。这些患者绝大多数有包括左冠状动脉前降支在内的三支冠状动脉病变。多年来，由于血流动力学以及代谢方面监护的开展，大大地增加了对心源性休克的病理生理机制的认识。一些新治疗技术的发展，如辅助循环装置及心脏外科手术等，虽取得了一定的效果，但本病病死率未见明显下降，最低者仍超过50%，值得临床努力加以研究改进。本节将着重讨论急性心肌梗死并发休克的病因，病理生理及其处理的进展。

一、临床表现

急性心肌梗死并发心源性休克的临床主要表现为重要器官血流灌注量的降低。如病人仅仅出现低血压则不足以诊断心源性休克。原因是许多病人发病后，在短期内会发生严重的低血压（收缩压低于10.7kPa）。此种低血压可较顺利地得到恢复，因此只有当低血压伴有其他循环功能不良的临床体征时方可以认为有休克综合征的存在。

（一）临床特征

概括心源性休克患者应有以下一些特征：①血压降低，收缩压低于12.0 kPa（90 mmHg）或者原有高血压者，其收缩压下降幅度超过4.0 kPa（30 mmHg）；②心率增加、脉搏细弱；③面色苍白、肢体发凉、皮肤湿冷有汗；④有神志障碍；⑤尿量每小时少于20 mL；⑥肺毛细血管楔压（PCWP）低于2.67 kPa（20 mmHg）、心脏指数（CI）低于2L/（min·m²）；⑦除外由于疼痛、缺氧、继发于血管迷走反应、心律失常、药物反应或低血容量血症等因素的影响。

（二）主要特征

急性心肌梗死病人出现第一心音减弱可认为有左心收缩力下降；当出现奔马律时，即可认为左心衰竭的早期衰竭现象；新出现的胸骨左缘响亮的收缩期杂音，提示有急性室间隔穿孔或乳头肌断裂所致急性二尖瓣反流，如杂音同时伴有震颤或出现房室传导阻滞，都支持室间隔穿孔的诊断。

（三）血流动力学的测定

心源性休克时，血流动力学的测定结果，表现为严重的左心室功能衰竭；心脏每搏做功降低，每搏血量减少，因而导致左心室舒张末压或充盈压上升，以及心排血量下降。此外，按一般规律，心输出量降低均会引起外周阻力的代偿性升高，心肌梗死病人中大部分心输出量的降低可由全身血管阻力的代偿性升高而得到代偿，血压不至于明显下降。而在急性心肌梗死合并休克时，相当一部分病人的全身血管阻力（SVR）并没有预期的代偿性升高，而是处于正常或偏低的状态。因为心肌梗死时全身血管阻力受两种相反作用的影响。一种作用是心输出量降低，使主动脉弓和颈动脉窦的压力感受器的冲动减少，反射性地引起交感传出冲动增加、SVR 升高。另一种作用是心室壁内的牵张感受器受牵引，拉长时反射性抑制交感中枢而使交感传出冲动减少、SVR 降低，上述两种相反作用的力量对比决定着 SVR 的变化方向。因此，在急性心肌梗死休克时，SVR 的变化很不一致，这不仅是因为心输出量降低的程度不同，而且还由于上述两种反射效应的相对强度不同所致。因此在急性心肌梗死合并及不合并休克时心脏指数（CI）、平均动脉压（MAP）、左室做功指数（LVWI）均有明显差异，而两者的 SVR 变化不完全一致，即多数表现增高，部分正常，少数则降低。心肌梗死休克时由于组织的血液灌注量减少，因而出现动脉血氧降低、高或低碳酸血症、代谢性酸中毒、血中乳酸盐增加等改变。

心肌梗死合并休克综合征可以在发病一开始即发生，但大多数是逐渐发生的。在急性心肌梗死出现后的数小时至 2～3 天内均可发生休克，且其危险性与过去是否曾发生过心肌梗死、高血压、充血性心力衰竭以及年龄是否超过 60 岁有着密切的关系。此外，心脏增大、周围水肿和肺水肿的存在亦将使死亡率增加；其中梗死面积大小和既往是否曾发生过心肌梗死是影响预后的重要因素。此与 Alonso 等的发现是相符合的。

（四）病程进展及监测

心源性休克病情进展甚快，一般在出现后 24h 内死亡，为此应严密观察病情和不断根据病人的血流动力学、呼吸以及代谢状态制订合理的治疗方案。当前大多数冠心病监护病房（CCU）所用的是视力观测心电图或检测心律失常的自动心率仪，其效率仅约为 65%。

1. 急性心肌梗死休克时，中心静脉压测定，由于种种原因，目前多数人已认识到它不再是左心室充盈压的可靠指标。Swam-Ganz 气囊漂浮导管用于临床后，通过肺动脉插管法测定肺毛细血管楔压，间断测定左心房和左心室的充盈压（或左心室舒张终末压），成为一种监护测定左心室功能简易和安全的方法。操作者可在病人床边经皮肤穿刺插入"漂浮"导管，导管甚至可留置 1 周。将导管顶端的气囊短暂注气，不至于发生肺节段性缺血和肺梗死，却可反复测定肺毛细血管楔压，并同时测得心排血量。测定肺毛细血管楔压或肺动脉舒张压对心源性休克的处理有以下重要意义。

（1）它是一种间接但可靠的估计左心室前负荷的方法，而前负荷则是决定心脏功能的一个主要因素。

（2）测定肺毛细血管压力。肺毛细血管压力是引起肺水肿的一个重要因素，当肺毛细血管楔压超过 2.27 kPa（17 mmHg）时，即会有肺充血发生；超过 3.33 kPa（25 mmHg）时出现肺泡性肺水肿。

（3）肺动脉舒张压、肺毛细血管楔压以及心排血管量等指标可作为鉴别心源性休克和血容量不足引起的低血压的重要依据。

（4）根据心排血量计算的各种指数，可用于估计病情预后，当心脏工作量大于 3.0kg/m2 时，预后较佳，低于此数值者预后差。例如，心脏指数小于 2.417（min-m2），左室充盈压超过 2.0kPa（15mmHg）者，病死率达 50%；Afifi 等认为心搏指数是估计预后的最可靠的单项血流动力学指标：若超过 25mL/次者，预后佳，其可靠性为 73%，如与动脉血乳酸浓度作为周围灌注不良的指标同时结合考虑，评价预后的正确性可增至 88%。临床还可根据肺动脉楔压与血液渗透压计算出血浆胶体渗透压与静水压级差，用以预计发生肺水肿的可能性。当胶体渗透压减静水压级差降低至 0.16 ± 0.173kPa（1.2 ± 1.3 mmHg）时，X线检查可表现出肺水肿，如级差在正常范围内（平均为 1.29 ± 0.227 kPa）即无肺水肿发生。

2. 对于心源性休克患者，观察尿量的改变，对病情预后也是一项不可忽视的指标。有人分析指出，尿量超过 60 mL/min 者，存活的可能性增大，其可靠性为 50%。休克后的病人，如尿量维持在 50 mL/min 者，预后较佳，可靠性为 78%。所以对于心源性休克病人，为了保证测定尿量的准确性，应采用留置导尿管。

3. 急性心肌梗死合并心源休克者常有低血氧发生，可通过动脉血的常规气体分析测得。临床实践证实，动脉氧分压的降低往往早于肺水肿 X 线征象的出现，此为肺内存在分流的重要线索。

4. 呼吸性酸中毒和碱中毒也是常伴随的临床表现，且可增加急性心肌梗死病人室上性和室性心律失常的发生率。为此需对病人常规进行血 pH、二氧化碳以及重碳酸盐的监护测定。

5. 对有血压低和周围血管收缩情况的严重心源性休克病人，常规气袖血压计测量血压不可靠，需采取动脉内插管测压，特别是在较大的动脉如股动脉，对初次测压和以后观察疗效均较可靠。有人认为初测的舒张压超过 7.33kPa（55mmHg）者，其预后佳，可靠性为 68%。如果同时用动脉内舒张压和动脉血乳酸浓度这两个指标来估计预后，则可靠性为 80%。

二、发病机理

（一）心肌部分坏死致心输出量降低

缺血性损伤或细胞死亡所造成的大块心肌病变是导致急性心肌梗死心肌收缩力减退和引起休克的决定性因素。Alonso 等观察了 22 例死于休克的急性心肌梗死患者，发现平均 50% 以上的左心室心肌丧失功能；与此对比，10 例猝死但无休克者，只有 25% 以下的心肌丧失功能。证实了可收缩心肌量的显著减低是心肌梗死发生休克综合征的根本原因，并由此导致一系列病理生理变化。首先导致动脉压减低，从而使凭借主动脉灌注压力的冠状动脉血流量减少，这又进一步损害了心肌功能，并可扩大心肌梗死的范围，加上随之而来的心律失常，可促进上述结果的恶化。

（二）心肌收缩运动不协调

梗死部位的心肌不仅本身不能很好地收缩，且在梗死发生的早期，由于梗死的心肌尚保持一定的顺应性，在正常心肌收缩时，该部位被动地拉长，且向外膨出。这种不协调的心室收缩现象，严重影响了心脏做功，其作用犹如二尖瓣关闭不全。继之梗死心肌变得僵硬，心脏收缩时梗死部位不再被拉长，但也不能起收缩作用，同样表现为心脏收缩期运动不协调，即未梗死部位的心肌必须增加舒张期长度以保持适当的心输出量。如果左室有大片心肌梗死，则剩余心肌即使最大限度地伸长也不能维持心输出量，每搏心输出量便明显降低。虽心率增加也不能使每分心输出量适应全身循环的需要。

（三）心肌抑制因子

Glerm 等证实心源性休克以及其他休克过程中，血循环中存在一种心肌抑制因子（MDF）。MDF 为一多肽类，胰腺因为缺血，其中的溶酶体便解体，酸性蛋白酶使内源性蛋白质分解，产生 MDF。MDF 可使心肌收缩力明显减弱，从而加重休克的进展。

（四）心肌自体抗原作用

近年来，有人提出起源坏死心肌的自体抗原，可能在急性心肌梗死休克的发生发展中起一定的作用。试验发现心肌梗死病人循环血液中存在自体抗原，梗死发生后 6h 自体抗原开始释放入血，并随时间的延长，其滴定度上升。如将心肌梗死的自体抗原静脉注入正常狗及致敏狗，可引起血压下降、心率增加。可见心肌自体抗原具有降压及心肌毒性作用，为此成为急性心肌梗死休克的附加发病因素。

（五）心律失常

正常心脏能适应较大范围的心率变化，缺血心脏的这种适应能力明显减弱。急性心肌梗死发生快速心律失常时使心脏耗氧量增加，进一步加重心肌缺氧，可引起严重的心输出量降低。发生慢性心律失常时，由于心脏贮备已经不足，心跳减慢本身即可成为心输出量降低的原因，或使已注降低的心输出量进一步减少。

（六）其他附加因素

虽然急性心肌梗死合并休克的基本发病环节是心肌部分坏死，导致心输出量的降低，但是血容量不足或恶心、呕吐、大量失水、异位心律等可能成为促进休克发生发展的因素。

三、治疗

心源性休克的病死率颇高，大约半数病人死于休克发生后 10h 之内。因此，临床应尽可能早期识别心源性休克，在形成不可逆的代谢性改变和器官损害或微循环障碍之前开始病因治疗至关重要，目的是使心排血量达到保证周围器官有效灌注的水平。病因治疗指应用全身或冠状动脉局部溶纤维治疗、急性冠状动脉旁路手术、急性心瓣膜置换术、急性室间隔穿孔修补术等。如果暂时没有病因治疗的条件，则应采取紧急维持生命功能的对症治疗。心源性休克的对症治疗要求达到以下指标：动脉平均压维持在 9.33 ~ 10.7 kPa（70 ~ 80 mmHg）；心率 90 ~ 100 次 /min；左室充盈压（LVFP）2.67 kPa（20 mmHg），心脏做功降低。最好的指标是心搏出量提高，动脉血氧分压（Pa%）和血压、尿量可以作为病情转归的判定指标。

（一）输液

除静脉压明显上升达 1.96 kPa（20 cm H_2O）以上，或有明显肺水肿处，首先可以 20mUmin 的速度静注 5% 葡萄糖 200 ~ 300mL，每 3min 测定一次尿量、静脉压。如有效则尿量增加、静脉压暂时性上升。嗣后点滴液体速度则可依据尿量、静脉压、血压、肺部体征或肺毛细血管楔压、心排血量而定。肺毛细血管楔压，应控制在 2.67 ~ 3.20 kPa（20 ~ 24 mmHg），静脉压的上升限于 1.47 ~ 1.96 kPa（15 ~ 20 cm H_2O）之间，并结合临床肺水肿体征适当掌握输液量和速度。

（二）药物治疗

1. 儿茶酚胺类

常用药物有去甲肾上腺素、肾上腺素、异丙肾上腺素、多巴胺、多巴酚丁胺等。在低血压的情况下，肾上腺素可以提高血压和心脏指数。当血压较高时，肾上腺素不能使心肌灌注量再增加，反而使心脏指数下降，故肾上腺素仅能短期应用，待血流动力学稳定后，尽快改用较弱的升压药。但也有人认为肾上腺素可使冠状动脉狭窄段后的血供区血流量相对降低，所以不适用于急性心肌梗死后心源性休克的治疗。心源性休克时，应用低浓度（0.03 ~ 0.15 mg/kg·min）去甲肾上腺素，可通过提高心肌血流量而改善心肌供氧。异丙肾上腺素虽可提高心排血量，但由于扩血管作用降低血压，而使心肌氧供减少。多巴胺是去甲肾上腺素的前体，具有正性心力作用，用药后心率增加不明显。对不同的血管其作用与药物浓度有关，2 ~ 4（~ 8）μg/（kg·min）时对肾脏和内脏血管有扩张作用，引起肾血流量增加，尿量增加。因此适于明显的心动过速和末梢循环阻力低下的休克患者，有时往往与异丙肾上腺素并用。用量从 1 μg/（kg·min）开始，逐渐可增加到 15 μg/（kg·min）。多巴酚丁胺（Dobutamin）是最近新发现的儿茶酚胺类药物，有与多巴胺相似的正性心力作用，有轻微的增加心率和收缩血管的作用，用药后可使心脏指数提高，升压作用却很弱。本药静脉点滴，治疗量为 5 ~ 10μg 以（kg·min）。

2. 强心武

在心源性休克时除特殊情况不应使用，因为洋地黄不能增加心源性休克时的心排血量，却可引起周围血管总阻力增加，反而减少心搏出量。还可诱发心律失常，因此只有在伴发快速性心律失常时方考虑应用。

3. 其他药物

高血糖素、皮质激素、极化液对心源性休克均有其有利的一面，但其疗效不确切。血管扩张剂对急性二尖瓣反流和室间隔穿孔时的血流动力学障碍有调整作用。对于急性心肌梗死合并心源性休克者，有选择地给予抗凝治疗，可防止发展为消耗性凝血病，降低血栓栓塞并发症的发生率，预防左心室内腔梗死部位的附壁血栓形成，并可防止冠状动脉内的血栓增大。肝素常用量为 3 万 ~ 4 万 u/24h。此外，对于早期急性心肌梗死病人，冠状动脉内或周身采用溶血栓治疗，可使缺血心肌的血供恢复，从而改善心室功能与消除心源性休克的发生。因为冠状动脉闭塞后至形成心肌坏死尚需一段时间；目前认为在动脉闭塞后 3 ~ 6h 内，如能通过系统的或冠状动脉内溶血栓治疗，或是利用机械方法，使血管再通，恢复心肌血液供应，则至少有一部分心肌不致发展到坏死的程度。

（三）辅助循环

主要是指应用主动脉内气囊反搏（in-tra-aortic ballonpumping，IABP）。IABP 对心源性休克的治疗效果意见不一致，存活率为 11% ~ 70%，这和适应证的选择、使用时机，以及是否同时采取外科治疗措施有关。IABP 是把前端带气囊的导管从股动脉插到锁骨下动脉，向气囊扩张，使舒张期主动脉压上升；于收缩期气囊收缩，则主动脉压减小。此法对心脏有如下四个优点：①由于收缩期压力减小，使心脏工作量减少；②心肌耗氧量减少；③由于舒张压力上升，使冠状动脉血量增加；④保持平均动脉压。

总之，使用 IABP 者，存活率要比单纯药物治疗者高。所以，只要患者没有明显禁忌证（如主动脉瓣关闭不全、盆腔动脉栓塞性病变），且有可能接受手术治疗者，应采用 IABP 治疗。

（四）外科治疗

急性心肌梗死并发室间隔穿孔或乳头肌断裂而致急性二尖瓣反流者，半数以上的病人将发生心源性休克。对于这种病人如先经药物和主动脉内气囊反搏治疗，待病情稳定后 3 ~ 6 周再行选择性手术，可大大降低病死率。急性心肌梗死心源性休克，经保守治疗病情稳定 12h 后，做冠状动脉搭桥手术，其病死率也明显低于保守治疗者。

第六节 急性心功能不全的护理

急性左心衰竭来势凶猛，病情危急，医护人员必须密切配合，分秒必争地进行抢救。

第一，根据原发病因进行护理。如果由于输液过多过快引起反应立即停止输液；属于心源性肺水肿者，遵医嘱给予强心、利尿、镇静、扩张血管等药物，及时纠正心衰。

第二，保证静脉通路。床前备好各种抢救器械用具及各种抢救药物，抢救药物包括镇痛剂、快速洋地黄制剂、血管扩张剂、快速利尿剂，以及氨茶碱、肾上腺皮质激素、抗心律失常药等。使用利尿剂时，应注意观察患者尿量、出汗情况和血压，以免发生低血容量和低血钾。静脉滴注血管扩张剂时，要定时测血压和核准滴速，避免因滴速过慢不起效用或滴速过快产生低血压，要求护士应熟悉上述各种药物的药理作用、适应证及禁忌证、用法及用量、副作用及处理，以便更好地配合医生进行抢救。

第三，协助病人取半坐位或半卧位两腿下垂（休克者例外），给予高流量吸氧（6 ~ 8L/min），并用20% ~ 8%的乙醇湿化氧气，但乙醇湿化过长，一般应间歇应用。危重病人可面罩或气管插管加压给氧。

第四，四肢轮换缚扎止血带。使用橡皮止血带或电动的自动化止血带轮用器绑住三个肢体上，压力大小应足以阻断静脉回流，却不会阻断动淋血流，即仍可摸到脉搏。这样可使大约700mL的血液滞积在病人的肢体上，从而减少回流到心脏的静脉血。

第五，精神心理护理。发病时，患者多有恐惧不安情绪，此种情绪会加重呼吸困难及心脏负担，最好有一名护士陪在病人身旁，以增强其信心，给予恰当的安慰、鼓励，稳定其情绪。

第六，密切观察病情。本病变化急剧，预后严重，需要密切观察病情动态，重点观察项目有神智、血压、咳痰、心率、心律、呼吸、血压、尿及胸痛及末梢循环情况。

一、术前护理

（一）心理准备

术前要向病人说明检查目的、方法、潜在问题及有关注意事项、插管的作用、意义，以达到相互理解，并消除病人恐惧害怕心理，解除思想顾虑，鼓励勇敢面对。

（二）术前准备

手术部位备皮，术前6小时禁食，术前2天送血常规，测出凝血时间，术前一天做好麻醉药、抗生素的过敏试验，必要时术前半小时应用镇静剂。

（三）插管前嘱咐病人排空膀胱

二、术后护理

（一）病人护理

1. 术后卧床休息，行心导管检查者应卧床休息12 ~ 24小时，进行治疗和监测的患者根据病情安排卧床休息时间。

2. 限制置管侧肢体的活动，防止导管脱出或引起导管口出血。

3. 加强皮肤护理，帮助病人按摩肢体的肌肉、关节等，促进血循环，减少深静脉血栓形成。

4. 密切观察病人的生命体征，当患者出现呼吸急促、心率加快、血压下降、心律失常及体温升高等异常情况时要查找原因，对症处理。

5. 定时观察肢体远端动脉搏动情况，如足背动脉以及肢体的温度、颜色、运动和感觉情况，有助于尽早发现血栓栓塞的迹象。

6. 按时测定各项监测值，做好记录。

（二）导管护理

1. 妥善固定导管，防止脱出，一旦有部分脱出，不可随手送入血管内，需经碘伏严格消毒后，方可重新送回血管。

2. 延长管长度要适宜，既要保证病人翻身，也不可过长，防止其扭曲及受压。

3. 保证管道通畅，预防止栓形成，方法有两种：①持续冲洗：持续冲洗液的配制是在0.9% 生理盐水 50 mL 中加入肝素 10 ~ 20 mg，其中每毫升溶液中合肝素 2.5 ~ 5u，将冲洗液与持续冲洗器连接，或者借输液管直接与导管相连。②按需间断冲洗：用肝素盐水溶液定时从输液器的茂菲氏滴管中加入导管或直接经导管口注入导管，一般每小时冲洗各 1次，在每次测全套血流动力学数据时也应冲洗各管道 1 次，冲洗时，应先抽回血弃去，保持各管道的通畅性，以利于血流动力学的监测。

4. 使用心导臂监测时，监测系统中各个接头均要衔接紧密，避免松脱，出现漏液或漏血。

5. 连续监测时间不宜过长：如插管时间超过 1 小时，应预防出现异常。

6. 置管时限：一般漂浮导留置时间为 3 ~ 4 天，最佳留置时间为 48 ~ 72 小时。也可保留至 9 天或更长，但一般对留置 5 天以上的压力值可信度表示怀疑，当出现血栓性静脉炎或栓塞时应拔除导管。

7. 严格无菌，预防感染：①凡与导管相连的延长管、三通、输液器、压力感受器等所有用物均应保持无菌，一般应每 24 小时更换一次。②备皮、导管消毒、给药及测值时严格无菌操作。③要保持导管入口处及周围皮肤无菌、干燥无血。一般每 24 小时换敷料一次，有污染时随时更换，同时注意观察导管入口处皮肤有无红、肿、热、痛等炎性反应症状，有无渗血等出血倾向，并用碘伏消毒，必要时，用抗生素软膏封闭皮肤入口后，再用无菌敷料覆盖。

8. 预防气体栓塞：在整个插管操作和监护的过程中应始终保持导管中无气泡，保证监测系统的封闭状态，用以维持通道的液体理及时更换，以保证莫菲氏滴管中液体总有 1/2高度，可使用输液泵设置空气报警。

三、心电监护的护理

1. 护士应持续监测心电图，经常注意其改变和出现的时间，填好监测记录。

2. 操作中注意病人保暖，监测时间每 48 ~ 72 小时更换电极位置，以防皮肤因过久刺激而发生损伤。

3. 检查电极有无导电糊或其他黏附物、电极是否贴牢在皮肤上，必要时，可多涂一点导电糊，导电糊太少会引起干扰和不稳定的心电图波形。

4. 错误警告。

（1）过快心率警告可由下列情况引起：①心电图波形异常，使监测器把 T 波亦当作 R 波，使心率加倍。②过量干扰，原因是病人移动太多。③高心率警报限值设置得高于病人的心率。

（2）低心率警报可由下列情况引起：①心电图波形太少。②基线游移不定，机器不能感应所有的 R 波。③R 波太小。④低心率警报设置低于病人的心率。

（3）其他引起错误警报的原因有电极松脱、导电糊干化、病人移动、由发抖或抽搐引起的肌肉震颤、心电图电线或导联损毁或电干扰。

5. 设置暂时性或永久性起搏器的病人要检查电极接触好坏，这些病人电极应该每 24 小时更换一次。电极上会积聚电荷，干扰起搏器。

6. 严重的交流电干扰：可能原因有电极脱落、导线断裂、电糊干涸等。

7. 基线飘移：可能原因有电极接触不良、导电糊涂得太多、导联或电极的张力太高、导线随病人呼吸移动。

8. 严重的肌电干扰：当电极放于胸壁肌肉较多的部位时，可能发生肌电干扰。

四、中心静脉压的护理

中心静脉压（Central venous pressure，CVP）是指右心房及上、下腔静脉胸腔段的压力，是反映右心功能和血容量的常用指标。

（一）术前护理

1. 向患者和家属介绍手术的必要性、手术过程、可能取得的效果和可能的并发症。

2. 进行术前有关实验室检查，禁食，建立静脉通道，备皮，准备有关手术器械、导管和仪器等。

（二）术后监护

1. 严密监测心率、心律、心输出量、血压、周围循环状态、尿量等。

2. 严密观察导管插入部位肢体的动脉搏动、皮肤颜色、温度，注意有无并发症的发生。

并定期查动脉血气分析、血常规和血小板。

3.严密监测血流动力学状态，尤其是动脉内压力变化，了解反搏效果，有无异常。

4.严格无菌操作，必要时使用抗生素。插管部位护理见有关章节。

5.严密监测电解质、酸碱及体液平衡，根据凝血情况调整肝素用量。

6.有效指标观察：①血流动力学指标改善和恢复，血压逐渐回升平稳，心输出量增加。②心率下降，周围末梢循环改善或恢复，心律失常改善。③尿量增加。④血管活性药物使用的种类及剂量减少。

（三）并发症的观察与护理

1.血栓

注意插管肢体有无疼痛、皮肤颜色苍白、温度下降、远端动脉搏动消失或减弱等栓塞、缺血表现。一经发现，及时通知医生对症处理。

2.动脉损伤或穿孔

多由操作不当或粗暴、选择导管不当引起。严重时可引起动脉闭塞，导致肢体或有关脏器缺血、局部血肿或大出血，甚至死亡。因此除插管者应有良好的心导管检查技术外，护士应严密观察插管肢体局部有无血肿，有无面色苍白、血压下降等出血表现。

3.感染

术中要特别注意无菌操作，定期观察插管部位和更换敷料，常规使用抗生素，一旦出现全身性感染，要拔除导管，行抗感染治疗。

4.出血

注意穿刺部位出血以及全身性出血。局部出血可压迫止血，对肝素用量大引起的出血应调整其用量。术中还应经常监测血小板并计数。

气囊导管破裂、断裂等，必要时更换气囊导管。

五、心律失常的护理

（一）心电监护

对于发生心律失常的患者，采用心电示波器连续监测的方法，及时发现心率、心律的变化，并将变化的心电图录下且标上日期、时间。

在心电监测过程中重点观察以下情况：

1.对中、重度房室传导阻滞者，须仔细观察心电图动态的变化，应密切注意心室的频率，心室率低于40次/分的病人可出现心功能不全和脑缺血的症状，甚至发生阿-斯综合征。

2.密切观察各种异位性心动过速的发作，及时采取相应措施。

（二）药物观察

抗心律失常药物有一定的不良反应，甚至有毒副作用，多数药物的治疗量与毒副作用量接近，因此在使用期间需加强观察，如利多卡因需注意给药的剂量和速度，静滴一般为 1 ~ 4mg/min，一小时内总量不超过 300 mg。否则，会出现神经系统毒性症状（头晕、嗜睡、视力模糊等）。奎尼丁用药后需注意有无皮疹、发热等过敏反应，头晕、耳鸣、血压下降等毒性反应。要求护士要熟悉常用抗心律失常药物的药理作用、适应证、禁忌证、用法及用量、毒副作用及处理，以便及时纠正处理。

（三）病性监测

1. 要重视患者的陈诉，密切观察病性微细变化，定期测量血压、脉搏、呼吸，注意观察病人神色的变化，并将病性的动态改变做好详细的记录。

2. 当患者发生心律失常时，必须立刻建立静脉通路，以利于用药、抢救，并给予鼻导管供氧，卧床休息，以减少心肌耗氧及改善心肌缺氧。

3. 随时准备好急救药物、食品、器械、吸引器等抢救设施。在可能出现危及生命的心律失常时应备好除颤器，对可能出现的高度房室传导阻滞，事先做好安装临时起搏器的准备。

六、心脏电复律的护理

心脏电复律是利用短暂高压强电流使心肌同时除极，造成心脏短暂停搏后，使生理性节律点恢复自律性来控制心搏，从而消除异位性快速心律失常，恢复窦性节律。

（一）复律时的护理

1. 安置卧位，病人睡在硬板床上或按摩板上，检查病人身体，尤其是头部、四肢不得接触金属架等，操作者及其他人员宜注意安全，不要与病人、病床或与病人相连接的任何仪器接触，以防触电。

2. 建立静脉通路：提供给药或麻醉的通路一般选下肢静脉建立通路，便于电击时操作。

3. 作 12 导联心电图供对照，选 R 波较大的导联测试复律机的同步功能，检查机器是否正确接地。

4. 给氧 5 ~ 10 分钟（可用面罩加压吸氧），以备电击中心脏发生短暂聚停时保证脑组织供氧。电击时，要停止用氧（因氧气助燃），避免事故。

5. 遵医嘱给药，使病人呈朦胧或嗜睡状态。常选用安定，必要时亦可加硫苯妥钠。麻醉过程中严密观察呼吸以及神智、脉搏、心律变化，备好抢救物品。若病情危急时可采取非选择性电击，则无须麻醉，如室颤。

6. 检查电源开关是否开着，是否处于同步挡。将充电旋钮拨至预定电压，按充电键。

7. 在电极板上涂满导电糊或包以生理盐水浸湿的纱布。病人皮肤用酒精去油脂、灰尘，减少阻力。二电极板分别紧贴胸骨右缘第二、三肋间和心尖部。

8. 检查监测器的心电图节律，开动心电图记录器。检查心电图 R 波上有无同步信号。站离床沿，并嘱其他人员离开床沿，环顾四周，确定其他人已离开床边。

9. 放电后随即观察心电图改变，若需重复程序，两次电击需间隔 10 ~ 15 分钟。

（二）复律后的护理

1. 继续观察心率、心律、血压、神智、面色、呼吸等至情况稳定。2 小时内持续监测心电图，一般 2 小时后再移动病人，24 小时内绝对卧床休息。注意检查皮肤有无灼伤。

2. 注意并发症发生，随时观察，发现先兆及时治疗。

（1）心律失常

电击后一定要守护在病人身旁，观察示波屏上心率变化，若有室性心律失常，可重复电击以及用抗心律失常药。发生心脏骤停时，首先胸前区拳击及按压，并立即进行复苏抢救。

（2）血压

少数病人电击后可能出现低血压，一般在 1 ~ 2 小时即可恢复，若血压在 2 小时后无上升趋势，继续下降，考虑可能是心源性休克，应及时救治。

（3）栓塞

注意观察全身血循情况，若发现偏瘫、四肢运动障碍，应考察脑栓塞及周围动脉栓塞；若突然有胸痛、咯血、呼吸困难，可能为肺梗死。观察尿量，若发现尿少、血尿，可能为肾动脉栓塞，一旦发现，应及时救治。

（4）肺水肿

注意观察有无气急、咳嗽、咳粉红色泡沫痰，并应及时对症处理。

第三章 消化系统常见疾病的诊疗和护理

第一节 消化道出血

消化道出血一般以 Treitz 韧带为界划分为上、下消化道出血。由于空肠和回肠引起出血的病变较少，因此下消化道出血主要来自结肠。

急性消化道出血是临床十分常见的急症，尽管近年来增加了许多新的诊断方法，但消化道出血的病死率仍在 10% 左右。

呕血（红色或咖啡状）是上消化道出血的特征性表现。呕血的颜色取决于出血量的多少及血液在胃内停滞时间的长短。如果血液在胃内经盐酸作用后变成酸性血红素则呈咖啡色，若出血量大，未经胃酸充分混合即呕出，则为鲜红色或伴有血块。多量上消化道或高位小肠出血后排出的大便呈黑色或柏油状，后者黏稠有光泽，一般需要血液在肠道内停留 8h 以上，使血红蛋白的铁经肠内细菌作用与硫化物结合形成硫化铁可致。当出血量大、速度快，大便可呈暗红或鲜红色，容易误为下消化道出血。有时低位小肠或回盲部出血量少，在肠道停留时间较长，粪便亦可呈黑色，但一般不呈柏油状，勿误以为上消化道出血。直肠部位以下的出血不仅血色鲜红，排出体外后尚可凝成血块。

在确定消化道出血前，应排除口腔、鼻咽部出血所咽下的血液，注意区分咯血，并识别由于服用铁剂、铋剂、炭片、美鼠李皮、中草药等以及进食富含动物血食物所致的黑便。一般药物所致的黑便缺乏光泽。

当发生消化道出血后，需迅速对下列问题做出判断，以便及时采取相应的处理措施。

一、失血量的估计

失血量的估计对进一步处理极为重要。一般每日出血量在 5 mL 以上，大便色不变，但匿血试验就可以为阳性，50 ~ 100 mL 以上出现黑粪。以呕血、便血的数量作为估计失血量的资料，往往不太精确。因为呕血与便血常分别混有胃内容与粪便，另一方面部分血液尚贮留在胃肠道内，仍未排出体外。因此可以根据血容量减少导致周围循环的改变做出判断。

（一）一般状况

失血量少，在 400 mL 以下，血容量轻度减少，可由组织液及脾贮血所补偿，循环血量在 1h 内即得改善，故可无自觉症状。当出现头晕、心慌、冷汗、乏力、口干等症状时，表示急性失血在 400 mL 以上；如果有晕厥、四肢冰凉、尿少、烦躁不安时，表示出血量大，失血至少在 1 200 mL 以上；若出血仍然继续，除晕厥外，尚有气短、无尿，此时急性失血已达 2 000 mL 以上。

（二）脉搏

脉搏的改变是失血程度的重要指标。急性消化道出血时血容量锐减，最初的机体代偿功能是心率加快。小血管反射性痉挛，使肝、脾、皮肤血窦内的储血进入循环，增加回心血量，调整体内有效循环量，以保证心、肾、脑等重要器官的供血。一旦由于失血量过大，机体代偿功能不足以维持有效血容量时，就可能进入休克状态。所以，当大量出血时，脉搏快而弱（或脉细弱），脉搏每分钟增至 100 ~ 120 次以上，失血估计为 800 ~ 1 600 mL；脉搏细微，甚至扪不清时，失血已达 1 600 mL 以上。

有些病人出血后，在平卧时脉搏、血压都可接近正常，但让病人坐或半卧位时，脉搏会马上增快，出现头晕、冷汗，表示失血量大；如果经改变体位无上述变化，测中心静脉压又正常，则可以排除有过大出血。

（三）血压

血压的变化同脉搏一样，是估计失血量的可靠指标。

当急性失血 800 mL 以上时（占总血量的 20%），收缩压可正常或稍升高，脉压缩小。尽管此时血压尚正常，但已进入休克早期，应密切观察血压的动态改变。急性失血 800 ~ 1600 mL 时（占总血量的 20% ~ 40%），收缩压可降至 9.33 ~ 10.67 kPa（70 ~ 80 mmHg），脉压小。急性失血 1600 mL 以上时（占总血量的 40%），收缩压可降至 6.67 ~ 9.33 kPa（50 ~ 70 mmHg），更严重的出血，血压可降至零。

有人主张用休克指数来估计失血量，休克指数＝脉率 / 收缩压。正常值为 0.58，表示血容量正常；指数 =1，失血 800 ~ 1200mL（占总血量的 20% ~ 30%）；指数 >1，失血 1200 ~ 2000mL（占总血量 30% ~ 50%）。

有时，一些有严重消化道出血的病人，胃肠道内的血液尚未排出体外，仅表现为休克，此时应注意排除心源性休克（急性心肌梗死）、感染性或过敏性休克，以及非消化道的内出血（宫外孕或主动脉瘤破裂）。若发现肠鸣音活跃，肛检有血便，则提示为消化道出血。

（四）血象

血红蛋白测定、红细胞计数、血细胞压积可以帮助估计失血的程度。但在急性失血的初期，由于血浓缩及血液重新分布等代偿机制，上述数值可以暂时无变化。一般需组织液渗入血管内补充血容量，即 3～4 h 后才会出现血红蛋白下降，平均在出血后 32 h，血红蛋白可被稀释到最大程度。如果病人出血前无贫血，血红蛋白在短时间内下降至 7 g 以下，表示出血量大，在 1 200 mL 以上。大出血后 2～5 h，白细胞计数可增高，但通常不超过 $15 \times 10^9/L$。然而在肝硬化、脾功能亢进时，白细胞计数可以不增加。

（五）尿素氮

上消化道大出血后数小时，血尿素氮增高，1～2 天达到高峰，3～4 天内降至正常。如再次出血，尿素氮可再次增高。尿素氮增高是由于大量血液进入小肠，含氮产物被吸收。而血容量减少导致肾血流量及肾小球滤过率下降，则不仅尿素氮增高，肌酐亦可同时增高。

二、判断是否继续出血

临床上不能单凭血红蛋白在下降或大便柏油样来判断出血是否继续。因为一次出血后，血红蛋白的下降有一定过程，而出血 1 000 mL，柏油样便可持续 1～3 天，大便匿血可达 1 周；出血 2 000 mL，柏油样便可持续 4～5 天，大便匿血达 2 周。有下列表现，应认为有继续出血。

第一，反复呕血、黑粪次数及量增多，或排出暗红以致鲜红色血便。

第二，胃管抽出物有较多新鲜血。

第三，在 24 h 内经积极输液、输血仍不能稳定血压和脉搏，一般状况未见改善；或经过迅速输液、输血后，中心静脉压仍在下降。

第四，血红蛋白、红细胞计数与红细胞压积继续下降，网织细胞计数持续增高。

第五，肠鸣音活跃。该指征仅作参考，因肠道内有积血时肠鸣音亦可活跃。

如果病人自觉症状好转，能安稳入睡而无冷汗及烦躁不安，脉搏及血压恢复正常并稳定不再下降，则可以认为出血已减少、减慢甚至停止。

三、出血的病因诊断

对消化道大出血的病人，应首先治疗休克，然后努力查找出血的部位和病因，以决定进一步的治疗方针和判断预后。

上消化道出血的原因很多，大多数是上消化道本身病变所致，少数是全身疾病的局部表现。据国内资料，最常见的病因依次是：溃疡病，肝硬化所致的食管、胃底静脉曲张破裂和急性胃黏膜损害，胃癌。其他少见的病因有食管裂孔疝、食管炎、贲门黏膜撕裂症、十二指肠球炎、胃平滑肌瘤、胃黏膜脱垂、胆道或憩室出血等。

下消化道出血的病因，国内以恶性肿瘤（多数是大肠癌）、肠息肉、炎症性肠病最为多见，其次是痔、肛裂、肠血管畸形、小肠平滑肌瘤、缺血性肠炎、肠憩室、肠套叠及贝切特（Behcet）病等。国外便血的病因则以癌及憩室为最常见。

（一）病史及临床症状

急性消化道出血时，往往病情重，病人不宜接受详细问及查体，因此应抓住关键，突出重点。据病史及症状、体征、多数病人可做出初步病因诊断。

1.消化性溃疡病

出血是溃疡病的常见并发症。据国内、外报道，溃疡病出血约占上消化道出血病例的50%，其中尤以十二指肠球部溃疡居多。致命性出血多属十二指肠球部后壁或胃小弯穿透溃疡腐蚀黏膜下小动脉或静脉所致。部分病例可有典型的周期性、节律性上腹疼痛，出血前数日疼痛加剧，出血后疼痛减轻或缓解。这些症状对溃疡病的诊断很有帮助。但有30%溃疡病合并出血的病例并无上述临床症状。

溃疡病除上腹压痛外，无其他特异体征，尽管如此，该体征仍有助于鉴别诊断。

2.食管、胃底静脉曲张破裂

临床上往往出血量大，呕出鲜血伴血块，病情凶险，病死率高。如若体检发现有黄疸、肝掌、蜘蛛痣、脾大、腹壁静脉怒张、腹水等体征，诊断肝硬化不难。但确定出血原因并不容易。一方面大出血后，原先肿大的脾脏可以缩小，甚至扪不到，造成诊断困难；另一方面肝硬化并发出血并不完全是由于食管、胃底静脉曲张破裂，有1/3病例合并溃疡病或糜烂性胃炎出血。肝硬化合并溃疡病的发生率颇高。可能因肝功能减退或门腔分流，使正常存在于门静脉血液内的胃促分泌物不能灭活，导致胃分泌过多的结果。而肝硬化合并急性糜烂性胃炎，则可能与慢性门静脉淤血造成缺氧有关。因此，当临床不能肯定出血病因时，应尽快做胃镜检查，以便及时做出判断。

3.急性胃黏膜损害

急性胃黏膜损害包括急性应激性溃疡病和急性糜烂性胃炎两种疾病。而两者主要区别在于病理学，前者病变可穿透黏膜层，以致胃壁穿孔；后者病变表浅，不穿透黏膜肌层。以前的上消化道出血病例中，诊断急性胃黏膜损害仅有5%。自从开展纤维胃镜检查，使急性胃黏膜损害的发现占上消化道出血病例的15%～30%。

（1）急性应激性溃疡

这是指在应激状态下，胃和十二指肠以及偶尔在食管下端发生的急性溃疡。应激因素常见有烧伤、外伤或大手术、休克、败血症、中枢神经系统疾病以及心、肺、肝、肾功能衰竭等严重疾患。严重烧伤所致的应激性溃疡称柯林溃疡；颅脑外伤、脑肿瘤及颅内神经外科手术所引起的溃疡称库兴溃疡。有人认为严重而持久的应激会引起交感神经强烈兴奋，血中儿茶酚胺水平增高，导致胃、十二指肠黏膜缺血。在许多严重应激反应的疾病中，尤其是中枢神经系统损伤时，可观察到胃酸和胃蛋白酶分泌增高（可能是通过丘脑下部－垂体－肾上腺成质系统兴奋或因颅内压增高直接刺激迷走神经核所致）从而使胃黏膜自身消化。至于应激反应时出现的胃黏膜屏障受损和胃酸的 H+ 回渗，亦在应激性溃疡的发病中起一定作用。可见，应激性溃疡的发生机制是复杂的。归结起来是由于应激反应造成神经－内分泌失调，造成胃、十二指肠黏膜局部微循环障碍，胃酸、胃蛋白酶、黏液分泌紊乱，结果形成黏膜糜烂和溃疡。溃疡面常较浅，多发，边缘不规则，基底干净。临床主要表现是难以控制的出血，多数发生在疾病的第 2 ~ 15 天。因病人已有严重的原发疾病，故预后多不良。

（2）急性糜烂性胃炎

应激反应、酗酒或服用某些药物（如阿司匹林、吲哚美辛、利舍平、肾上腺皮质激素等）可引起糜烂性胃炎。病灶表浅，呈多发点、片状糜烂和渗血。

4. 胃癌

多数情况下伴有慢性、少量出血，但当癌组织糜烂或溃疡侵蚀血管时可引起大出血。病人一般在 45 岁以上，出血前常有食欲不振及消瘦，贫血与出血的程度不相称，出血后上腹疼痛不减轻，有时反而加剧。如果上腹触及包块、左锁骨上窝及直肠周围淋巴结肿大，则胃癌已属晚期。

5. 食管裂孔疝

多属食管裂孔滑动疝，病变部位胃经横膈上的食管裂孔进入胸腔。由于食管下段、贲门部抗反流的保护机制丧失，易并发食管黏膜水肿、充血、糜烂甚至形成溃疡。食管炎以及疝囊的胃出现炎症可出血。以慢性渗血多见，有时大量出血。食管裂孔疝好发于 50 岁以上的人。可能由于年龄大，食管裂孔与周围支持组织松弛有关。患者平时常有胸骨后或剑突下烧灼痛症状，向左肩、颈、前胸放射，伴返酸、嗳气。在饱食后、负重、弯腰或平卧时易发作，站立走动后缓解。有以上表现的上消化道出血病人，应高度怀疑为本症，并做相应的检查，及时确诊。

6. 食管－贲门

黏膜撕裂症本症是引起上消化道出血的重要病因，约占 8%。酗酒是重要的诱因。有食管裂孔疝的患者更易并发本症。多数发生在剧烈干呕或呕吐后，造成贲门或食管下端黏膜下层的纵行性裂伤，有时可深达肌层。常为单发，亦可多发，裂伤长度一般 0.3 ~ 2 cm。出血量有时较大甚至发生休克。

7. 胆道出血

肝化脓性感染、肝外伤、胆管结石、癌及出血性胆囊炎等可引起胆道出血。临床表现特点是出血前有右上腹绞痛，若同时出现发热、黄疸，则常可明确为胆道出血。出血后血凝块可阻塞胆道，使出血暂停。待胆汁自溶作用，逐渐增加胆道内压，遂把血凝块排出胆道，结果再度出血。因此，胆道出血有间歇发作倾向。此时有可能触及因积血而肿大的胆囊，积血排出后，疼痛缓解，肿大的胆囊包块亦随之消失。

8.大肠癌

直肠或左半结肠癌多伴有血便或脓血便、里急后重及大便习惯的改变。后期可出现肠梗阻。右半结肠癌大便可呈酱红色甚至黑色。有时病人突出表现为贫血。病变部位往往有压痛，有时可扪及包块。

9.肠息肉

肠息肉便血多数为间歇性，量少，个别有大出血。有时息肉自行脱落后，蒂部血管出血可致休克。由于肠息肉多分布在左半结肠及直肠，因此排出的血色鲜红或暗红。

10.炎症性肠病

此类疾患在下消化道出血病例中占相当比重，仅次于大肠癌及肠息肉。其中非特异性溃疡性结肠炎最常见，临床症状特点除便血外，往往伴腹泻腹痛。发生急性大量便血者大约占3%。

11.肠血管畸形

过去认为肠道血管畸形十分少见，近年来随着纤维内镜、选择性血管造影及核素扫描的临床应用，肠道血管畸形病例的检出日渐增多，肠道血管畸形是造成慢性或急性消化道出血的一种不可忽视的原因。按 Moore 将血管畸形分为血管扩张（telangiectasis）、血管发育不良（angiodysplasia）及遗传性出血性毛细血管扩张症等三种类型。这些病例往往是经过常用检查手段，而仍然原因未明的消化道出血患者。

（二）化验检查

急性消化道出血时，重点化验应包括血常规、血型、出凝血时间、大便或呕吐物的匿血试验（有条件可做放射性核素或免疫学匿血测定法），肝功能及血肌酐、尿素氮等。有条件应测血细胞压积。

（三）特殊检查方法

1.内镜检查

在急性上消化道出血时，纤维胃镜检查安全可靠，是当前首选的诊断方法，其诊断价值比 X 线锁剂检查为高，阳性率一般达80%～90%。对一些 X 线钡剂检查不易发现的贲门黏膜撕裂症、糜烂性胃炎、浅溃疡，内镜可迅速做出诊断。X 线检查所发现的病灶（尤其存在两个病灶时），难以辨别该病灶是否为出血原因。而胃镜直接观察，即能确定，并可根据病灶情况做相应的止血治疗。做纤维胃镜检查注意事项有以下几点。

（1）胃镜检查的最好时机是在出血后24～48 h 内进行。如若延误时间，一些浅表性黏膜损害部分或全部修复，从而使诊断的阳性率大大下降。国内报道一组904例上消化道出血、24h 内做胃镜找到出血灶者占77%，48h 则降至57.6%，72h 降至38.2%。因此，必须不失时机地抓紧检查。

（2）处于失血性休克的病人，应首先补充血容量，待血压有所平稳后做胃镜较为安全。

（3）事先一般不必洗胃准备，但若出血过多，估计血块会影响观察时，可用冰水洗胃后进行检查。

2. 下消化道出血时首先用结肠镜检查

直肠炎、直肠癌以及肛周病变引起的出血经检查能迅速得以明确。大量便血时做紧急纤维结肠镜检查往往不易成功，因为大量血液及血凝块难以清除掉，影响操作及观察。如果出血不多或慢性出血，则可以经肠道准备后做纤维结肠镜检查。

3. 选择性动脉造影

当消化道出血经内镜和 X 线检查未能发现病变时，应做选择性动脉造影。该项检查对肠血管畸形、小肠平滑肌瘤等有很高的诊断价值，而且，还可通过导管滴注血管收缩剂或注入人工栓子止血。据国外动物实验结果，若造影剂外渗，能显示出血部位，则出血速度至少在 0.5 ~ 1.0 mL/min（750 ~ 1500mL/d）。故最适宜于活动性出血时做检查，阳性率可达 50% ~ 77%。一般选择肠系膜上动脉及腹腔动脉造影已足够显示所要的范围。禁忌证是碘过敏或肾功能衰竭等，一些有严重的动脉硬化的病人，插管亦十分困难，不易成功。

4.X 线钡剂造影

尽管内镜检查的诊断价值比 X 线钡剂造影优越，但并不能取而代之。因为一些肠道的解剖部位不能被一般的内镜窥见，而且由于某些内镜医师经验不足，有时会遗漏病变，这些都可通过 X 线钡剂检查得以补救。但在活动性出血后不宜过早进行钡剂造影，否则会因按压腹部而引起再出血或加重出血。一般主张在出血停止、病情稳定 3 天后谨慎操作。对某些诊断困难病例，可以用 MiUer-Abbot 管达小肠，分段抽吸肠液，在带血肠液部位注入钡剂检查。此法有时可以提高诊断阳性率。注意残留钡剂可干扰选择性动脉造影及内镜的检查。

四、治疗

（一）迅速补充血容量

大出血后，病人血容量不足，可处于休克状态，此时应首先补充血容量。在着手准备输血时，立即静脉输入 5%~10% 葡萄糖液。强调不要一开始单独输血而不输液，因为病人急性失血后血液浓缩，血较黏稠，此时输血并不能更有效地改善微循环的缺血、缺氧状态。因此主张先输液，或者紧急时输液、输血同时进行。当收缩压在 6.67 kPa（50 mmHg）以下时，输液、输血速度要适当加快，甚至需加压输血，以尽快把收缩压升高至 10.67 ~ 12kPa（80 ~ 90 mmHg）水平，血压能稳住则减慢输液速度。输入库存血较多时，每 600 mL 血应静脉补充葡萄糖酸钙 10mL。对肝硬化或急性胃黏膜损害的患者，尽可能采用新鲜血。

对有心、肺、肾疾患及老年患者，要防止因输液、输血量过多、过快引起的急性肺水肿。因此，必须密切观察病人的一般状况及生命体征变化，尤其要注意颈静脉的充盈情况。最好通过测定中心静脉压来监测输入量。

（二）止血

应针对不同的病因，采取相应的止血措施。

1.非食管静脉曲张出血的治疗

（1）灌注去甲肾上腺素

去甲肾上腺素可以刺激 $\alpha-$ 肾上腺素能受体，使血管收缩而止血。胃出血时可用去甲肾上腺素 8mg，加入冷生理盐水 100 ~ 200 mL，经胃管灌注或口服，每 0.5 ~ 1h 灌注一次，必要时可重复 3 ~ 4 次。应激性溃疡或出血性胃炎避免使用。下消化道出血时，亦可用该液反复灌肠 3 ~ 4 次止血。

（2）内镜下止血法

①内镜下直接对出血灶喷洒止血药物

如孟氏液（Mon-sell）或去甲肾上腺素，一般可收到立即止血的效果。孟氏液是一种碱式硫酸铁，具有强烈的收敛作用。动物实验证明，其作用机理是通过促进血小板及纤维蛋白的血栓形成，并使红细胞聚集、血液加速凝固而止血。常用浓度 5% ~ 10%，每次 50 ~ 100mL。原液可使平滑肌剧烈痉挛，曾有使纤维胃镜因肌肉痉缩过紧不能拔出的报道，故不宜使用。孟氏液止血有效率 85% ~ 90%，去甲肾上腺素可用 8mg 加入等渗盐水 20mL 使用，止血有效率 80%。

②高频电凝止血

电凝止血必须确定出血的血管方能进行，决不能盲目操作。因此，要求病灶周围干净。如若胃出血，电凝止血前先用冰水洗胃。对出血凶猛的食管静脉曲张出血，电凝并不适宜。操作方法是用凝固电流在出血灶周围电凝，使黏膜下层或肌层的血管凝缩，最后电凝出血血管。单极电凝比双极电凝效果好，首次止血率为 88%，第 2 次应用止血率为 94%。

③激光止血

近年可供做止血的激光有氯激光（argon laser）及石榴石激光（Nd.YAG）两种。止血原理是由于光凝作用，使照射局部组织蛋白质凝固，小血管内血栓形成。止血成功率在 80% ~ 90%，对治疗食管静脉曲张出血的疗效意见尚有争议。激光治疗出血的并发症不多，有报道个别发生穿孔、气腹以及照射后形成溃疡，导致迟发性大出血等。

④局部注射血管收缩药或硬化剂

经内镜用稀浓度即 1/10 000 肾上腺素做出血灶周围黏膜下注射，使局部血管收缩，周围组织肿胀压迫血管，起暂时止血作用。继之局部注射硬化剂如 1% 十四烃基硫酸钠，使血管闭塞。有人用纯酒精做局部注射止血。该法可用于不能耐受手术的患者或年老体弱者。

⑤放置缝合夹子

内镜直视下放置缝合夹子，把出血的血管缝夹止血，伤口愈合后金属夹子会自行脱落，随粪便排出体外。该法安全、简便、有效，可用于消化性溃疡或应激性溃疡出血，特别对小动脉出血效果更满意。国外报道用 J 型水夹止血有效率达 70% 以上。

⑥动脉内灌注血管收缩药或人工栓子

经选择性血管造影导管，向动脉内灌注垂体加压素，0.1 ~ 0.2 u/min 连续 20 min，仍出血不止时，浓度加大至 0.4 u/min。止血后 8 ~ 24h 减量。注入人工栓子一般用吸收性明胶海绵，使出血的血管被堵塞而止血。

2. 食管静脉曲张出血的治疗

（1）气囊填塞

一般用三腔二囊管或四腔二囊管填塞胃底及食管中、下段止血。其中四腔二囊管专有一管腔用于吸取食管囊以上的分泌物，以减少吸入性肺炎的发生。食管囊和胃囊注气后的压力要求在 4.67 ~ 5.33 kPa（35 ~ 40 mmHg），使之足以克服门脉压。初压可维持 12 ~ 24h，以后每 4 ~ 6 h 放气一次，视出血活动程度，每次放气 5 ~ 30 min，然后再注气，以防止黏膜受压过久发生缺血性坏死。另外要注意每 1 ~ 2 小时用水冲洗胃腔管，以免血凝块堵塞孔洞，影响胃腔管的使用。止血 24 h 后，放气观察 1 ~ 2 天才拔管。拔管前先喝些花生油，以便减少气囊与食管壁的摩擦。气囊填塞常见并发症有以下几种：①气囊向上移位，堵塞咽喉引起窒息死亡。当病人有烦躁不安，或气囊放置位置不当，食管囊注气多于胃囊或胃囊注气过多破裂时尤易发生。为防止意外，应加强监护，床头置一把剪刀，随时在出现紧急情况时剪断皮管放气。②吸入性肺炎。③食管黏膜受压过久发生坏死，食管穿孔。

气囊填塞对中、小量食管静脉曲张出血效果较佳，对大出血可作为临时应急措施。止血有效率在 40% ~ 90% 不等。

（2）垂体加压素

该药使内脏小血管收缩，从而降低门静脉压力以达到止血的目的。对中、小量出血有效，大出血时需配合气囊填塞。近年采用周围静脉持续性低流量滴注法，剂量 0.2 ~ 0.3 u/min，止血后减为 0.1 ~ 0.2 u/min，维持 8 ~ 12h 后停药。副作用有腹痛、腹泻，诱发心绞痛、血压增高等，故高血压、冠心病患者使用时要慎重。当有腹痛出现时可减慢速度。

（3）内镜硬化治疗

近年不少报道用硬化治疗食管静脉曲张出血，止血率在 86% ~ 95%。有人主张在急性出血时做，但多数意见主张先用其他止血措施，待止血 12h 或 1 ~ 5 天后进行。硬化剂有 1% 十四烃基硫酸钠、5% 鱼肝油酸钠及 5% 油酸乙醇胺等多种。每周注射一次，4 ~ 6 周为一疗程。并发症主要有食管穿孔、狭窄、出血、发热、胸骨后疼痛等。一般适于对手术不能耐受的患者。

胃底静脉曲张出血治疗较难，有使用血管黏合剂止血成功。

（4）抑制胃酸及其他止血药虽然控制胃酸不能直接对食管静脉曲张出血起止血作用，但严重肝病时常合并应激性溃疡或糜烂性胃炎，故肝硬化发生上消化道出血时可给予控制胃酸的药物。雷尼替丁对肝功能无明显影响，较甲氧咪弧为好，所以从静脉滴入，每次50 mg，每 12 h 一次。一般止血药物如酚磺乙胺等效果不肯定，维生素 K1 及维生素 C 或许有些帮助。

（三）手术治疗

在消化道大出血时做急症手术往往并发症及病死率比择期手术高，所以尽可能先采取内科止血治疗，只有当内科止血治疗无效，而出血部位明确时，才考虑手术治疗止血。

第二节　急腹症的诊断与鉴别诊断

腹痛为急腹症的主要表现形式，处理得正确与否对病人的安危有很大的关系。现仅就与急腹症鉴别诊断有关的若干问题，进行简要的讨论。

一、腹痛的机制

（一）解剖概念

腹部的神经分为脊髓神经和植物神经。前者司腹壁的运动和感觉；后者管内脏的运动和感觉，痛觉纤维随交感神经传导到中枢。从腹壁来的感觉神经和从内脏传入的痛觉神经纤维均汇集于脊髓的背根。

内脏的感觉冲动随交感神经的传入纤维进入脊髓的背根，此时，与某一皮肤区域传入的感觉神经，在脊髓灰质的同一区域内替换神经元；然后，再过渡到脊髓对侧的白质内，随脊髓丘脑束上升，在丘脑内再替换神经元；最后传达到大脑皮质的躯体感觉区。在这一感觉通路上，由腹部脏器传来的冲动将会提高相应脊髓中枢的兴奋佳，从而影响邻近的中枢。因此，内脏的疼痛经常反映在同一脊节背根神经所支配的皮肤感觉区；反之，某些躯体病变的刺激冲动也能通过同一感觉通路表现为腹痛，这种现象叫作"牵涉痛"。这一点，对于腹痛的鉴别诊断有重要意义。

由于上述神经传导的解剖关系，内脏的疼痛反映到体表，常呈一定的脊髓节段性分布。一般来说，支配腹部皮肤感觉的脊节自胸。

（二）腹痛的类型

从神经机制腹痛可分为三种基本类型。

1. 单纯性内脏疼痛

传入途径纯系交感神经通路，脊髓神经基本不参与或较少参与。例如，胃肠收缩与牵拉时的某些感觉。疼痛的特点：①深部的钝痛或灼痛；②疼痛部位含混，通常比较广泛或接近腹中线；③不伴有局部肌紧张与皮肤感觉过敏；④常伴有恶心、呕吐、出汗等迷走神经兴奋症状。

2. 牵涉痛

交感神经与脊髓神经共同参与疼痛的机制。又分为牵涉性躯体痛和牵涉性内脏痛。前者实际上是一种体神经的机制。例如，当横膈中央部分受到刺激时，可放射到肩部，这是由于分布于横膈中部的膈神经进入颈椎 3 ～ 5 节脊髓水平，该节脊髓神经沿着臂丛分布于肩部的缘故。而后者是我们主要要讨论的，其疼痛的特点有如下几种：①多为锐痛，程度较剧烈；②位置明确，在一侧；③局部可有肌紧张或皮肤感觉过敏。

此种疼痛在临床上的意义比较大，通常反映器官有炎症或器质性病变而非功能性。

3. 腹膜皮肤反射痛

只有体神经或脊髓神经而无内脏神经参与疼痛的机制。脊髓神经的感觉纤维分布于腹膜壁层、肠系膜根部及后腹膜。病变侵犯到接近以上神经末梢的部位时，疼痛就反映到该脊节所支配的皮区。疼痛的特点：①具有脊髓节段性神经分布的特点；②程度剧烈而持续；③伴有局部腹肌的强直、压痛与反跳痛，一般代表有腹膜受侵。

在临床工作中，我们所接触的腹痛实际上常为混合型，可有一种以上的疼痛机制参与。有时，随着时间的推移，腹痛的类型亦可起变化。如阑尾炎早期，阑尾的管腔剧烈地收缩，企图排除粪石，表现为纯内脏疼痛，部位在脐周，并可伴有恶心、呕吐；当炎症出现以后，痛觉感受阈降低，兴奋性增加，在传导途径中影响了脊髓背根中的体神经，遂发生牵涉痛，疼痛的部位转移到右下腹；最后，炎症的发展波及邻近的腹膜壁层，又出现腹膜皮肤反射痛，疼痛的程度更剧烈，且伴有局部的压痛、反跳痛和腹壁的肌紧张。

二、腹痛的病因

（一）腹部病变

1. 腹膜刺激或炎症

包括细菌感染或化学刺激（如穿孔所致的胃液、肠液、胆汁、胰液的外漏以及内脏破裂出血等）引起的病变。

2. 空腔脏器的梗阻

包括膈疝、贲门、胃与十二指肠、小肠、结肠、胆管、胰管等部位的梗阻；可因炎症、溃疡、蛔虫、结石、肿瘤等引起。

3. 供血失常

①栓塞与血栓的形成；②扭转或压迫性阻塞，包括绞窄性疝、肠扭转、囊肿蒂扭转等。

4. 支持组织的紧张与牵拉

如肝包膜张力的剧增、肠系膜或大网膜的牵拉等。

5. 腹壁肌肉的损伤或炎症

（二）腹外邻近器官的病变

1. 胸腔病变

例如，肺炎常有上腹部的牵涉痛；心冠状动脉供血不足常有胸骨后、剑突下和疼痛并放射至左臂。

2. 盆腔病变

包括输尿管、膀胱、生殖系。例如，输尿管结石的疼痛常在腹部两侧，向后腰及腹股沟放射。

3. 胸腰椎病变

有时疼痛在上腹部，并可因增加脊柱的屈曲度而加重，仔细检查常可发现脊柱的畸形与压痛。

（三）新陈代谢紊乱与各种毒素的影响

糖尿病酸中毒，尿毒症，化学毒物如砷、铅中毒均可引起腹痛。此外，卟啉病或一些过敏性疾病亦可发生腹痛。

（四）神经源性

1. 器质性

如脊髓痨、带状疱疹、末梢神经炎等均可表现腹痛症状。

2. 功能性

包括中空脏器的痉挛、肠运动功能失调及精神性腹痛等，均需与急腹症加以鉴别。

三、临床常见类型的腹痛

（一）食管

脊髓节段为胸 1～胸 6。①疼痛的部位常在胸骨后；②疼痛常在病变水平；③可伴有吞咽困难和吞咽疼痛。

（二）胃与十二指肠

脊髓节段为胸 7～胸 9。①部位通常在中上腹，有时可偏右或左侧，偶尔可在乳头水平和脐之间。②疼痛加重时，范围可较广泛并放射至背部或肩胛间区。③可具有以下特点：与饮食有关；可因进食、服用抗酸剂或呕吐而减轻；常于夜间加重；消化性溃疡的疼痛常有节律性和季节性。

（三）胰腺

脊髓节段为胸 12～腰 2。①疼痛可在上腹部，但有时范围广泛；一理说来，头部病变位于中线右侧；胰体病变痛在脐周或中线部位；胰尾病变在中线左侧。②疼痛常可感觉于腰背部。③疼痛通常为持续性且较重，但有时可以轻微。

（四）胆道

脊髓节段为胸 6～胸 10，主要为胸 9。①胆囊的疼痛和压痛通常位于右上腹；②胆管的疼痛位于剑突下或中上腹；③疼痛常放射到右肩胛区和肩胛间区；④起病突然，为剧烈绞痛，常伴有发热与黄疸。

（五）小肠

脊髓节段为胸 10。①疼痛部位在脐周；②通常为绞痛性质。

（六）结肠

脊髓节段为胸 8～胸 12。①部位：横结肠和乙状结肠的疼痛在脐与耻骨之间，升结肠的疼痛在脐右，降结肠在脐左，腰髓部；②疼痛可为绞痛性质；③可因排便或排气而减轻；④可伴有排脓血或黏液。

（七）肾与输尿管

脊髓节段为胸 12～腰 1。①解剖部位在腹膜后，属于躯体痛，在患侧腰部可有压痛和叩击痛；②泌尿系结石呈绞痛，向下放射至会阴部和大腿内侧；③可伴有排尿痛或血尿。

（八）妇科疾病

与急腹症鉴别诊断有关的妇科疾病主要是宫外孕、卵巢囊肿或肿瘤扭转和卵巢破裂。特点如下：①疼痛部位主要在下腹。②与月经有关；可有停经史，疼痛发生在月经中期或中期后。③可有内出血症状。④阴道、腹部双合诊有时可触及有压痛的肿块。

四、急腹症的诊断与鉴别诊断

（一）病史采取和症状分析

1. 问腹痛

由于腹痛是急腹症的主要表现形式，所以首先要问腹痛，并询问有关腹痛的情况。

（1）腹痛的性质

通过对腹痛性质的了解，对诊断也有参考意义。例如，绞痛往往代表空腔脏器的梗阻，如肠梗阻、胆管结石等，并常有阵发性加重；胆道蛔虫则常有剑突部位的钻顶痛；消化性溃疡穿孔多为烧灼性或刀割样的锐痛，可迅速扩散到全腹；胀痛常为器官包膜张力的增加、系膜的牵拉或肠管胀气扩张等所致。

（2）腹痛的程度

有时和病变严重的程度相一致，如腹膜炎、梗阻、绞窄、缺血等病变腹痛剧烈；但病人对疼痛的耐受性有很大差异，如老年人或反应差的病人，有时病变虽重，疼痛却表现不太重。

（3）腹痛的放射或转移

由于神经分布的关系，一些部位病变引起的疼痛常放射至固定的区域，如胆道或膈下的疾患可引起右肩或肩胛下疼痛；胰腺位处腹膜后，其疼痛常涉及后腰背；肾盂、输尿管的病变，其疼痛多沿两侧腹向腹股沟方向放射。此外，疾病不同阶段的牵涉痛，可引起腹痛部位的转移，最典型的例子是阑尾炎的疼痛。这些特点，对引起腹痛病变的定位诊断有很重要的参考意义。

2. 问病程

包括腹痛发生的时间、起病是缓渐的还是突然的、疼痛是持续还是间歇等。

腹痛发生的时间结合病人的周身状况对我们判断病情的轻重缓急有很大的关系，如发病时间很短而病人的周身情况恶化或伴有休克，常提示有严重的腹膜炎或内出血。此外，腹痛发生的时间对我们考虑应采取何种诊断性措施亦有关系。例如，刚发生不久的中上腹或脐周围痛、不伴有右下腹的压痛和反跳痛，并不能否定阑尾炎的存在，此时，需要进一步的观察。又如，在病程 1 ~ 2h 内的急性胰炎往往血清淀粉酶并不升高，需要再过一段时间重复取血才能确定诊断。

穿孔或肠扭转等常发病突然，有些炎症则起病缓渐而呈逐渐加重。此外持续的疼痛常提示炎症或血运障碍；间歇而阵发加重的疼痛常表示空腔脏器的梗阻或结石。

3. 问呕吐

胃肠道疾病常伴有呕吐。对疼痛与呕吐的关系，进食与呕吐以及吐后疼痛是否减轻都应该注意。此外，呕吐出现的早晚，吐的内容物（酸、苦、食物、粪质、蛔虫等），对判断梗阻的部位和原因等都有重要的意义。

4. 问有关症状

如腹痛是否伴有排便的改变，骤然发作的腹痛若伴有腹泻和脓血便常提示有肠道的感染；反之，如腹痛无排便和排气则可能有肠梗阻。腹痛伴有尿急、尿频、尿痛、尿血、尿石头等表示患有泌尿系的感染或结石。此外，是否伴有寒战、发热、黄疸、脱水、休克等，亦须加以注意。

5. 问诱因

一些急腹症有时和一定的诱发因素有关。例如，饮酒和进油腻食物可诱发急性胰腺炎或胆道疾病；暴饮暴食后可发生急性胃扩张或溃疡穿孔；急性胃肠炎可因饮食不洁而发生。此外，创伤、受凉、精神因素等都可能是某些急腹症的诱因。

6. 问往史

过去的病史可能有助于急腹症的诊断。例如，过去有无类似发作，频度及规律；以往的患病和手术史以及长期接触某种有害物质的职业史等，可能都与现疾病有一定的关系。

7. 问月经

对女性病人要问月经。末次月经的日期、既往周期是否规律、有无停经及停经后有无再出血、血量与以往月经量是否相同等，都应仔细询问。

8. 问治疗

应了解患者过去的治疗经验，这次疾病发作后用了哪些治疗及其对治疗的反应，作为诊断和处理的参考。

（二）体格检查

1. 要重视周身情况

观察患者的一般状况、神志、呼吸、脉搏、血压、体温、舌苔、病容、痛苦程度、体位、皮肤情况以及有无贫血、黄疸。不忽视全身体检，包括心、肺。

对周身情况的观察在急腹症是十分重要的，可以初步判断患者病情的轻、重、缓、急，是否需要做一些紧急处置，如输液、输血、解痉、镇静、给氧等，然后再做进一步的检查。对危重病人，检查的顺序有时也不能按一般常规，也不能过于烦琐；可重点进行问诊和最必要的体检后先进行抢救生命的处理，待情况允许再做详细检查。这一点与对待一般疾病是有区别的。

2.腹部检查

要重点注意下列各点：

（1）观察腹部外形有无膨隆

有无弥漫性胀气、有无肠型的蠕动波、腹式呼吸是否受限等。

（2）压痛与肌紧张

①固定部位的、持续性的深部压痛伴有肌紧张常为下面有炎症的表现。②表浅的压痛或感觉过敏，或轻度肌紧张而压痛不明显、疼痛不剧烈，常为邻近器官病变引起的牵涉痛。③全腹都有明显压痛、反跳痛与肌强直，为中空脏器穿孔引起腹膜炎的表现。

对于急腹症，触诊的手法要轻柔；先检查正常或疼痛轻的部位，逐渐移向疼痛的中心部位。诱导反跳痛有两种方法：①在病变部位的腹壁上轻轻进行叩诊；②让患者咳嗽。这样，即可引出反跳痛。

（3）腹部有无肿块

炎性肿块常伴有压痛和腹壁的肌紧张，因此境界不甚清楚；非炎性肿块境界比较清楚。要注意肿块的部位、大小、压痛、质地（软、硬、囊性感）、有无杂音及活动度等。

（4）肝浊音界和移动性浊音

肝浊音界消失，对胃肠穿孔有一定的诊断意义。但有时肺气肿或结肠胀气可使肝浊音界叩不出。此外，胃肠穿孔时，肝浊音界也不一定都消失，这决定于穿孔的大小和检查时间的早晚。所以，要辅以腹部X线透视。少量积液时不容易发现移动性浊音，但发现时对腹膜炎的诊断很有意义，可用诊断性穿刺来证实。

（5）听诊

对肠鸣音的改变要连续观察，要重视音调的改变，如金属音、气过水声等，高亢的肠鸣音结合腹部胀气或发现肠襻提示可能有肠梗阻存在。但肠梗阻在肠麻痹阶段也可有肠鸣音的减弱或消失。

3.直肠、阴道检查

对于下腹部的急腹症，直肠检查有时可以触及深部的压痛或摸到炎性的肿块。对已婚妇女请妇科医生协助做阴道检查有助于对盆腔病变的诊断。

（三）实验室诊断

1.化验

血白细胞、尿、粪常规、酮体及血清淀粉酶是最常做的急诊化验。怀疑卧嘛病要测尿紫质；疑铅中毒应查尿铅。

2.X线检查

做胸腹透视目的在于观察胸部有无病变，膈下有无游离气体，膈肌的运动度以及肠积气和液平面。有时需摄腹部平片（取立位或侧卧位）。当怀疑乙状结肠扭转或肠套叠时可行钡灌肠检查。

3.B 型超声诊断

近年来 B 型超声检查在急腹症的诊断中起着重要作用，可以发现胆系的结石，胆管的扩张和胰腺、肝脾的肿大等。对于腹腔少量的积液，B 超检查较腹部叩诊为敏感。在宫外孕的诊断中，有时可看到子宫一侧胎儿的影像或输卵管内的积液。B 超对于腹内的囊肿和炎性肿物也有较好的诊断价值。

4.诊断性穿刺及其他

对于腹膜炎、内出血、胰性腹水及腹腔脓肿等可试行诊断性穿刺。目前较多采用超声定位下的细针穿刺，既准确，又安全。对穿刺物应立即做常规、涂片显微镜检查及细胞培养。对妇科急腹症患者有时需做阴道后穹隆穿刺或腹腔镜检查。

5.手术探查

当诊断不能确定、内科治疗不见好转而病情转危的紧急情况下，为挽救生命应考虑剖腹探查。

五、诊断原则和经验教训

（一）诊断原则

对急腹症，在诊断方面必须依次回答以下三个问题。

1.有无外科情况需要紧急处理？在不能明确此点之前，绝不能掉以轻心，并要慎用麻醉性镇痛剂，以免影响诊断，延误及时治疗。

2.是器质性还是功能性腹痛？原则上要首先除外器质性疾病，不要轻率诊断功能性腹痛。

3.腹痛最后的病因是什么？不论何种腹痛，最后总要归结到病因问题。只有弄清病因，才能有最正确的处理。故不能满足于对症处理，要争取尽早弄清诊断。

（二）经验教训

1.急腹症的及时和正确的诊断，不单纯取决于业务技术，往往需要医生对患者有高度的责任心，才能认真仔细地观察病人，有时需要不分节、假日，夜以继日地工作。

2.早期正确的诊断，必须有一个科学的、实事求是的态度；应提倡亲临第一线观察病人，客观全面地掌握病情资料，避免主观片面性；还要善于分析各种检查结果，"去粗取精，去伪存真"，学会运用唯物辩证法，抓住主要矛盾。

3.要注意观察和随诊。我们对于疾病的认识，不但常常受着科学条件和技术条件的限制，也受着客观过程的发展及其表现程度的限制。所以，必须注意连续观察，在发展变化的过程中去鉴别疾病。这一点对急腹症的鉴别诊断尤为重要，因急腹症的发展变化是较快的。例如急性阑尾炎，在最初数小时内，腹痛往往在脐周，但十余小时后则每每呈现出典型的右下腹转移性疼痛。故医务人员要认真观察病情的变化，对于一时不能确诊而病情又有危险的病人，不要轻易放过。

4.急腹症是一个变化多端的复杂过程，且同一疾病在不同条件下差异极大，不一定都符合书本上的典型描述。例如肠穿孔，在老年、反应差及农民患者（对痛的耐受性较强）的表现程度不一，稍一麻痹大意即容易造成漏、误诊。因此，医生决不能故步自封，满足于书本上的知识。对于任何疑点和不能解释的问题，都要当作新课题去探索，必要时应请示上级医生并进行会诊。

第三节　急性胆道病

急性化脓性胆管炎或急性胆囊炎对病人的生命都有严重威胁，是我国胆石病人死亡的主要原因。

一、病因和发病机理

胆管急性梗阻使胆汁淤滞，胆管内压迅速升高，当其超过胆管壁所能承受的压力时，即可使肝内、外胆管的黏膜屏障发生程度不等的损害，为细菌侵入引起急性化脓性感染提供了有利条件。感染的菌种主要是革兰阳性杆菌，其中以大肠杆菌最常见，其次为变形杆菌、绿脓杆菌等。

造成胆管急性梗阻的原因以结石嵌塞最为常见。胆总管末端的生理缩窄区是最常发生结石嵌塞的部位，其次是病理性的疤痕狭窄环。这种疤痕狭窄环可以发生在胆总管、肝总管、左右肝管开口部，以及肝内胆管。狭窄环口径小于正常胆管者称真性狭窄，有的狭窄环口径等于甚至大于正常胆管，但因其上游的胆管更为扩张，对比之下仍明显狭窄者称为相对狭窄。少数病例手术时发现胆管狭窄处有肉芽组织增生，堵塞管腔但无结石。此外进入胆管的蛔虫常引起急性化脓性胆管炎，有结石和胆管狭窄者更是如此。胰头部或胆管本身的肿瘤所造成的梗阻一般进程较慢，梗阻逐渐加重而不引起感染，但个别病例也可并发急性化脓性胆管炎。

二、病理生理

胆管的化脓性炎症向四周蔓延，向胆囊和肝外胆管周围蔓延，可引起脓性渗出和粘连。向肝内胆管周围蔓延，则引起胆管炎性化脓性肝炎和肝脓肿。脓肿或小胆管破裂可以引起弥漫性腹膜炎或肝周围局限性脓肿，如膈下或肝下脓肿，并可因而引起反应性的胸腔或心包积液，脓肿也可破入支气管或心包。胆管周围炎侵蚀门静脉或肝动脉，可引起胆道出血。当然含菌的胆汁也可沿此途径进入血流，这可是急性化脓性胆管炎的病人常迅速出现感染性休克，并易发生败血症的原因。

如果在出现致命的后果之前，梗阻得以解除，炎性渗出物和坏死组织被吸收机化，胆囊和胆总管壁增厚并与周围器官粘连，也可引起或加重胆管狭窄，致使胆道的梗阻和感染复发，使上述病变重演。

三、临床表现

急性化脓性胆管炎以上腹绞痛、寒战、高热、黄疸为特点。腹疼常先出现，位于上腹或右上腹，呈持续痛，阵发加重。旋即出现高热寒战。黄疸于发作后数小时或数日才出现，为梗阻性黄疸。体检见剑突下或右上腹有明显压痛，肌紧张，部分病人可触到胀大的胆囊或肿大的肝脏，并伴有压痛。实验室检查血白细胞计数明显升高，尿胆红素阳性，血清总胆红素和直接胆红素以及 SGPT 升高。严重者并有低血压或休克。如果治疗不及时，可在数小时内昏迷、死亡。

四、诊断

（一）B 超

B 超在胆道疾病诊断中起着重要的作用。超声不仅能够清楚显示胆囊外形和大小，观察有无畸形、结石、炎症及肿瘤等；还能够用于探测肝外胆管及其分支，查明有无胆管扩张、阻塞，提示阻塞的原因，为梗阻性黄疸的诊断和鉴别诊断提供了有力的帮助。超声检查简便易行，无痛无创伤，其敏感性为 67% ~ 93%、特异性为 82% ~ 100%。但有时超声难以鉴别门静脉及扩张的肝内胆管，同时由于肠内气体干扰，有时胆总管下端结石难以显示。因此对于急性化脓性胆管炎病人，超声检查阴性也不能完全排除胆道结石存在。

（二）逆行胰胆管造影

逆行胰胆管造影（ERCP）对鉴别黄疸性质的诊断正确率在 75% ~ 89%，造影提示梗阻部位和病变性质与手术病理结果相符率为 85.7%。临床上胆石症有时颇难与胆管癌相区别，ERCP 可以帮助确诊。胆石常伴有胆管扩张，有时可看到胆石嵌顿于壶腹部而引起乳头区明显充血、肿胀。胆石一般不引胆管完全梗阻，造影剂往往从胆石周围包绕而过。但管癌造成充盈缺损常在一侧壁或造成胆管完全梗阻。ERCP 总的并发症为 2.5%，病死率为 0.001% ~ 0.200%。胆管炎致败血症是 ERCP 致命的并发症，发生率为 0.65% ~ 0.80%，病死率为 0.005% ~ 0.100%。因此急性化脓性胆管炎做 ERCP，同时必须做引流，避免败血症发生或加重。

（三）经皮肝穿刺胆道造影术

经皮肝穿刺胆道造影术（percutaneous cholangiography，PTC）操作简单，并发症少，胆系显影成功率高（93%），胆系影像清晰，较完整，结石诊断率高（94%）。PTC 在急性胆道病患者中除用作诊断外，还可用作引流，术前胆道减压，可使临床症状迅速缓解，争取择期手术治疗。

（四）胆道闪烁显像术

正常人静脉注射 99mTc–HIDA（二甲基亚胺二乙酸）5min，除清晰的肝影外，胆总管和十二指肠也出现放射性；注射 15 ~ 30min，除肝影外，胆总管、胆囊管和胆囊、十二指肠清晰显像。假如在注射后 2h 内胆囊不显影，则可注射胆囊收缩素后 30min 再注射陨 Tc–HIDA。若胆囊仍不显影，证明胆囊管阻塞，存在急性胆囊炎。Weissmann 报道诊断正确率 98%，特异性 100%，假阴性 5%，假阳性 0%。但 Hirvis 报道特异性 38%，假阳性 54%。

五、治疗

（一）经内镜非外科手术疗法

经内镜乳头括约肌切开术

经内镜乳头括约肌切开术（EST）是近十几年来由 ERCP 发展起来的一项新技术，成功率 90% ~ 95%，其适应症为：①胆管结石并发原发性阻塞性化脓性胆管炎（POSC），结石＜2cm，一般情况较好，能耐受 EST 者；②原发性胆总管结石或残余结石，结石直径 V2cm 者；③原发性乳头括约肌狭窄，狭窄段限于胆管肠壁段者；④胆管蛔虫合并胆管下端狭窄或并发结石者；⑤壶腹周围肿瘤引起的梗阻性黄疸。

切开方法有两种：

（1）退刀切开法

该法适用于乳头开口较大，胆管肠腔内隆起明显。按 ERCP 法将乳头切开刀导管由乳头开口插入胆管，至刀丝全部进入为止。先注入造影剂，经透视证实导管已进入胆管下端，随后外拉导管，使 1/2 ~ 2/3 的刀丝露于乳头开口处，再根据乳头切开刀的种类，将刀丝拉成弓弦或推成弓背状，置刀丝于乳头开口 11 ~ 12 点处，核对电流波型及频率后，即可通电 3 ~ 5s 切开。一次切开不满意时，可反复进行 3 ~ 5 次。

（2）推进切开法

①扁平乳头，乳头开口硬化或狭窄，因开口小不能将刀丝全部插入胆总管下端者。②壶腹周围肿瘤，导管不能完全插入时。方法是首先施行 ERCP，胆管显影后注意导管在乳头的位置和角度，改换乳头切开导管，将前端按 ERCP 部位和角度插入或顶住乳头开口，轻

轻拉起或推起刀丝，边推进边通电。烧灼切开，直至开口扩大将刀全部插入胆管，继之采用退刀法完成切开。切开长度以胆管肠腔内隆起为切开标志。乳头切开后用取石篮取出结石。若结石过大难以取出时，可留置引流导管，以缓解急性化脓性胆管炎毒血症的症状，待病人情况缓解改善后进行手术治疗。乳头切开术病死率1%，并发症8%～10%，只有1%～2%患者需要做外科急症手术。

（二）乳头开窗或由瘘道进刀法

①胆总管壶腹部结合嵌顿，导管推石失败，乳头切开刀不能从乳头开口进入者；②乳头过大，开口不清，无法从乳头开口处进刀者；③壶腹十二指肠瘘，乳头切开刀可直接由瘘道进入胆管者。先用电凝头在胆管肠腔内隆起最明显处开窗，将电凝头紧贴黏膜并及时通电，反复烧灼直至进入胆管腔，再由开窗处或瘘道口插入乳头开刀切开，至满意时为止。

（三）经内镜胆管引流术

胆管疾患（如肿瘤、结石等）引起梗阻性黄疸，急性化脓性胆管炎需及早做出诊断并进行减黄引流术。非外科手术的胆管引流可分经皮经肝和经乳头两类，两类又可分为外引流和内引流。

1. 经皮经肝胆管外引流（PTCD）常用于肝外胆管梗阻性黄疸、急性化脓性胆管炎。先作PTC后置引流管，瘘管扩张后，经瘘管插入胆管镜，可做胆道检查及取石等治疗。如需要经胆管镜将引流管经胆总管末端进入十二指肠留置，即为内引流。

2. 经口经乳头外引流（鼻胆管引流）用加长一倍的ERCP导管做ERCP，导管端部越过狭窄部位留置，撤出十二指肠镜，导管自鼻孔引出。多用于急性化脓性胆管炎的引流及减黄。可自留置导管注入药物，做溶石、抗炎、清洗及造影。但有胆汁丢失，多作暂时应用。

3. 经口经乳头内引流（endoscopic retrograde biliary drainage，ERBD）多在EST后进行。1980年Scehendra曾用猪尾形导管经十二指肠镜插入，一端越过狭窄部，另一端留于肠腔，能可靠地引流。管理方便，可长时间留置，胆汁不丢失。

以上几种内镜手术疗法目前国内已广泛应用。

（四）手术疗法

急性化脓性胆管炎外科手术死亡率9%～40%。目前国内外大多采用内镜手术疗法，多数病人经内镜手术治疗后，结石排出，急性炎症即可减退，则不需进行外科手术。但对于伴有胆囊结石或胆管有狭窄的病例，特别是肝内胆管狭窄合并结石的病例，经内镜手术排石法恐难以奏效，并难防止胆管炎复发。因此对这类病人一般倾向于择期外科手术治疗。

第四节　急性胰腺炎

一、病因和发病机理

急性胰腺炎在急腹症中相当常见,按发病情况可分为急性胰腺炎和急性复发性胰腺炎。前者既往无发作史,后者为反复发作者,包括以前仅有一次发作者。按病理可分为急性水肿型胰腺炎,主要病理改变为间质水肿;另一类型为严重的急性出血性胰腺炎,也称为急性出血坏死性胰腺炎。两种病理类型在理论上可以由前者演变恶化为后者,但临床上往往看到水肿型起病轻、发展慢、过程比较平稳,而并不发展为险恶的出血坏死型,临床上且以水肿型为多见。出血坏死型病情凶险,常为暴发性,症状体征均严重,并发症多,病死率高。据国外文献报道死亡率为 20% ~ 40%,我国近年报道为 21% ~ 38%。

致病原因,国外强调与长期饮酒有关,我国和胆道疾病尤其和胆石症关系密切。其他因素很多,一般外科参考书均有叙述。关于急性胰腺炎的发病机理亦有几种说法,比较普遍被接受的解释为:胰管因功能或器质性的原因而引起梗阻。在这种情况下,又因食物、药物等原因刺激十二指肠,产生大量促胰液素,促胰液素使胰液大量分泌,使胰管内压力急剧上升,胰酶逆行进入胰腺间质,遂触发急性胰腺炎。

二、临床表现

(一)急性腹痛

起病往往急骤。位于上腹部以剑突下为中心,可偏右或偏左,有时为整个上腹部疼痛。持续性,可同时伴背痛。因胆道疾病原发而致的急性胰腺炎,腹痛可起自右上腹,有的放射到肩部,疼痛通常均较剧烈。

(二)胃肠道症状

往往有恶心或呕吐、上腹部胀满感等,发展到一定时候,均有腹胀,有的病例上腹胀闷难受的感觉甚至较疼痛更突出。

(三)体格检查

常可发现上腹部肌紧张及压痛和反跳痛,左右常不等。合并胆道疾病者,右季肋下胆囊区亦常有压痛。严重的出血坏死性病例可见到侧腰部皮下瘀血(Grey Tumes 征)和脐周皮下出血(Cullen 征),为病情严重、预后不良的征兆。

（四）发热

体温升高但开始很少高烧。脉速常达 100 次 /min 以上；严重的病例可达 150 次 /min。心律不齐、血压下降、周围循环衰竭的表现在严重病例亦不少见。

（五）实验室检查

血白细胞升高，中性多形核升高几乎每例均有，只说明有炎症存在。有诊断意义的检查为：

1. 血清淀粉酶

血清淀粉酶超过 500u（Somogyi 法）有诊断意义。尿淀粉酶亦有诊断价值，尿中淀粉酶在胰腺炎病例可持续 3 ~ 6 天，超过 124u Winslow 单位有诊断意义。由于在溃疡病穿孔、胆石症、绞窄性肠梗阻等情况下亦常有血清淀粉酶升高，唯后者升高程度不如胰腺炎高，且有其他诊断依据，但如测定淀粉酶和肌酐肾清除率比值，对诊断更有意义。

2. 脂肪酶

血清脂肪酶升高超过 1.5u（Comfort 法），有诊断意义，不少医师认为比血清淀粉酶更可靠。但本法需 24 h 出报告，不符合临床急症要求；湖南医学院近来报告应用 Shihabi 改良快速比浊法，认为比淀粉酶有更高的敏感性和特异性，时间也大为缩短。

3. 血钙

血钙降低系胰腺炎引起腹内脂肪坏死皂化与钙结合所致，降低的程度和胰腺炎的严重性有关，如血钙低于 7mg%，表示预后不良。血糖升高在胰腺炎病人身上也较常见，重要性不如血钙降低。

4. 腹腔穿刺液中淀粉酶的检查

坏死性胰腺炎病人常出现腹胀，移动性浊音阳性，用细针于侧腹部穿刺可得到血性渗液，测淀粉酶常很高，有助于诊断。

5. 血气分析

急性胰腺炎易合并呼吸窘迫综合征（ARDS），在临床出现呼吸功能衰竭以前，血氧分压实际早已下降，及早发现可有助于改善缺氧，间接有助于预后。

6. 影像诊断

实时 B 型超声检查可发现胰腺肿大，界限模糊，但也可正常或变小，和胰腺炎的病理改变和病期有关。对发现钙化和假性囊肿、腹腔内脓肿尤有价值。CT 检查亦有助于诊断，如发现胰腺肿大，呈蜂窝状等。但在急性胰腺炎并非必需，也不如 B 超方便经济。

三、诊断和鉴别诊断

根据病史、体征、血清淀粉酶、B 超、X 线片所见，一般诊断并不困难。腹腔穿刺常有帮助。腹腔穿刺液的结果，可以鉴别十二指肠穿孔、绞窄性肠梗阻和出血坏死性胰腺炎等，但应和其他临床所见结合再鉴别。

四、急性出血坏死性胰腺炎的并发症

水肿型胰腺炎过程平稳，病程亦短，并发症亦较少。急性出血坏死性胰腺炎则不然，不仅变化多，甚至危象丛生，多器官功能衰竭的发生率很高，其严重性也日益为临床医师所认识。主要累及的器官按发病的先后和频变叙述如下。

（一）肺功能衰竭

据统计，约 80% 的急性出血坏死性胰腺炎病人发生 ARDS，但有程度的不同。ARDS 的发生和循环、休克无直接关系，主要是由于胰腺坏死。胰腺破坏而释出的磷脂酶 A 可使肺表面活性物质失活，肺泡内渗出和肺不张；胰腺炎渗出引起脂肪坏死，释出甘油酸酯类和它的代谢产物、游离脂肪酸等，造成肺泡损害。此外，血管舒缓素原，胰蛋白酶原被激活，产生缓激肽及微血管增渗酶，可对全身和肺循环产生影响，也可造成肺脏的直接损害。约 20% 的急性出血坏死性胰腺炎死于呼吸衰竭。

（二）肾功能衰竭

在急性出血坏死性胰腺炎而出现过休克的病人都会发生肾衰，有些即使临床上血压下降未达休克的程度亦有相当多病例发生肾衰，因为休克不是仅以血压下降来断定的。胰腺出血坏死，大量渗出，体液丢失以腹腔、腹膜后的结果，血容量锐减、血压下降、肾滤过压降低以及肾脏缺血，临床出现少尿。实际上常有肾小管坏死和肾功能衰竭，有时开始时肾衰并不严重，但如病程拖长、并发症迭出、感染发展等，肾功能可以恶化，临床发展为无尿，病人最终死于肾衰。

（三）肝脏、心脏受损

最常见的肝脏损害为肝功能不正常，如 SGOT、碱性磷酸酶升高，血清胆红素升高等。后者还常因有梗阻的因素，但几乎都有肝细胞受损害。血糖升高部分原因也和肝功能损害有关。心率快、心律失常、心排出量降低等常是心肌损害的表现。病人有肺水肿、ARDS、肺动脉高压等也加重了左心的负担，这些在出血坏死性胰腺炎时并不少见。

（四）其他并发症

1. 静脉血栓形成

首先发生在坏死胰腺组织附近的静脉如脾静脉、肠系膜静脉等，严重的可引起结肠坏死。这和胰酶渗出直接侵犯静脉有关，也和胰腺坏死分解产生的酶可促使静脉内血栓形成有关，包括周围静脉在内。

2. 弥散性血管内凝血

即 DIC。胰酶分解胰腺组织产生的促凝物质，休克、微循环障碍、肝功能障碍等因素，均可促使发展为 DIC。

3. 其他

如胰腺脓肿、胰腺假囊肿、胃和十二指肠腐蚀穿孔，附近血管受侵蚀破裂后反复大出血等均有报道，成为病人最终死亡的原因。

五、治疗

（一）支持疗法的抑制胰腺外分泌

1. 水肿型胰腺炎可采用禁食，胃肠减压，输液保持水、电解质平衡，保持尿量等。对于出血坏死型，一般输液常难维持血容量，多需输血浆或蛋白溶液，待稍稳定后可采用全胃肠外营养疗法。因这类病人病程长、消耗重，需一开始就要有力的支持治疗，输血只是时间问题。抗生素的选用是必要的，一般采用两种以上联合治疗，常用者如青霉素和庆大霉素。

2. 抑制胰液外分泌及抑制胰酶的活性，除禁食以避免食物刺激外，早期可用抑肽酶。理论上本药为强有力的抗胰蛋白酶和抗微血管增渗酶的药物，但如出血坏死已经形成，其作用就很有限。一般应用剂量首 8h 可静滴 8 万 ~ 12 万 u，以后每 8h 静滴 8 万 u，连续48h。应用时要注意过敏反应。

（二）恢复血容量

除了输液补充电解质外，应输血浆或白蛋白等胶体，使尽快恢复血容量，某些情况下可输全血。在急性出血坏死性胰腺炎，由于渗出量很大，第 1 日需 800 ~ 1000 mL 血浆者相当普通。输液的指标要使尿量达到 50mL/h，此数值也仅供参考，因常有肾功能受损，尿比重降低。一般最好监测中心静脉压，使之保持在 0.98kPa（10cmH2O）左右；对有休克倾向或已发生休克者，最好做血流动力学的监测；有条件的单位应放 Swan-Ganz 漂浮导管，对于输液的指导，出现 ARDS、急性肺水肿或心功能不全的监测十分有用。通过导管可测右房压、肺动脉压、脉动脉楔压、心输出量，并可分别从右心房及肺动脉取血行血气分析，通气所得数据，结合心率、血压等可以分别算出心脏指数、心搏出量、外周血管阻力等，以指导治疗。

（三）发生 ARDS

使用呼吸器的指征，需根据临床总的情况而加以考虑。止痛药物的应用可给哌替啶，有止痛镇静作用。忌用使 Oddi 括约肌痉挛的药物。抗生素的应用多倾向于选用针对腹腔内坏死胰腺和肺部感染。国外多选用头孢菌素属，要根据病情调节剂量和改换种类，剂量可用常规剂量。也有报告用氨基苯青霉素者。由于急性胰腺炎尤其是出血坏死者的预后是由很多因素决定的，很难判断何种抗生素是起了关键作用，但总的倾向还是应给抗生素。

（四）中药治疗

水肿型或者不很严重的出血性胰腺炎可给中药，以清胰汤为主，基本方为：柴胡10g，白芍15g，郁金10g，木香15g，延胡索10g，生大黄10g（后下）。如合并胆囊炎加黄芩、银花、连翘、茵陈、栀子、木通等，剂量均各在15g左右。每日可以服两次。

（五）其他辅助治疗

补钙，尤其表现有低血钙时可补葡萄糖酸钙，静脉给予。其他如 H2 阻滞剂甲氢咪胍，300 mg，每日 4 次静脉滴入。可抑制胃酸分泌，减少对胰腺的刺激。此外还有做内脏神经封闭以减轻腹膜后的刺激等，如病人情况许可均可应用。

（六）外科治疗

1. 外科治疗适应证

①病情进展，临床诊断为出血坏死性胰腺炎；②诊断虽不确定而临床病情发展很快；③合并胆道梗阻，或胆总管结石；④来院时已较晚，已有并发症如脓肿等；⑤各种非手术治疗效果不好，中毒症状明显而病灶部位坏死组织仍在起作用者。以上仅为参考，其他如内出血、肠坏死穿孔、严重腹膜炎等均为手术的指征。

2. 手术方法

多数外科医师均认为过去采用的切开胰包膜及引流小网膜囊和腹腔是不够的。有几种方法可供选择。

（1）如出血坏死不严重，坏死没有明显界限，则除切开包膜外，可做腹腔灌洗引流术。

（2）不规则坏死胰腺切除是将坏死部分切除，出血创面用填塞法止血，腹壁伤口开放。可以采用将胃大弯缝于横切口上部腹膜，横结肠缝于横切口下部腹膜，利用大网膜和腹膜缝合，开放小网膜囊，填塞盐水（可加抗生素）纱布以后便于更换填塞敷料。也可用尼龙加链缝于横切口上、下，可开、可关，便于引流、冲洗和观察小网膜囊底部胰腺炎的情况。

（3）规则性切除是在病变局限于体尾冲，做体尾部切除，或者规则性与不规则相结合。

不论何种方式，充分的引流是原则，坏死组织消除是否彻底和经验、技术有关，也和胰腺炎继续发展的结果有关，故有的需几次手术清除。

（4）发生小网膜囊内脓肿、膈下脓肿，均应手术引流；有胆道梗阻者应解除梗阻。

空肠造瘘为不少外科医师所推荐，可以用作胃肠内营养，对维持出血坏死性胰腺炎的高消耗有用，早期可用全胃肠外营养，有了空肠造瘘，适当时机即可过渡。

六、预后的预测

目前国际上仍公认 Ranson 所提出的判断急性胰腺炎预后的因素有重要参考价值。

（一）入院时

①年龄大于 55 岁；②血糖高于 11.1 mmol/L（200 mg/mL）；③白细胞计数高于 16×109/L；④乳酸脱氢酶大于 700IU；⑤血清 GPT 高于 250u（Sigma–Frankel 单位）。

（二）第 1 个 48h

①血球压积下降大于 10%；②血清钙低于 2 mmol/L；③乳酸酶缺乏大于 4 mEq/L；④血中尿素氮升高 1.79 mmol/L 以上；⑤组织间液体滞留大于 6L；⑥动脉血氧分压低于 8kPa。

如果有三个以上因素存在则认为预后不好。

不少医师认为这些因素的重要性并不相等，这些因素的不同组合其意义也不尽相同，另外有些因素也应考虑在内，如消化道广泛弥漫性出血，胃肠减压持续出现咖啡样液体，48h 不见减少，病人的神志意识状态，以及腹腔和肺部的继发感染等，也是判断预后的重要因素。尽管如此，在治疗上不能因为判断结果不好有所放松，而更应千方百计抢救。由于医务人员的努力和医学技术的进步，不少病人还是可以得救的，急性出血坏死性胰腺炎的病死率近年来也有所下降。

第五节　胃肠活动的观察及异常时的护理

胃是消化道中最膨大的部分，它具有容纳和初步消化食物的功能。进入胃的食物，通过胃蠕动与胃液充分混合并搅拌、粉碎形成食糜，并借助胃的运动送到十二指肠。

肠有消化、吸收和排泄的功能。食物通过小肠后，消化和吸收过程已基本完成，余下的食物残渣进入大肠，在大肠被吸收水分，形成粪便，经肛门排出。如果胃肠功能发生障碍时，就可出现胃肠活动的异常表现，如恶心、呕吐、腹泻、便秘等。因此，通过对胃肠活动的观察，可了解消化道功能，从而协助疾病的诊断，加强治疗和护理。

一、恶心、呕吐的观察及护理

恶心是上腹部一种特殊的不适感觉，常伴有迷走神经兴奋症状，如四肢厥冷、皮肤苍白、血压降低、脉缓、头晕、唾液分泌等。

呕吐是指胃的内容物及部分小肠内容物不自主地经贲门、食道逆流出口腔的复杂的反射现象。

（一）呕吐的原因

1. 中枢性

由于某些药物或中枢性疾病直接作用于呕吐中枢，引起恶心、呕吐。如洋地黄制剂、吗啡和抗癌药物等；颅内疾患（血肿、感染、肿瘤）等造成脑水肿，使脑缺氧，影响呕吐中枢而发生呕吐。中枢性呕吐常无恶心等前驱症状而突然发生，呕吐后病人并不感舒适，一般与进食及食物种类无关。

2. 反射性

由于强刺激传入延髓呕吐中枢或胃及肠管，使之扩张，反射性地引起呕吐，如心肌梗死、肝炎、幽门梗阻等。

3. 条件反射性

当看到、嗅到或想到某些厌恶的食物或气味时，引起胃肠逆蠕动，发生恶心、呕吐。

（二）呕吐物的观察

为协助诊断，护士应注意观察病人呕吐的次数及呕吐物的性质、量、色、味，记录并留取标本送验。

1. 性质

一般呕吐物含有消化液及食物，偶见寄生虫。

2. 量

正常成人胃可容纳 1 ~ 2L 食量，如呕吐量超过一般胃容量，应考虑有无幽门梗阻或其他异常情况。

3. 色

鲜红色是由于急性大出血，血液在胃内时间较短，尚未来得及与胃酸内容物发生反应；咖啡色是由于血液在胃内滞留时间较长；黄绿色提示胆汁反流，呕吐大量米油水样者，应警惕霍乱、副霍乱等肠道传染病。

4.味

一般呕吐物呈酸味,苦味多由于胆汁反流;腐败味多见于幽门梗阻,粪臭味见于肠梗阻。

此外,呕吐时的表现往往具有临床意义,如颅内压增高时呕吐呈喷射状,观察中不可忽视。

(三)呕吐病人的护理

1.心理护理

对呕吐病人应给予热诚的关怀、同情,不嫌脏臭,减轻其紧张、烦躁及怕别人讨厌的心理压力,呕吐前有恶心的病人常有迷走神经兴奋的症状,表现为低血压、头晕、目眩、出冷汗及软弱无力,同时伴有紧张不安的情绪,护士应及时发现,安慰病人,解除其紧张心情。对精神性呕吐病人应消除一切不良因素刺激,必要时可用暗示方法解除病人不良的心理因素。

2.体位

病人站立时发生呕吐必须立即搀扶坐下或躺下,病情轻者取坐位,重症、体力差或昏迷病人应侧卧,头偏向一侧,迅速取容器接取呕吐物。婴幼儿发生呕吐时,取卧位将头侧向一边,也可将其抱起坐于膝上,右手轻轻拍小儿背部,身体稍向前倾。恰当的体位是防止呕吐物呛入气管,引起窒息或吸入性肺炎的重要环节,胸腹部有伤口者,呕吐时应按压伤口,以减轻痛感及避免伤口撕裂。

3.保持呼吸道通畅

窒息死亡是呕吐最严重的并发症,因此保持呼吸道通畅至关重要。特别是对小儿、老年、神志不清、昏迷病人及呕吐大量鲜血者,必须备好急救物品。病人呕吐时护士应陪伴在旁,密切观察病人的面色、呛咳及呼吸道通畅情况。少量呕吐物呛入气管,轻拍病人背部可促使其咳出。量多时,应迅速用吸引器吸出,发生窒息者,必要时进行口对口人工呼吸或行气管切开术。

4.清洁口腔

病人发生呕吐后,协助给予口鼻清洁。清醒病人给予温开水或生理盐水漱口;婴幼儿、昏迷病人应做好口腔护理,检查耳内、颈部有无流入呕吐物。必要时更换衣单、整理床铺,帮助病人取舒适卧位,将呕吐物的容器及污物拿出病室,使病人有一个安静、清新、舒适的环境。

5.呕吐物处理

病人发生呕吐时,应了解呕吐前的饮食、用药情况、不适症状以及呕吐的时间、方式,呕吐物的性质、量、色味以便判断其发病原因。根据需要保留呕吐物送验。呕吐物标本化验、测定后应消毒处置后方可倒入下水道。常用消毒药物 0.1%新洁尔灭、2%过氧乙酸、3%

碘伏加入呕吐物内，放置 2 小时后再倒入下水道。盛呕吐物的容器清洗后，应高压蒸汽消毒或煮沸 30 分钟后，才能再用，痰盂等可放于 3% 漂白粉澄清液，或 1% 次氯酸钠溶液内浸泡 2 小时以上，取出备用。

6. 做好护理记录

详细而高质量的护理记录是疾病诊断的重要资料。记录的内容包括呕吐前病人的各种情况、呕吐时伴随的症状；呕吐物的性质、量、色、味及次数，采取的护理措施及效果，同时正确记录 24 小时出入液量，以利于在病人水和电解质丧失的情况下做出精确的估计，为治疗提供依据。

7. 呕吐不止者，需暂停进食

呕吐停止后，可给予热饮料，以补充水分。对长期、频繁及大量呕吐的病人，可根据医嘱给予补液。

二、排便的观察及护理

（一）粪便的观察

1. 量与次数

正常人每日排便 1 ~ 2 次，平均量为 150 ~ 200g，粪便量的多少与食物种类、数量及消化器官功能状况有关，进食肉类蛋白质者较素食者量少。消化不良者因食物未完全消化吸收，粪中可见大量脂肪滴、淀粉粒或未完全消化的肌肉纤维，致使量和次数增加。

2. 性状

正常人粪便为成形软便。当消化不良或患急性肠炎时，因肠蠕动快，吸收水分少，排便次数可增多；便秘时因粪便滞留在肠内时间过久，水分被吸收，使粪便干结，有时呈栗子样；直肠、肛门狭窄或部分肠梗阻时，粪便常呈扁条形或带状。

3. 颜色

正常粪便因含胆色素，呈黄褐色。由于摄入的食物和药物种类不同，颜色可发生不同的变化。食叶绿素丰富的蔬菜，粪便呈绿色；摄入血、肝类食物或服含铁剂的药物，粪便呈酱色，服用炭粉等药物，粪便呈无光样黑色；服钡剂后呈灰白色。在病理情况下，如上消化道出血，粪便呈漆黑光亮的柏油样便；下消化道出血粪便呈暗红色；胆道完全阻塞时，因胆汁不能进入胆道，缺乏粪胆元，粪便呈陶土色；阿米巴痢疾或肠套叠时，可出现果酱样便；排便后有鲜血滴出者，多见于直肠息肉或痔疮出血。

4. 气味

粪便的气味是由食物残渣与结肠中的细菌发酵产生的，并和食物种类及肠道疾病有关。消化不良者，大便呈酸臭味；柏油样便呈腥臭味；直肠溃疡或肠癌者，大便呈腐臭味。

5. 黏液和脓

正常粪便含有极少量混匀的黏液，它有润滑肠道、保护肠黏膜的作用。大量的黏液常见于肠道炎症，伴有血液者常见于痢疾、肠套叠等，脓血便常见于痢疾、肛门周围脓疡及直肠癌等。

发现上述异常情况及粪便内有寄生虫时，应立即留取标本送验，并报告医生。

（二）异常排便的护理

1. 腹泻病人的护理

任何因素引起肠蠕动增快，导致排便次数增多、粪便稀薄而不成形或呈水样，称为腹泻。当肠内有某种刺激因素存在时，为使有毒或刺激性物质排出体外，腹泻是一种保护性症状。但严重腹泻可造成大量胃肠液丧失而发生水、电解质及酸碱平衡的紊乱。因此，对腹泻病人应注意观察、记录粪便的性质、颜色及其次数，并报告医生，同时留取标本送验。

（1）卧床休息，减少肠蠕动，及时给予止泻剂。注意腹部保暖，耐心协助不能自理的病人及时使用便盆，鼓励和劝慰病人消除焦虑不安的情绪，使之达到身心休息的目的。

（2）鼓励饮水，给流质或无渣半流质饮食。腹泻严重者，应暂禁食，给予口服补液盐，若出现脱水症状者，应按医嘱给予补液，以防水、电解质紊乱。

（3）频繁腹泻者，应注意保护肛周围皮肤，便后用软纸揩拭以减少机械刺激，用温水清洗，涂油膏于肛门周围，以保护局部皮肤。

（4）疑有传染性疾病，应做好床边隔离（按隔离病人护理）。

2. 大便失禁病人的护理

大便失禁是由于肛门括约肌失去控制能力，排便不受意志支配。

（1）理解病人心情，给予精神安慰。

（2）使用尿布垫或一次性尿布，一经污染立即更换，有条件时可使病人卧于有孔的病床上，以减少床褥污染。

（3）保持肛门周围皮肤清洁，发现有粪便污染，即用温水清洗，并涂油膏于肛门周围皮肤，谨防褥疮发生。

（4）了解病人排便规律，适时给予便盆。在可能情况下，与医生协商每日定时为病人用导泻剂或灌肠，以帮助建立排便反射。

3. 便秘病人的护理

便秘是由于粪便在肠道内停滞过久，水分被过量吸收而致粪便干燥、坚硬和排便不畅。

（1）帮助病人养成良好的排便习惯，不随意使用泻剂或灌肠等方法。

（2）建立合理食谱，调整饮食习惯，在饮食中增加纤维量，适当摄取粗粮、新鲜水果和蔬菜，多饮水。

（3）适量的全身运动以增加肠蠕动，鼓励病人参加力所能及的体力活动。如散步、做体操、打太极拳等。若病情许可，可指导病人加强腹部及骨盆底肌肉运动。

（4）稳定病人情绪，消除其紧张因素。如排便时遮挡病人，适当通风，保证病人有足够的排便时间。危重病人，病情平稳时，护士可暂离去，以免留守床旁给病人带来窘迫感等。

（5）排便时取合适的体位和姿势有利于发挥重力作用，以增加腹内压力。如在床上用便盆时，可视情况将床头抬高成高斜坡卧位，有助于排便。厕所应装置扶手，便于扶撑。

（6）对于发生便秘者，可用针刺疗法，腹部做环行按摩，也可采用简易通便、灌肠或服泻药等方法。

第六节　胃插管术

胃插管术是将胃导管经鼻腔或口腔插入胃内的一种诊疗技术。用于管饲食物或给药、各种目的的洗胃、抽取胃液检查、胃肠减压以及三腔管的使用等。

一、插胃管的长度及禁忌

胃管全长 120 cm，上面标明 4 个刻度：第一刻度 45 cm，表示胃管达贲门；第二刻度 55cm，表示胃管进胃体；第三刻度 65 cm，表示胃管进入幽门；第四刻度 75cm，表示 75cm 胃管进入十二指肠。胃管插入胃内的长度，相当于从发际到剑突的距离或从鼻尖至耳垂再到剑突的距离，有 50 ~ 55 cm。

胃管从鼻前孔插入胃腔，除鼻前庭为皮肤覆盖外，通过的管道内壁均为黏膜，其组织脆弱，易损伤出血。因此，插管要细心，动作轻柔而准确，以免损伤管道黏膜。

凡有鼻部疾患如鼻前庭炎、鼻中隔偏曲、鼻甲肥大、鼻息肉等应选健侧鼻孔插管；有食道憩室、食道癌、昏迷病人应慎用；有食道梗阻、食道及胃底静脉曲张的病人禁忌插胃管。

二、鉴别导管在胃内的方法

1.将胃管插入一定浓度后，可用无菌注射器接于导管末端回抽，看是否可抽出胃液。

2.将导管末端放入盛有凉开水或生理盐水的碗中，看有无气泡溢出。

3.用无菌注射器注入 10 ~ 20 mL 空气于胃管内，将听诊器放在病人上腹部，听有无气过水声。

三、胃插管术的应用

（一）鼻饲法

将胃管经鼻腔插入胃内，经胃管灌注流质食物、药物及水分的方法。

1. 适应症

适用于昏迷、口腔手术后的病人；对牙关紧闭、拒食、行冬眠治疗、早产儿和病情危重的婴幼儿以及其他手术不能由口腔进食的病人均可采用鼻饲法。

2. 禁忌症

上消化道出血、食道静脉曲张或梗阻，以及鼻腔、食道手术后的病人禁用鼻饲法。

3. 用物

治疗盘内备鼻饲包（内有弯盘1个，20mL注射器1副，胃管16～18号1条，治疗巾1块，镊子1把，压舌板1块，纱布2块，止血钳1把，润滑油），弯盘1个，棉签，胶布，夹子，听诊器，温开水，流质饮食（38℃～40℃）200mL。

4. 操作方法

（1）备齐用物携至病人床边，对清醒者说明治疗目的，以取得配合。

（2）病人取坐位或卧位，颌下铺治疗巾，酌情取假牙，选择通气侧鼻腔。

（3）清洁鼻腔，润滑胃管。左手用纱布裹着胃管，右手持止血钳夹住导管前端测量长度（发际至剑突），沿一侧鼻孔轻插入。当导管插入14~16cm处（咽喉部），嘱病人做吞咽动作，使环咽肌开放，导管可顺利通过食管口。若病人出现恶心，应暂停片刻，嘱病人做深呼吸或吞咽动作，随后迅速将管插入，以减轻不适。若插入不畅时应检查胃管是否盘在口中。插管过程中如发现呛咳、呼吸困难、发绀等情况，表示误入气管应立即拔出，休息片刻后重新插入。

（4）昏迷病人，因吞咽和咳嗽反射消失，不能合作，为提高插管的成功率，在插管前应将病人头后抑，当插入14～16cm（会厌部）时，以左手将病人头部托起向前屈，使下颌靠近胸骨柄，以增大咽喉部通道的弧度，胃管可顺利通过食管口。

（5）胃管插入50cm左右时，将末端接注射器，可抽出胃液，证实胃管在胃内，用胶布固定于鼻翼及面颊部，注入少量温开水后，再缓慢注入流质或药物。每次鼻饲量不超过300mL，间隔时间不少于2小时，注完饮食后，再注入适量温开水冲洗胃管，避免食物存积管腔中变质，造成胃肠炎或堵塞管腔。

（6）将胃管末端反折，用纱布包好夹紧，固定于病人枕旁。鼻饲用物每餐清洗，每日消毒一次。需要时每餐记录饮食量。

（7）病人停止鼻饲或长期鼻饲需要换胃管时，应拔出胃管。将弯盘置于病人颌下，胃管末端用夹子夹紧，（避免拔管时，由于大气压强的正压和存液本身重力向下的作用，使液体流入呼吸道）放入弯盘内，轻轻揭去固定的胶布，用纱布包裹近鼻孔处的胃管，边拔边将胃管盘绕在纱布中。全部拔出后，将胃管放入弯盘内，清洁病人口鼻面部，必要时用汽油或松节油擦拭胶布痕迹，协助病人取舒适卧位。

5. **注意事项**

（1）胃管必须完好通畅。插管时，动作轻稳，当胃管通过食道的三个狭窄处（环状软骨水平处、平气管分叉处、食管通过膈肌处），尤应轻、慢，以免损伤食道黏膜。

（2）必须证实胃管在胃内，方可灌注食物。

（3）通过鼻饲管给药时，应将药片研碎，溶解后再灌入。

（4）长期鼻饲者，应每日进行口腔护理，每周更换胃管，晚上拔出胃管，翌晨再由另一侧鼻孔插入。

（二）洗胃法

1. **目的**

（1）清除毒物

清除胃内毒物或刺激物，避免毒物吸收。

（2）减轻痛苦

幽门梗阻病人，饭后常有滞留现象，引起上腹胀闷、恶心呕吐等不适，通过胃灌洗，将胃内潴留食物洗出，以减轻胃黏膜水肿。

（3）为手术或检查做准备

行胃切除、胃肠吻合等手术前，洗胃可减少术中并发症，便于手术操作。

2. **方法**

（1）口服催吐法

适用于清醒又能合作的病人。

用物：治疗盘内备量杯（按需要备 10 000 ~ 20 000 mL 洗胃溶液，温度为 25 ~ 38Y），压舌板，橡胶围裙，盛水桶，水温计。

操作方法：①备齐用物携至病人床边，向其解释目的，以取得合作。②病人取坐位或半坐卧位，戴好橡胶围裙，盛水桶置病人坐位前。③嘱病人在短时间内自饮大量灌洗液，即可引起呕吐，不易吐出时，可用压舌板压其舌根部引起呕吐。如此反复进行，直至吐出的灌洗液澄清无味为止。④协助病人漱口、擦脸，必要时更换衣服，卧床休息。⑤整理病床单位，清理用物。⑥记录灌洗液名称及液量，呕吐物的量、颜色、气味，病人主诉，必要时送验标本。

（2）漏斗胃管洗胃法

利用虹吸原理，将洗胃溶液灌入胃内后，再吸引出来的方法。

用物：治疗盘内备洗胃包（漏斗洗胃管，止血钳，纱布 2 块，弯盘）、橡胶围裙、润滑油、棉签、弯盘、水罐内盛洗胃液、量杯、盛水桶，必要时备压舌板、开口器等，灌洗溶液及量按需要准备。

操作方法：①备齐用物携至病人床边，向其解释，以取得合作。②病人取坐位或半坐卧位，中毒较重者取左侧卧位，床尾和病人臀部各垫高 10 cm。如有活动假牙应先取出，盛水桶放头部床下，置弯盘于病人口角处。③用润滑油润滑胃管前端，左手用纱布裹着胃管，右手用纱布捏着胃管前端 5 ~ 6 cm 处测量长度后，自口腔缓缓插入。④证实在胃内后，即可洗胃。将漏斗放置低于胃部的位置，挤压橡胶球，抽尽胃内容物，必要时留取标本送验。⑤举漏斗高过头部 30 ~ 50 cm，将洗胃液缓慢倒入 300 ~ 400mL 于漏斗内，每次灌洗量不超过 500mL，当漏斗内尚余少量溶液时，迅速将漏斗降至低于胃的位置，倒置于盛水桶内，利用虹吸作用引出胃内灌洗液。若引流不畅，可将胃管中段的皮球挤压吸引（先将皮球末端胃管反折，然后捏皮球，现放开胃管）。胃液流完后，再举漏斗注入溶液，反复灌洗，直至洗出液澄清为止。⑥洗胃完毕，反折胃管末端，用纱布包裹拔出。整理病床单元，病人取舒适卧位，清理用物。

（3）注洗器洗胃法

这是用胃管经鼻腔插入胃内，用注洗器冲洗的方法。适用于幽门梗阻、休克、胃扩张的病人以及小儿、胃手术前的洗胃。

用物：治疗盘内备治疗碗、胃管（婴幼儿用硅胶管）、50mL 注洗器、纱布、止血钳、弯盘、润滑油、棉签、水罐内盛洗胃液、盛水桶，必要时备压舌板、开口器、牙垫等。

操作方法：①备齐用物携至病人床边，向其说明解释，消除顾虑，以取得合作。②病人取坐位、半坐卧位或仰卧位，戴好橡胶围裙，如有活动假牙应取出，盛水桶放头部床下，置弯盘于病人口角处。③用润滑油润滑胃管前端后，自鼻腔或口腔插入。④证实胃管在胃内后，用注洗器抽尽胃内容物（必要时留取标本），再注入洗胃液约 200 mL，抽出弃去，如此反复冲洗，直至洗净为止。⑤冲洗完毕后，拔管。

（4）电动吸引洗胃法

利用负压吸引原理，用电动吸引器连接洗胃管进行洗胃。在抢救急性中毒病人时，能迅速而有效地清除胃内毒物。压力不宜过大，应保持在 13.3kPa 左右，以免损伤胃黏膜。

用物：电动吸引器装置（电动吸引器，输液瓶 1 套，Y 形三通管，贮液瓶），治疗盘内备洗胃管，灌洗液（按需要准备），止血钳，液状石蜡，棉签，弯盘，纱布，治疗巾，橡胶围裙，胶布，输液架，必要时备压舌板、开口器。

灌洗管的安装方法：①输液瓶连接橡胶管，下接三通管的一端。②洗胃管和三通管的一端相连。③三通管的另一端和吸引器的橡胶管相连。④吸引器上连接可容 5000mL 以上的贮液瓶。⑤接上电源，检查吸引器的功能。

操作方法：①备齐用物携至病人床边，向其说明解释，以取得合作。②同漏斗胃管洗胃法。③将灌洗液倒入输液瓶内，然后挂于输液架上，用止血钳夹住输液瓶上的橡胶管。④插胃管。⑤证实胃管在胃内后，用胶布固定，开动吸引器，将胃内容物吸出，当毒物不明时，应将吸出物送验。⑥吸尽胃内容物后，将吸引器关闭，夹住引流管，开放输液管，使溶液流入胃内300～500mL，夹住输液管，开放引流管，开动吸引器，吸出灌入的液体。如此反复灌洗，直到吸出的液体澄清无味为止。⑦洗胃完毕，反折胃管末端拔出，整理床单，清理用物。

（5）自动洗胃机洗胃法

结构原理：利用电磁泵作为动力源，通过自控电路的控制，使电磁阀自动转换动作，先向胃内注入冲洗药液，随后从胃内吸出内容物的洗胃过程。用自动洗胃机洗胃能迅速、彻底地清除胃内毒物。

装置：自动洗胃机台面上装有电子钟，调节药量的开关（顺时针为开，冲洗时压力在39.2～58.8kPa，流量约2.3L/min），停机、手吸、手冲键、自动清洗键等。洗胃机侧面装有药管、胃管、污管口等，机内备滤清器（防止食物残渣堵塞管道），背面装有电源插头。

用物：自动洗胃机，治疗盘内放洗胃管（用无菌包面包裹），胃管（28号）头端侧面开有3个凹陷的长孔，防止胃管被堵塞和由管内的负压对胃壁黏膜的损伤。塑料桶2只（一只盛灌洗液，另一只盛污水），其他用物同电动吸引洗胃法（电动吸引器装置全套除外）。

操作方法：①备齐用物携至病人床边，向其解释，以取得合作。接上电源，插入胃管。②将配好的胃灌洗液放入塑料桶内。将三根橡胶管分别与机器上的药管、胃管和污水管口连接。将药管的另一端放入灌洗液桶内（管口必须在液面以下），污水管的另一端放入空塑料桶内；胃管的一端和患者洗胃管相连接。调节药量流速。③接通电源后按"手吸"键，吸出胃内容物，再按"自动"键，开始对胃进行自动冲洗。冲时"冲"红灯亮，吸时"吸"红灯亮。待冲洗干净后，按"停机"键，机器停止工作。洗胃过程中，如发现有食物堵塞管道，水流减慢、不流或发生故障，即可交替按"手冲"和"手吸"两键，重复冲吸数次直到管路通畅后，再将胃内存留液体吸出，按"自动"键，自动洗胃即继续进行。④洗毕，拔出胃管，帮助病人清洁口腔及面部，取舒适体位，整理用物。

机器处理：将药管、胃管、污水管同时放入清水中，手按"清洗"键，机器自动清洗各部管腔，待清洗完毕，将胃管、药管和污水管同时提出水面，机器内的水完全排净后，按"停机"键，关机。

3. 注意事项

（1）急性中毒者，应先迅速采用口服催吐法，必要时进行洗胃，以减少毒物被吸收。

（2）当不明所服毒物时，可选用温开水或等渗盐水洗胃，待毒物性质明确后，再采用对抗剂洗胃。

（3）在洗胃过程中，病人出现腹痛，流出血性灌洗液或出现休克症状时，应停止灌洗，并通知医生进行处理。

（4）若服强酸或强碱等腐蚀性药物，则禁忌洗胃，以免导致胃穿孔。可按医嘱给予药物或物理性对抗剂，如喝牛奶、豆浆、蛋清（用生鸡蛋清调水至200mL）、米汤等，以保护胃黏膜。

（5）为幽门梗阻患者洗胃，应记录胃内潴留量，以了解梗阻情况，为静脉补液提供参考。如灌洗量为 2 000 mL，洗出量为 2 500 mL，表示胃潴留 500 mL，宜在饭后 4 ~ 6 小时或空腹进行。

（6）食管、贲门狭窄或梗阻，主动脉弓瘤，最近曾有上消化道出血，食道静脉曲张，胃癌等患者均禁忌洗胃，昏迷病人洗胃宜谨慎。

第七节　灌肠及肛管排气法

一、灌肠法

灌肠是将一定量的溶液通过肛管，由肛门经直肠灌入结肠，以帮助病人排便、排气。也可借输入的药物，达到确定诊断和治疗的目的。

（一）不保留灌肠法

1. 大量不保留灌肠

（1）目的

①软化和清除粪便，排除肠内积气。②清洁肠道，为手术、检查和分娩做准备。③稀释和清除肠道内有害物质，减轻中毒。④为高热病人降温。

（2）用物

治疗盘内备灌肠筒一套（橡胶管和玻璃接管全长 120cm），肛管，弯盘，止血钳，液状石蜡，棉签，手纸，水温计，调剂棒，橡胶布和治疗巾（或一次性尿布），便盆、输液架，屏风。

（3）常用溶液

生理盐水，1% 肥皂水。

（4）液量及温度

成人每次用量为 500 ~ 1 000 mL，老年人用量为 500 ~ 800 mL，小儿用量为 200 ~ 500mL。液体温度 39 ℃ ~ 41 ℃，降温用温度 28 ℃ ~ 32 ℃，中暑病人可用 4 ℃等渗冰盐水。

（5）操作方法

①备齐用物携至病人床边，向其说明目的，消除顾虑，以取得合作，嘱其排尿，大病室用屏风遮挡病人。②协助病人取左侧卧位（根据肠道解剖位置，借助重力作用使溶液顺

利流入肠腔），脱裤至膝部，右腿屈膝，左腿自然伸直，臀部移至床边，将橡胶布和治疗巾（或一次性尿布）垫于臀下，弯盘置臀边。如病人肛门括约肌失去控制能力，可取仰卧位，臀下置便盆，勿暴露病人下肢，盖好被子。③挂灌肠筒于输液架上，液面距肛门40~60 cm，润滑肛管前端，将肛管与灌肠筒上的玻璃接管相接，放出少量液体，排出管内气体，用止血钳夹紧橡胶管，左手持手纸分开病人臀部，显露肛门，嘱其张口呼吸，使肛门括约肌放松，按解剖特点插管，即先向前，再右后，轻轻插入直肠10~15 cm，松开止血钳，固定肛管，使溶液缓缓流入。④观察内液面下情况，如溶液流入受阻，可稍移动肛管，必要时检查有无粪块阻塞。若病人有便意，应将灌肠筒适当放低，减慢流速，并嘱病人深呼吸，减轻腹压。⑤待溶液将流尽时，夹住橡胶管，用卫生纸包住肛管拔出放入弯盘内，擦净肛门。嘱病人平卧尽可能保留5~10分钟后排便，以利粪便软化。⑥不能下床的病人，给予便盆，将卫生纸放在病人易取处。⑦便毕，协助虚弱病人揩净肛门，取出便盆、橡胶单和治疗巾。帮助病人洗手，整理床铺，开窗通风。观察大便情况，必要时留取标本送验。⑧整理、洗净灌肠用物，并消毒备用。⑨记录结果，在当天体温单的大便栏内记录。

（6）注意事项

①掌握灌肠液的温度、浓度、流速、压力和液量，为伤寒病人灌肠时，溶液不得超过500mL，压力要低（液面距肛门不得超过30cm）。②降温灌肠。③灌肠过程中注意观察病人的反应，若出现面色苍白、出冷汗、剧烈腹痛、脉速、心慌气急应立即停止灌肠，通知医生进行处理。④肝昏迷病人禁用肥皂水灌肠，以减少氨的产生和吸收。⑤禁忌症：妊娠、急腹症、消化道出血和各种严重疾病晚期病人。

2. 小量不保留灌肠

（1）目的：①软化粪便。为保胎孕妇、病重、年老体弱、小儿等病人解除便秘。②排出积气。为腹部及盆腔手术后肠胀气病人排除出道积存气体，减轻腹胀。

（2）用物治疗盘内备注洗器，药杯或量杯盛指定溶液，肛管，温开水5~10mL，弯盘，卫生纸，橡胶布和治疗巾，润滑油，止血钳，便盆，屏风。

（3）常用溶液：①"1、2、3"溶液即50%硫酸镁30 mL、甘油60 mL、温开水90 mL，温度为38℃。②油剂，即甘油50 mL加等量温开水，多用于老年、体弱、小儿和孕妇。

（4）操作方法：①备齐用物携至病人床边，其他准备工作同大量不保留灌肠。②润滑肛管前端，用注洗器吸取溶液，连接肛管，排气后夹住肛管，轻轻插入直肠内10~15 cm，松开止血钳，将溶液缓缓注入，灌毕，将肛管末端抬高，使溶液全部注入，然后反折肛管，轻轻拔出，放于弯盘内。③嘱病人平卧尽可能保留10~20分钟后排便。

3. 清洁灌肠

（1）目的

①彻底清除滞留在结肠内的粪便，为直肠、结肠检查和术前做准备。②稀释肠内毒素，促其排出。③物理降温。

（2）用物

同大量不保留灌肠。

（3）常用溶液

1%肥皂液、等渗盐水。

（4）操作方法

反复多次进行大量不保留灌肠，第一次用肥皂水灌肠，排便后，再用生理盐水灌肠，至排出液清洁无粪块为止，注意灌肠时压力要低（液面距肛门不超过40cm）。灌肠应在检查或手术前1小时完成，禁用清水反复多次灌洗，以防水与电解质紊乱。

（二）保留灌肠

1. 目的

自肛门灌入药物，保留在直肠或结肠内，通过肠黏膜吸收，达到治疗目的。常用于镇静、催眠及应用肠道杀菌剂等。

2. 常用溶液

（1）镇静、催眠

用10%水合氯醛，剂量遵医嘱加等量温开水或等渗盐水。

（2）肠道杀菌剂

用2%小檗碱、0.5%~1%新霉素及其他抗生素等，剂量遵医嘱，药量不超过200mL，温度39℃~41℃。

（3）肠道营养剂

用10%葡萄糖溶液或牛奶等。

3. 用物

同小量不保留灌肠，选择较细肛管。

4. 操作方法

（1）备齐用物携至病人床边，向病人解释，以取得合作。

（2）保留灌肠前嘱病人排便或给予排便性灌肠一次，以减轻腹压及清洁肠道，便于药物吸收。

（3）肠道病患者在晚间睡眠前灌入为宜，灌肠时臀部应抬高10cm，利于药液保留，卧位根据病变部位而定，如慢性痢疾病变多在乙状结肠和直肠，故采用左侧卧位为宜，阿米巴痢疾病变多见于回盲部，应采取右侧卧位，以提高治疗效果。

（4）其他操作同小量不保留灌肠，但入肛管要深，一般15~20cm，溶液流速宜慢，压力要低（液面距肛门不超过 30cm），以便于药液保留。

（5）折管拔出后，以卫生纸在肛门处轻轻按揉，嘱病人保留 1 小时以上，以利药物吸收，并做好记录。

5. 注意事项

（1）灌肠前了解病变部位，以便选用适当的卧位和插入肛管的深度。

（2）为提高疗效，灌肠前嘱病人先排便，掌握"细、深、少、慢、温、静"的操作原则，即肛管细、插入深、液量少、流速慢、温度适宜、灌后静卧。

（3）肛门、直肠、结肠等手术后病人，排便失禁者均不宜做保留灌肠。

二、肛管排气法

将肛管由肛门插入直肠，排除肠腔内积气，减轻腹胀。

（一）用物

治疗盘内备肛管（26 号），玻璃接管，橡胶管，玻璃瓶（内盛 3/4 水），瓶口系带，润滑油，棉签，弯盘，卫生纸，胶布条（1 cm×15 cm），屏风。

（二）操作方法

1. 备齐用物携至病人床边，向其说明用意，屏风遮挡，助病人仰卧或左侧卧位。

2. 将瓶系于床边，橡胶管一端插入水中，玻璃接管于肛管连接，润滑肛管前端后插入直肠 15～20 cm，以胶布交叉固定于臀部，橡胶管须留出足够长度，供病人翻身。

3. 观察排气情况，如排气不畅，可帮助病人转换体位、按摩腹部，以助气体排出。

4. 保留肛管一般不超过 20 分钟，拔管后，清洁肛门，整理用物。

长时间留置肛管，会减少肛门括约肌的反应，甚至导致括约肌永久性松弛，必要时可隔几小时后再重复插管排气。

第八节 简易通便及人工取便法

一、简易通便法

采用简单易行、经济有效的措施，协助病人排便，解除便秘。常用于老年、体弱及久病的便秘病人。所用的通便剂为高掺和润滑剂制成，具有吸出组织水分、稀释、软化粪便和润滑肠壁刺激肠蠕动的作用。常用的简易通便方法有：

（一）开塞露通便法

开塞露由 50% 甘油或小量山梨醇制成，装于密闭的塑料胶壳内。用量：成人 20mL，小儿 10mL。用时将顶端剪去，先挤出药液少许起润滑作用，然后轻轻插入肛门，将药液全部挤入，嘱病人忍耐 5 ~ 10 分钟，以刺激肠蠕动，软化粪便，达到通便目的。

（二）甘油栓通便法

甘油栓是由甘油明胶制成，为无色透明或半透明栓剂，呈圆锥形，具有润滑作用。使用时将甘油栓取出，操作者戴手套或手垫纱布，捏住栓剂较粗的一端，将尖端插入肛门内 6 ~ 7cm，用纱布抵住肛门口轻揉数分钟，利用机械刺激和润滑作用而达到通便目的。

（三）肥皂栓通便法

将普通肥皂削成底部直径 1cm、长 3 ~ 4 cm 的圆锥形，蘸热水后插入肛门（方法同甘油栓通便法），由于肥皂的化学性和机械性刺激作用引起自动排便。

禁忌：肛门黏膜溃疡、肛裂及肛门有剧疼痛者，均不宜使用。

（四）按摩

用右手食、中、无名指深深按在腹部，自右下腹盲肠部开始，沿结肠蠕动方向，即由升结肠、横结肠、降结肠、乙状结肠进行推压，如此反复按摩。或在乙状结肠部，由近心端向远心端做环状按摩，每次 5 ~ 10 分钟，每日 2 次，可帮助排便。

二、人工取便法

人工取便法是用手指取出嵌顿在直肠内的粪便，由于较长时间的便秘，大量的粪便淤积在直肠内，加之肠腔吸收水分过多，而使粪便形成粪石，久之嵌顿在肠内，经灌肠或通便后仍无效时，可采取人工取便法以解除病人的痛苦。

（一）用物

治疗盘内备无菌手套 1 只，弯盘、橡胶布及治疗巾各 1 块（或一次性尿布垫），肥皂液，卫生纸，便盆。

（二）操作方法

向病人说明目的，消除紧张、恐惧心理，以取得合作。嘱病人左侧卧位，右手戴手套，左手分开病人臀部，右手食指涂肥皂液后，伸入直肠内，慢慢将粪便掏出，放于便盆内，取便完毕后，给予热水坐浴，以促进血液循环，减轻疼痛。整理用物，洗手，做好记录。

（三）注意事项

1. 动作轻柔，避免损伤肠黏膜或引起肛门周围水肿。

2. 勿使用器械掏取粪便，以避免误伤肠黏膜而造成损伤。

3. 取便时，注意观察病人，如发现其面色苍白、出冷汗、疲倦等反应，必须暂停，休息片刻后再操作。

附：口服甘露醇清洁肠道法

原理：甘露醇为高渗溶液，在肠道内不被吸收，造成高渗环境而促排便，并从肠黏膜中吸收大量水分，使粪便变稀易于排出。

方法：手术前一天下午 15 ～ 16 时口服 20% 甘露醇 250 mL，加等量温开水一次服完。

优点：①此法既可以减轻烦琐的护理工作、提高工作效率，又可以避免多次灌肠给病人带来的痛苦。15 时服药后到 22 时多数停止排便，不影响当夜睡眠。②肠道排空良好，有利于手术操作，术后病情恢复较快。③药价低廉，药源易取，方法简便，安全有效。

第四章 内分泌系统常见疾病的诊疗和护理

第一节 Graves病

Graves 病具有弥漫性甲状腺肿伴功能亢进、眼征和胫前黏液性水肿，少数病人还有甲状腺性杵状指。新生儿 Graves 病是指新生儿的甲亢，其母亲常为 Graves 病患者。

一、病因

Graves 病的甲亢和甲状腺肿大是由于抗甲状腺刺激性抗体作用于甲状腺的结果。这种刺激性抗体有类似于 TSH 的作用，是一种针对甲状腺细胞表面 TSH 受体的抗体，并通过腺苷酸环化酶机制起作用，因此又称促甲状腺激素受体抗体（TRAb），或甲状腺刺激抗体（TSAb），或甲状腺刺激性免疫球蛋白（TSI）。这些抗体由于作用时间较持久，又特称之为长作用甲状腺刺激素（Long acting thyroid stimulator, LATS），是一种 7S 的 IgG 分子。在不能检出 LATS 的部分 Graves 病患者的血清中，还能检出另一种免疫球蛋白。

Graves 病的免疫异常还表现在：一是甲状腺与眼球后组织有淋巴细胞和浆细胞浸润；二是甲状腺组织有 IgG、IgM 和 IgA 沉着；三是周围血循环中淋巴细胞绝对值和百分比增高，常伴有淋巴结、胸腺和脾脏淋巴组织增生；四是患者本身或其家属发生其他自身免疫性病者常较多见；五是皮质类固醇和免疫抑制剂可缓解 Graves 病的甲亢与眼征。

Graves 病与 HLA-Al、B8、DR3、BW40 关系密切，阳性者其易感性与相对危险性均增高。精神创伤与高碘食物可促使有 Graves 病遗传倾向的个体出现甲亢，此为其重要诱因，但发病机理尚未阐明。

眼征的病因仍不清楚，可能是平行而又不同的免疫机理在起作用。突眼性免疫球蛋白（OIgG）可在 2/3 具有活动性的 Graves 眼征的患者血清中检出，其活性可使鱼发生突眼。OIgG 还可直接地针对胫骨前肌膜的一种或数种抗原。无突眼的 Graves 病患者的血清中无 OIgG。

二、临床表现

Graves 病可见于任何年龄，最多见于 30 ~ 50 岁。它起病一般缓慢，少数可在精神刺激或感染等诱因作用下呈急性起病。老年患者与小儿患者多呈不典型表现。

Graves 病的临床表现可以分为三个主要方面：一是甲主腺异常；二是甲状腺激素增多；三是甲状腺外的异常表现：眼征、局部的黏膜性水肿和甲状腺性杵状指。

（一）甲状腺肿大

Graves 病患者多有甲状腺肿大的症状，尤其女性较为明显。一般男性甲状腺肿大较轻，有的甚至不能触及。甲状腺肿大多呈弥漫性对称性，质地柔软。少数患者可呈单结节或多结节性肿大，且不对称，有时甚至难以区分多结节性甲状腺肿和典型的 Graves 病甲状腺肿。甲状腺的血管征是甲状腺区的收缩期细震颤与收缩期杂音，主要见于重症患者。甲状腺杂音应注意与某些大血管传导到颈部的杂音相区别，如主动脉或肺动脉狭窄、颈动脉狭窄和静脉莹莹音。

（二）甲状腺激素增多的影响

1. 代谢率增高症群

由于 T3、T4 增多，使患者的分解代谢增强，氧化磷酸化脱偶联，机体氧耗增加，产热与散热失去平衡。患者怕热多汗，查体时可发现皮肤温暖潮湿，尤以手掌、足心、脸面、颈胸及腋下较明显，皮肤因毛细血管扩张而呈现红润，体表温度升高，以致可有低热。高代谢率与产热过多还可使患者体重锐减，倦怠无力，工作时注意力涣散，效率减低。过多的甲状腺激素可促进肠道吸收，加快肝糖原分解，故常有患者餐后尿糖阳性、血糖升高、糖耐量受损；若患者原有糖尿病，则可使糖尿病加重，或使隐性糖尿病变为临床型糖尿病。脂肪的过度氧化与分解使体脂丢失，且胆固醇合成并转化为胆汁酸增速，排出增多，故常致血胆醇降低。蛋白质则因高代的影响而呈现负氮平衡，以致肌肉等软组过多的消耗而消瘦软弱。

2. 胃肠系统

患者消化功能增强，往往食欲亢强，食量与餐次增多，但体重却明显减轻。老年患者食欲无明显增加，甚至减退，并伴随体重下降。少数年轻患者也可食量明显增大，而保持体重不变。肠蠕动过快，消化吸收不良也可导致腹泻，便次增多，大便呈糊状，含较多不消化食物。有时脂肪消化吸收不良则呈脂肪痢。由于营养障碍与过多甲状腺素的毒性作用，使患者肝脏轻度肿大，GPT 和 AKP 增高等，偶见黄疸。有时可伴维生素 B 缺乏。

3. 心血管系统

由于代谢亢进，甲状腺激素过多的毒性作用，以及心脏血管对儿茶酚胺的敏感性增强，患者感心悸气急，活动后加重。老年人可出现心绞痛和心衰症状。查体可发现心动过速，每分钟可至 90 ～ 130 次，睡眠时脉率仍可达每分钟 80 次以上，且脉搏洪大有力。血压可呈收缩性高血压，可达 22.7kPa（170mmHg）以上，而舒张压可下降至 9.33kPa（70mmHg）以下，脉压增大；可见毛细血管搏动，触诊有水冲脉。老年患者可发生阵发性室上性心动过速，心房扑动，心房纤维颤动与心力衰竭，年轻患者以早搏较为常见。心界可增大，第一心音亢强，心前区可闻及轻度收缩期杂音，舒张期杂音少见。

4. 神经肌肉系统

患者有以下几种表现：一是慢性甲亢性肌病（chronic thyrotoxic myopaty）较多见，起病缓慢，常累及近侧大肌肉和肩或髓带肌群，呈进行性肌无力，对新斯的明无效，尿肌酸排泄增高（男性＞ 456μmol ／ 24h，女性＞ 760μmol ／ 24h）。肌病与甲亢关系未明，一般认为系肌细胞线粒体受损，能量代谢障碍所致。近侧大肌肉主要由含线粒体丰富的红肌组成。二是甲亢伴周期性麻痹，多见于东方国家人种，好发于年轻男性，发病迅速，下肢重于上肢，发作时可伴随低钾血症。发病机理不明，可能和 Na-K 泵的功能障碍，钾离子向细胞内转移有关。三是甲亢伴重症肌无力，主要累及眼部肌肉，表现为睑下垂，眼球运动障碍和复视，朝轻暮重。对新斯的明有良好反应。甲亢和重症肌无力均属自身免疫性疾病。四是急性甲亢性肌病或甲亢伴急性延髓麻痹，罕见、起病急，数周内可发生言语与吞咽困难，并可导致呼吸肌麻痹，也可与甲亢危象同时发生。

除上述特别形式的神经肌肉异常外，患者普遍表现肌无力，倦怠，手震颤，腱反射亢强，儿童可出现舞蹈手足徐动症。

5. 精神系统

易怒、好与人争吵、神经质、焦虑、失眠、猜疑等。偶则可出现幻觉、躁狂或抑郁状态。老年人甲亢的临床表现，多与上述不符，呈不典型表现，应予以注意，突出表现为神志淡漠，嗜睡乏力，反应迟钝，明显消瘦，甚至恶病质。症状多不典型，有时仅厌食，腹泻等消化系统症状，也可能仅有原因不明的心律失常，尤以阵发性或持续性心房颤动为多。老年病者可合并心绞痛，心肌梗死伴心衰。高代谢症群不明显，易导致全身各脏器衰竭，并诱发危象。此类老年人甲亢，称为隐匿型或逍遥型甲亢，或称淡漠型甲亢。

（三）甲状腺外的异常

1. 眼征

Graves 病的眼征包括眼睑浮肿、结膜刺激、眼球突出、上眼睑挛缩。上述征象可以单独发生，也可数种征象同时出现。其中突眼征可与甲亢同时发生，也可在甲亢已被控制、甲状腺机能正常甚至甲状腺机能减退时发生，也可在甲亢前出现，少数患者发生突眼，数年后才出现甲亢症。

眼球突出可分为两类，即非浸润性突眼与浸润性突眼。非浸润性突眼又称良性突眼，患者往往无症状，仅有眼症：一是眼裂增宽，眼球前突，突眼度一般＜18 mm（正常＜16 mm），目光有神，少瞬眼；二是上眼睑挛缩，向下看时上眼睑不能随眼球的下转而下移；三是眼球内侧聚合能力减弱；四是向上看时，前额不起皱纹。上述眼征主要由于交感兴奋眼外肌群和上睑肌（Muller 肌）所致，球后压力改变不一定很大。此类突眼预后良好，治疗效果好。

浸润性突眼又称恶性突眼，患者常有显著的眼部症状，如怕光、复视、视力减退、异物感、眼球活动度受限，甚至固定。眼球突出较明显，一般突眼度均而且两侧可以不对称，读数差可≥2 mm，但很少超过 5 mm。由于高度突眼，眼睑不能闭合，结膜与角膜经常暴露，尤以睡眠时为著，从而引起充血、水肿，进而感染，导致结膜炎、角膜炎甚至全眼球炎，以致失明。浸润性突眼是由于眼眶内容物体积增大，压力增高所致，主要是由于脂肪增加，肌肉增粗，淋巴细胞浸润，水分和黏多糖含量增加所致。本组突眼对治疗反应差，少数病人的突眼为进行性加重，若不给予有效的治疗可致失明。

2. 局部的黏液性水肿

约 5% 的病患者有局部的黏液性水肿。本征多见于胫骨前，但身体其他部位亦可受累，如面部、足背和脚趾。黏液性水肿区域的皮肤色泽变深、粗糙，毛孔增粗，呈橘皮状，汗毛粗糙，皮肤增厚而硬，有时呈大小不等斑块样结节，圆形或椭圆形，棕红色，高起周围皮肤。一般无明显症状，有时有轻度发痒和烧灼感。病理活检可见浅层皮肤有黏多糖透明质酸沉积，胶原增多，结缔组织纤维化，肥大与吞噬细胞增多。发病机理与自身免疫有关。

3. 甲状腺性杵状指（thyroid acropathy）

男女均可发生，指端皮肤粗厚，指（趾）增大，软组织肿胀，末端指（趾）肥大呈杵状。X 光照片可见指（趾）骨骨膜下新骨形成，此征少见。

三、实验室及其他检查

任何可疑的甲亢患者均需进一步做至少两项以上的实验室检查。检查的选择取决于医院的设备与医生的经验。

（一）基础代谢

约 85% 的患者高于正常范围（-10 ～ 15%），其程度与病情相一致。临床上一般将 +15 ～ +30% 归为轻型，+30 ～ 60% 为中型，＞ +60% 为重型。判断基础代谢时，应注意下述影响基础代谢升高的因素，如妊娠、发烧、心肺功能不全、白血病、恶性肿瘤、情绪、药物（肾上腺素、麻黄素、咖啡因及氨茶碱等）及代谢紊乱的疾病。临床上也可用下列公式估计，方法是禁食 12 小时，睡眠 8 小时后，清晨空腹，静卧时测脉率、血压，然后用下列公式计算，可供参考。

基础代谢率（%）=（脉率 + 脉压）-111

基础代谢率（%）=0.75［脉率＋（0.74×脉压）］-72

（二）血中甲状腺激素浓度的间接测定

1. 甲状腺激素结合试验（THBT）或 125I- 三碘甲腺原氨酸吸收试验（125I-T3U）血中甲状腺激素

（T4）绝大部分都与 TBG 结合。T3 与 TBG 结合不及 T4 牢固，易被后者所取代。T3和 TBG 结合的量取决于 TBG 被 T4 饱和的程度或未结合 TBG 的剩余结合容量。加入一定量的 125I-T3 于病人血清中，125I-T3 即与血清中的 TBG 剩余结合容量结合，未被结合的呈游离状态的 125I-T3 则可被红细胞、树脂或活性炭等吸附剂所吸附，测定吸附的游离125I-T3（吸收试验）或测定血浆 TBG 结合 125I-T3（结合试验），就能了解 TBG 剩余结合容量，从而间接反映血循环中 T4 的浓度。如做吸收试验，125I-T3 吸收率在甲亢时升高；如测 TBG 结合 125I-T3 的结合率，甲亢时则减低。国内 125I-T3 红细胞吸收率，各单位不一，一般正常值为 13+4.6%，> 17% 可诊断为甲亢。也可用 125I-T3 结合率与正常者的比值，正常值为 0.99±0.10，< 0.83 为甲亢，本试验的缺点是准确度不够，与临床诊断符合率不够高，并可受 TBG 浓度的影响。

2. 游离 T4 指数（FT4I）

血清 TBG 剩余结合容量由血 TT4 与 TBG 浓度这二个变量决定。当 TBG 浓度正常时，125I-T3 吸收率（或摄取比值）和血清 TT4 浓度相平行，但当 TBG 浓度不正常时，二者结果向相反方向变动，如妊娠时，由于血中 TBG 浓度增高，而使 TT4 增高，125I-T3 吸收率（或摄取比值）相应降低，但其游离甲状腺素（FT4）则不受 TBG 改变的影响，若将 125I-T3 摄取比值（或结合比值的倒数）乘以血清 TT4，所得的数值称为"游离甲状腺素指数"（FT4），此指数与血清 FT4 水平成正比，可代表 FT4 的相对值，从而消除了TBG 不正常的影响。

3. 尿中甲状腺素测定

FT4 与 FT3 可由肾小球滤出，因而尿中 T3、T4 的排出量可间接反映血中 FT4、F3 的浓度，且不受 TBG 浓度的影响。与蛋白质结合的甲状腺素不能由肾小球滤出。正常值，T4 为 43 ~ 12.7μg/24h 尿，T3 为 2.0 ~ 4.5μg/24h 尿，甲亢时则高于上述值。

（四）甲状腺摄 131 碘率测定

空腹口服 2μciNa¹³¹I 后。3 及 24 用同位素计数器测定其甲状腺的放射性脉冲数，与标准源比较，求出相对百分比。其正常值为 3 小时 5% ~ 25%，24 小时为 20% ~ 55%，高峰在 24 小时出现。甲亢患者 3 小时 > 25%，24 小时 > 45%，且高峰可前移至 3 小时。本测定诊断甲亢的符合率可达 90%，但没有观察疗效的意义。缺碘性甲状腺肿的吸收率也可增高，须采用 T3 抑制试验鉴别。含碘食物、含磺药物、抗甲状腺药物等均可使患者摄

131 碘率下降；女性避孕药可使之升高，测定前应停用此类药物 1 ~ 2 月以上。孕妇及哺乳期妇女禁止作本测定。

（五）甲状腺腺素抑制试验（T3 抑制试验）

正常人一定剂量的甲状腺激素可抑制 TSH 的释放，使甲状腺对碘的摄取降低。甲亢患者功能呈自主性，故甲状腺吸碘率不受甲状腺激素的抑制。

方法：先作甲状腺摄 131 碘率测定，随即每日口服甲腺片 180mg（成三碘甲腺原谷氨酸钠盐 20μg/8 小时），连服 7 日，第 8 日重复甲状腺摄地率测定。

抑制率（%）= 第一次 131 碘率 − 第二次摄 131 碘率 / 第一次摄 131 碘率 × 10。

结果：正常抑制率 > 50%；甲亢患者则 < 50%。

（六）促甲状腺激素释放激素（TRH）

兴奋试验 TRH 能促进 TSH 的合成与释放。甲亢患者 T3、T4 增高，反馈抑制 TSH 的分泌，故 TSH 的分泌不受 TSH 兴奋。方法是先测定血清中的 TSH 水平，然后静脉注射 TRH400μg（溶于生理盐水中），注射后 15 分钟、30 分钟、60 分钟和 120 分钟分别取血清 TSH 浓度。

正常人注射 TRH 后 30 分钟血清 TSH 出现峰值，可达 10 ~ 30μIU/mL。女性反应较男性为高。甲亢患者则呈无反应状态，若有反应就可排除甲亢。本试验安全、迅速、方便，在临床上有取代 T3 抑制试验的趋势。

四、诊断及鉴别诊断

诊断本除上述临床症状与有关体征外，应有两个或更多的甲状腺功能检查或试验加以证实。临床和实验室之间有时会发生矛盾，二者会不完全一致，这可能是多种因素所致，如实验室误差、诊断标准的掌握、疾病类型、病程、药物、儿茶酚胺受体敏感性等。在鉴别诊断方面应注意下面几种疾病。

（一）单纯性甲状腺肿

甲状腺肿大，但无甲亢症，各种甲状腺功能检查均属正常范围。

（二）神经官能症

精神神经症候群与甲亢相似，但无甲亢的高代谢症群，食欲不亢进，双手平举呈粗震颤，入睡后脉率正常无甲状腺肿和眼征，甲状腺功能检查正常。

（三）其他原因的甲亢

如垂体性甲亢、自身免疫性甲状腺炎、亚急性甲状腺炎、异原性 TSH 甲亢等，均可通过相应的特别检查加以鉴别。

（四）其他

消瘦、低热须与结核、癌症等鉴别，腹泻须与慢性结肠炎等鉴别，心律失常须与风心病、心肌炎及冠心病等鉴别，单侧突眼须与眼眶内肿瘤鉴别。

五、治疗

甲亢有三种标准的治疗方法：

（一）抗甲状腺药物

所有患者均可为抗甲状腺药物所控制。其应作为甲亢的首选治疗方法。常用的为硫脲类中的甲硫氧嘧啶和丙基硫氧基嘧啶，咪唑类中的地巴哩与甲亢平等。硫脲类与咪唑类的抗甲状腺药物的药理作用在于阻抑甲状腺内的过氧化物酶系统，抑制碘离子转化为新生态碘或活性碘，从而妨碍碘与酪氨酸的结合，阻抑甲状腺素的合成。丙硫氧嘧啶还可抑制外周组织中的 T4 转化为 T3。本类药物口服容易吸收，吸收后分布于全身组织中，并能通过胎盘，在乳汁中的浓度为血液浓度的 3 倍。药物主要在肝脏代谢，单剂口服半衰期为 1～2 小时。约 60% 药物在体内破坏，其余多以结合的形式自尿中排泄。肝、肾功能不良者，剂量应酌减。

1. 适应症

病情较轻，甲状腺轻至中度肿大患者；20 岁以下青少年及儿童、老年患者；妊娠妇女；甲状腺次全切除，术后复发，又不适宜于放射性 131 碘治疗者；手术治疗前准备；辅助放射性 131 碘治疗；伴突眼症。

2. 副作用

一般不良反应有头痛、关节痛、唾液腺肿大、淋巴结肿大及胃肠道症状。可对症处理或适当减少用量。过量应用可造成甲状腺功能低下，引起畏寒、乏力、黏液性水肿，停药后大多可以自愈。粒细胞减少和粒细胞缺乏常见于初用药后 1～3 月内或再次用药后 1～2 周，应注意患者服药期间有无发热、咽痛、肌痛、虚弱和感染症状，一旦发现上述表现应立即停药，做白细胞检查。一般情况下，应定期检查白细胞，如白细胞低至 $3 \times 10^9/L$（3000/mm³）或粒细胞低于 $15 \times 10^9/L$（1500/mm3）时应停药治疗，回升后改用其他抗甲状腺药物。药疹，多为轻型，极少出现严重的剥脱性皮炎。一般药疹可用抗组织胺药治疗，必要时停药或改用其他抗甲状腺药物。若发生剥脱性皮炎，应立即停药并做相应处理。

治疗 1～2 年后，如小剂量抗甲状腺药物能维持疗效，甲状腺缩小，血管音消失，突眼减轻，血清 T3、T4 正常，甲状腺吸收率能被甲状腺激素抑制，血循环中 TSAb 转为阴性或滴度明显下低，可试行停药，继续观察。治疗后复发的患者，平均多在停药后一年内发生，故停药后应定期复查，特别是血循环中甲状腺自身抗体的检查，必要时可做 TRH 试验。

抗甲状腺药物作用缓慢，不能迅速控制甲亢的多种症状，尤其是交感神经兴奋性增高的症状。因此，在治疗初期，可联合应用。阻滞剂普萘洛尔，10～20mg，一日2～3次，以改善心悸、心动过速、多汗、震颤及精神紧张等症状。普萘洛尔还适用于甲亢危象和甲状腺手术或放射性碘治疗前的准备，对急性甲亢性肌病的治疗也有一定效果。对患有支气管哮喘，房室传导阻滞、心动不良和妊娠患者禁用。

在减药期开始时，可适当加服小剂量甲状腺抑制剂，如甲状腺片20～40mg，一日一次，或甲状腺素50～100μg，每日一次，以稳定下丘脑—垂体—甲状腺轴的关系，避免甲状腺肿和突眼加重。

（二）放射性间 131I 治疗

甲状腺有高度浓聚 ^{131}I 的能力，衰变时放出 β 和 γ 射线（其中99%为 β 射线），射线在组织内的射程仅为2mm，故电离作用仅限于甲状腺局部而不影响邻近组织。甲亢病人体内的 ^{131}I 在甲状腺内停留的有效半衰期平均为3～4天左右，因而可使部分甲状腺上皮组织遭到破坏，从而降低甲状腺功能达到治疗的目的。

放射性 ^{131}I 治疗虽然有效，但其困难是准确地计算服用的剂量，以使甲状腺功能恢复到恰到好处的程度。所给的放射性剂量取决于若干因素：所给 ^{131}I 的放射强度；甲状腺摄取 ^{131}I 的强度和剂量；放射性 ^{131}I 在腺体内停留时间的长短；甲状腺大小的估计是否准确；甲状腺对放射性碘的敏感度。这些因人而异，且无法测定。

1. 适应症

年龄在35岁以上；甲状腺全切除后又复发的甲亢患者；对抗甲状腺药物过敏者，或不能坚持长期服药者；同时患有其他疾病，如肝、心、肾等疾病，不宜手术治疗者；功能自主性甲状腺腺瘤者。

2. 禁忌症

妊娠或哺乳妇女；年龄在20岁以下者；有重度肝、肾功能不全者；周围血白细胞数＜ 3.0×10^9L（3000/mm3），或粒细胞数＜ 1.5×10^9L（1500mm3）者；重度甲亢患者及甲亢危象者；重度浸润性突眼症者；除热结节外的结节性甲状腺肿伴甲亢者。

3. 剂量和用法

根据估计的甲状腺重量，可计算口服最大剂量，计算方法如下：^{131}I 剂量（MBq）二甲状腺重量（g）× 每克甲状腺组织需要的成I量（MBq/g）/甲状腺最高摄 ^{131}I 率（%），式中每克甲状腺组织需要的剂量为2.6～3.7MBq（70～100μg/g）。甲状腺中度肿大，病情中等，有效半衰期在4天以上者，一般给2.96MBq（80μg/g）。下列情况应增量：甲状腺较大且硬；病程长，长期用药物治疗效果不佳者；有效半衰期短，年龄大者，若第一疗程效果不理想，第二疗程应酌情加量。反之，凡病程短、未经药物治疗、年龄小、甲状腺不大和手术后复发者剂量应酌减。按上式计算的辐射吸收剂量约为60～100Gy

（6000 ~ 10000rad）。

4. 治疗副反应

少数患者在服用 ^{131}I 后 1 ~ 2 周内有轻微反应，主要为乏力、头晕、食欲下降、胃部不适、恶心、皮肤瘙痒、甲状腺局部有胀感和轻微疼痛等，一般数天后即可消失。服药后甲状腺血管通透性增加，大量甲状腺素可以进入到血循环中，以致在最初二周内甲亢症状可有加重。

5. 治疗效果

服药 2 ~ 3 周，患者的甲亢症状逐渐减轻，甲状腺缩小，体重增加。新斯的明的治疗作用一般可持续 3 ~ 6 个月，所以第一疗程疗效不满意者，至少要间隔 6 个月才能进行第二次治疗。一次治疗的治愈率约为 50% ~ 80%，总的治愈率在 90% 以上，复发率 1% ~ 4%，部分患者在治疗后 2 ~ 6 个月可发生一次性甲状腺功能低下，多数症状较轻，6 ~ 9 个月内可自行缓解，部分病人可发展为永久性甲减。个别患者可诱发危象，因此，必须注意服 ^{131}I 前的抗甲状腺药物的防治。浸润性突眼征于 ^{131}I 治疗后可恶化，但亦有好转的。

（三）手术治疗

甲状腺全切除是治疗甲亢的有效方法之一，多数患者可得以根治，且可使自身免疫反应减弱，复发率较低。

1. 适应症

药物治疗效果不好，尤其是用药时间长达 2 年以上却无效的患者；甲状腺肿大明显，特别是有结节性的或有压迫症状的患者；药物治疗后又复发甲亢者；有药物毒性反应，不能坚持用药的患者。

2. 禁忌症

甲状腺肿大不明显，症状亦较轻者；甲亢症状重而未控制，手术中或手术后有发生危象可能的患者；甲状腺次全切除后复发者；高度突眼，手术后有可能加重者；年老体弱，合并有心、肝、肾等疾病，不能耐受手术者。

3. 术前准备

术前必须用抗甲状腺药物控制甲亢，使其心率 < 80 次 / 分，血清 T3、T4 及 BMR 基本正常。手术前二周应加服复方碘溶液，每日三次，每次 3 ~ 5 滴，现多用复方碘溶液加普萘洛尔做术前准备，这样术中出血少，术后不易发生危象。普萘洛尔剂量为 10 ~ 20mg，每 8 小时口服一次。

4. 手术并发症

术后并发症主要有伤口出血，感染，甲状腺危象，喉返神经损伤，手足搐搦，甲状腺功能低下（约 10% ~ 15%）与突眼恶化等。

第二节 慢性淋巴细胞性甲状腺炎

一、病因

本病的特点是血中可检出高效价的抗甲状腺抗体，因此被认为是一种自身免疫性疾病。此外，主要的特征还有：患者的甲状腺组织中有大量的浆细胞与淋巴细胞浸润，并可形成淋巴滤泡；淋巴细胞与甲状腺抗原接触后，可形成淋巴母细胞，并产生移动抑制因子和淋巴细胞毒素，提示患者的 T 细胞有致敏活性，其相应的抗原是甲状腺细胞成分；患者的亲属中约 50% 可于血中检出类似的甲状腺自身抗体。患者本人或其亲属易罹患其他脏器或组织的自身免疫性疾病，如 Graves 病，自身免疫性 Addison 病，恶性贫血，萎缩性胃炎，胰岛素依赖性糖尿病，系统性红斑狼疮等。对免疫抑制剂有较好的治疗反应。

二、病理

甲状腺常呈中度弥漫性淋巴细胞浸润，同时可有淋巴滤泡形成，浆细胞浸润与甲状腺滤泡破裂。有些滤泡细胞表现肿大和嗜酸性变，即所谓的 "Askanazy 细胞"。有的患者可伴有黏液性水肿，其甲状腺较小，甚至不能触及，甲状腺组织的改变类似上述改变，但纤维变更明显较细胞浸润减少。

三、临床表现

慢性淋巴细胞性甲状腺炎多见于中年人，但任何年龄组均可累及。女性发病率显著高于男性，约为 20 ：1，起病隐匿而缓慢，常在无意间发现甲状腺肿大，中等大小，少数患者可有局部不适甚至疼痛，易与亚急性甲状腺炎混淆。甲状腺肿大多呈对称性，伴有锥体叶的肿大，腺体表面可呈分叶状，质坚韧如橡皮，甲状腺功能多正常，但有的患者可伴有甲亢，见于年轻患者，称为桥本甲亢（Hashitoxicosis），后期可出现甲减症，少数呈黏液性水肿。

慢性淋巴细胞性甲状腺炎在青少年中以呈弥漫性肿大为主，表面光滑，中年发病者甲状腺多为中度肿大，中等硬度，欠均匀，表面欠光滑，TGA 及 TMA 明显升高。少部分病人的甲状腺质地较硬，难与甲状腺癌或甲状腺髓质癌区别。

四、实验室检查

（一）红细胞沉降率

常增快，血清球蛋白增高，白蛋白降低。

（二）抗甲状腺抗体

约 60% ~ 80% 的患者 TGA 呈阳性，TMA 则约 95% 呈明显的阳性反应。

（三）过氯酸钾排泌试验

约 40% 的患者呈异常反应，表明甲状腺内有碘的有机化障碍。

（四）甲状腺功能

可依据不同的临床类型表现为正常、亢进或减退。

（五）甲状腺扫描

显示分布不均匀或有冷结节改变。

（六）粗针甲腺穿刺活检

可呈现相应的组织学改变。

五、诊断

中年女性如有弥漫性甲状腺肿大，特别是伴有锥体叶肿大时，无论甲状腺功能如何，均应疑及本病。进一步测定 TMA 与 TGA 可协助诊断，过氯酸钾排泌试验有参考价值，甲状腺穿刺做组织学检查可以明确诊断，也可用甲状腺激素试验治疗，每日给甲状腺片 80 ~ 160 mg，如果甲状腺明显缩小，则对诊断有帮助。诊断本病应注意与甲状腺癌、亚急性甲状腺炎、单纯性甲状腺肿大与结节性甲状腺肿等甲状疾病患者相鉴别。

六、治疗

（一）甲状腺激素制剂

甲状腺功能正常或低下时，可用甲状腺制剂，效果良好。每日可服甲状腺片 80 ~ 160 mg。或甲状腺素 0.2 ~ 0.4 mg，具体剂量应根据甲状腺功能，甲状腺肿大程度，患者年龄及心血管系统状况而定。一般在用药 2 ~ 4 周后，症状可改善，甲状腺缩小，此时可适当减少剂量，维持 1 ~ 2 年，甚至更长。

（二）抗甲状腺药物

若伴有甲亢则可适当应用抗甲状腺药物，剂量不宜过大，并监测甲状腺功能，及时调整剂量或停药。此外，还可根据甲亢程度，加用适量甲状腺片，以改善甲状腺肿大及压迫症状。

（三）肾上腺皮质激素

甲状腺肿大明显，压迫症状显著，病情进展迅速的患者，可考虑使用，以在短期内获得较好的疗效，可用泼尼松每日 30 mg，获效后即可递减，一般用药期为 1～2 个月，病情稳定后用甲状腺片维持。若治疗无效，则应重新审定诊断，除外甲状腺瘤或淋巴瘤，必要时可采用手术治疗。

第三节　甲状腺机能减退症

甲状腺机能减退症系甲状腺激素合成与分泌不足，或甲状腺激素生理效应不好而致的全身性疾病。若功能减退始于胎儿或新生儿期，称为克汀病；始于性发育前儿童称幼年型甲减；始于成人称成年型甲减。

一、病因

（一）原发性甲减

由甲状腺本身疾病所致，患者血清 TSH 均升高。主要见于：先天性甲状腺缺，如甲状腺萎缩、弥漫性淋巴细胞性甲状腺炎、亚急性甲状腺炎、甲状腺破坏性治疗（放射性碘，手术）后、甲状腺激素合成障碍（先天性酶缺陷，缺碘或碘过量）、药物抑制；浸润性损害（淋巴性癌、淀粉样变性等）。

（二）继发性甲减

患者血清 TSH 降低。主要见于垂体病、垂体瘤、孤立性 TSH 缺乏、下丘脑综合征、下丘脑肿瘤、孤立性 TRH 缺乏。

（三）周围性甲减

少见，为家庭遗传性疾病，外周靶组织摄取激素的功能良好，但细胞核内受体功能障碍或缺乏，故对甲状腺激素的生理效应减弱。

二、临床表现

（一）成年型甲减

多见于中年女性，男女之比均为 1 ∶ 5，起病隐匿，病情发展缓慢。典型症状如下：

1. 一般表现

怕冷，皮肤干燥少汗、粗厚、泛黄、发凉，毛发稀疏、干枯，指甲脆、有裂纹，疲劳、嗜睡、记忆力差、智力减退、反应迟钝，轻度贫血，体重增加。

2. 特殊面容

颜面苍白而蜡黄，面部浮肿，目光呆滞，眼睑松肿，表情淡漠，少言寡语，言则声嘶，吐词含混。

3. 心血管系统

心率缓慢，心音低弱，心脏呈普遍性扩大，常伴有心包积液，也有久病后心肌纤维肿胀，黏液性糖蛋白（PAS 染色阳性）沉积以及间质纤维化，称甲减性心肌病变。患者可出现明显脂代谢紊乱，呈现高胆固醇血症，高甘油三酯血症以及高脂蛋白血症，常伴有动脉粥样硬化症，冠心病发病率高于一般人群，但因周围组织的低代谢率，心排血量减低，心肌氧耗减少，故很少发生心绞痛与心力衰竭。有时血压偏高，但多见于舒张压。心电图呈低电压，T 波倒置，QRS 波增宽，P–R 间期延长。

4. 消化系统

患者食欲减退，便秘，腹胀，甚至出现麻痹性肠梗阻，半数左右的患者有完全性胃酸缺乏。

5. 肌肉与关节系统

肌肉收缩与松弛均缓慢延迟，常感肌肉疼痛、僵硬。骨质代谢缓慢，骨形成与吸收均减少。关节疼痛，活动不灵，有强直感，受冷后加重，有如慢性关节炎。偶见关节腔积液。

6. 内分泌系统

男性阳痿，女性月经过多，久病不治者亦可闭经。肾上腺皮质功能偏低，血和尿皮质醇降低。原发性甲减有时可同时伴有自身免疫性肾上腺皮质功能减退和 / 或 I 型糖尿病，称 Schmidt 综合征。

（二）克汀病

患儿痴呆，食欲差，喂食困难，无吸吮力，安静，少哭闹，嗜睡，自发动作少，肌肉松弛，面色苍白，皮肤干燥、发凉、粗厚，声音嘶哑，腱反射弱，有发育延迟。

（三）幼年型甲减

幼年患者表现似克汀病，较大儿童则状如成人型甲减，且生长发育受影响，青春期发育延迟，智力与学习成绩差。

无论何种类型的甲减患者，当症状严重，得不到合理治疗时，在一定情况下，如感染、寒冷、手术、麻醉或使用镇静剂时可诱发昏迷，特殊黏液水肿性昏迷。患者先有嗜睡，体温不升，甚至低于 35℃，血压下降，呼吸浅慢，心跳弱而慢，肌肉松弛，腱反射消失，可伴休克，心肾功能衰竭而危及生命。

三、实验室检查

（一）一般检查

患者血常规常有轻、中度贫血，属正细胞正色素性，小细胞低色素性或大细胞性。血糖正常或偏低，葡萄糖耐量曲线低平。血胆固醇，甘油三酯和 $\beta-$ 脂蛋白增高。

（二）X 线检查

做头颅平片、CT、磁共振或脑室造影，以除外垂体肿瘤、下丘脑或其他引起甲减症的颅内肿瘤。原发性甲减，垂体与蝶鞍可继发性增大。

（三）甲状腺自身抗体检查

病因与甲状腺自身免疫有关，患者血中抗甲状腺微粒体抗体（TMA）和抗甲状腺球蛋白抗体（TGA）可增高。

四、治疗

甲减症需用甲状腺激素剂替代治疗，而且为终身治疗。甲状腺制剂有左甲状腺素钠（L–T4），三碘甲状腺原氨酸（L–T3）及甲状腺片，三者强度比大约为 0.1mgT4=25μgT3，T3=40mg 甲状腺片，此外尚有 Euthroid（每片含 T40.06mg，T315μg），Thyrolar（每片含 T40.05mg，T312.5μg）。国内常用制剂为甲状腺片。

剂量及用法：甲状腺片，开始剂量为 20 ～ 40 mg/ 日，每周增加 20 mg/ 日，直至奏效。一般先浮肿消退，然后其他症状相继改善或消失。获满意疗效后，摸索合适的维持量，长期服用。L–T40.05 ～ 0.1 mg/ 日，每 4 ～ 6 周增加 0.05mg，完全替代剂量为 0.1 ～ 0.2mg/ 日。L–T350 ～ 100μg/ 日，分 2 ～ 3 次服用，本药吸收迅速，作用强大，对敏感的甲减病人不利，一般不常规单独使用。1 岁以上儿童每日剂量按 T42.8 ～ 4.4μg/kg 口服，或用相当剂量的甲状腺片（0.1 mgT4 相当 40 mg 甲状腺片）。1 岁以下婴儿剂量需增加，每日按 T410μg/kg 口服。

贫血患者除甲状腺制剂替代治疗外，应按贫血类型补充铁剂，维生素 B12，叶酸或肝制剂等。胃酸缺乏者应补给稀盐酸。

黏液水肿昏迷患者应即刻静脉注射 L-T340 ~ 120μg，以后每日 50μg，分 2 ~ 3 次注射，或用 L-T4200μg 即刻注射，以后每日 50μg，如无注射剂，可将上药溶解后注入胃管，每 4 ~ 6 小时一次，剂量同上。此外应注意保暖，给氧，保持呼吸通畅，输液不宜过快，感染时可输注氢化可的松 200 ~ 300mg，并应用抗生素防止感染。

第四节　糖尿病

糖尿病是一组以高血糖为特征的内分泌代谢疾病。其特点为由于胰岛素的绝对或相对不足和靶细胞对胰岛素的敏感性降低，引起碳水化合物、蛋白质、脂肪、电解质和水的代谢紊乱。

糖尿病发病率较高，我国一般人群发病率为 1% ~ 2%，老年人发病率更高。新中国成立以来随人民生活水平的提高而日渐增多，新中国成立前城市居民低于 1%（北京），现在为 1% ~ 2%，40 岁以上者为 3% ~ 4%，个别报告退休干部可达 12%，农村及山区低于城市。西方工业国家的发病率为 2% ~ 4%。早期糖尿病没有明显的临床症状，不易觉察，在我国与西方工业国家都有大量的糖尿病人未能获得及时诊断和治疗。由于糖尿病的并发症很多，目前也缺乏有效的预防措施，如任其发展，将成为不可逆性的改变，可导致患者病残或死亡。因此，提高对糖尿病的认识，重视早期诊断，有效预防和治疗并发病是当今值得重视的问题。

一、病因及发病机制

糖尿病是复杂的，经常为多种因素共同作用引起发病。

（一）遗传

在部分糖尿病人中明确有遗传因素影响发病，例如在双胞胎中一例发生糖尿病，另一例有 50% 的概率发病。如为单卵双胎，则多同时发病。据统计，假如父或母患非胰岛素依赖型糖尿病，子女发病的危险率为 5% ~ 10%，如父母均患非胰岛素依赖型糖尿病，则子女的发病危险率更高。如一兄弟发生非胰岛素依赖型糖尿病，则其他兄弟的发病危险率为 10% ~ 15%。但胰岛素依赖型糖尿病人的子女中非胰岛素依赖型糖尿病的发病率并不高于一般人群。

已证实胰岛素依赖型糖尿病与特殊的 HLA 有关，危险性高的有 DR3、DR4、DW3、

DW4、B8、B15 等。

现在多认为部分糖尿病系多基因遗传疾病，不是由某个基因决定的，而是基因量达到或超过其阈值时才有发病的可能。

（二）病毒感染

许多糖尿病发生于病毒感染后，例如风疹病毒、流行性腮腺炎病毒、柯萨奇病毒、腺病毒等，可能与病毒性胰岛炎有关。当然不是每例病毒性感染均发生糖尿病。

（三）自身免疫

部分糖尿病人血清中发现抗胰岛 β 细胞抗体。给实验动物注射抗胰岛 β 细胞抗体可以引起糖耐量异常，病理检查也可看到胰岛中有淋巴细胞和嗜酸细胞的浸润等现象。也有报道在胰岛素依赖型糖尿病发病早期用免疫抑制治疗可得到良好效果，甚至"痊愈"。

（四）继发性糖尿病

如破坏了大部分胰岛组织的胰腺和胰腺纤维束性变，肾上腺皮质功能亢进，功能性垂体腺瘤，嗜铬细胞瘤等均可引起继发性糖尿病，即症状性糖尿病。长期服用氢氯噻嗪、皮质激素、肾上腺能药物等均可能导致或促使糖尿病加重。某些遗传性疾病如 Turner 综合征等也容易合并糖尿病。

（五）其他诱因

1. 饮食习惯

与高碳水化合物饮食无明显关系，而与食物组成有关，如精制食品及蔗糖可使糖尿病的发病率增高。由流行病学分析，高蛋白饮食与高脂饮食可能是更重要的危险因素。

2. 肥胖

主要与非胰岛素依赖型糖尿病的发病有关，肥胖是食物的热量超过机体的需要所致。过量进食可引起高胰岛素血症，而且肥胖者胰岛素受体数量减少，可能诱发糖尿病。

二、病理

胰岛 β 细胞数量减少，细胞核深染，胞质稀少呈脱颗粒现象。α 细胞相对增多，胰岛内毛细血管旁纤维组织增生，严重的可见广泛纤维化，血管内膜增厚，胰岛素依赖型糖尿病人明显的胰岛病理改变，β 细胞数量只有正常的10%，非胰岛素依赖型糖尿病人胰岛病变较轻，在光学显微镜下约 1/3 病例没有组织学上肯定病变，在胰岛素依赖型糖尿病的早期，约 50% ~ 70% 的病例在胰岛及周围可见淋巴细胞和单核细胞浸润，称为"胰岛炎"。

约 70% 糖尿病患者全身小血管和微血管出现病变，称为糖尿病性微血管病变。常见于视网膜、肾、心肌、肌肉、神经、皮肤等组织。基本病变是 PAS 阳性物质沉着于内皮下引起微血管基底膜增，此病变具有较高的特异性，糖尿病人的大、中动脉，包括脑动脉、椎动脉、肾动脉和心表动脉。因同样病变亦可见于非糖尿病人，故缺乏特异性。

糖尿病性神经病变多见于病程较长和病情控制不良患者，末梢神经纤维呈轴变性，继以节段性弥漫性脱髓鞘改变，神经营养血管亦可出现微血管病变，病变有时累及神经根、椎旁交感神经节、脊髓、颅神经和脑实质，感染神经损害比运动神经损害明显。

肝脏脂肪沉着和变性，严重时呈类似肝硬化改变。心肌由混浊肿胀，变性发展为弥漫性纤维化。

三、临床表现

早期非胰岛素依赖型糖尿病人没有症状，多于健康检查，普查或诊治其他疾病时发现。根据世界卫生组织资助在中国东北大庆地区普查及 3 年后复查资料，约 80% 糖尿病人在普查前未被发现和处理，据日本统计约有 25% 新诊断的糖尿病人已有肾脏功能改变，提示已非甲期病例。

（一）胰岛素依赖型糖尿病

发病急、常突然出现多尿、多饮、多食、消瘦明显。有明显的低胰岛素血症和高胰高糖素血症，临床易发生酮症酸中毒，合并各种急慢性感染。部分病人血糖波动大，经常发生高血糖和低血糖，治疗较困难，即过去所谓的脆性糖尿病。不少患者可突然出现症状缓解，部分病人也可恢复内源性胰岛素的分泌，不需要或仅需要很小剂量胰岛素治疗。缓解期可维持数月至 2 年。强化治疗可以促进缓解，复发后仍需胰岛素治疗。

（二）非胰岛素依赖型糖尿病

患者多尿和多饮较轻，没有显著的多食，但疲倦、乏力、体重下降。患者多以慢性并发症而就诊，如视力下降、失明、肢端麻木、疼痛、心前区疼、心力衰竭、肾功衰竭等，更多的病人是在健康检查或因其他疾病就诊中发现。

（三）继发性糖尿病

多以原发病临床表现为主。

（四）慢性并发症的临床表现

1. 心血管疾病变

糖尿病性心脏病的特点为典型的心绞痛（持续时间长、疼痛较轻、扩冠药无效），心肌梗死多为无痛性和顽固性心衰。肢端坏疽，脑血管疾病的发生率也较高，均为糖尿病死亡的重要因素。

2. 肾脏病变

由于肾小球系和基底增厚，早期肾小球滤过率和血流量增加，以后逐渐明显下降，出现间断性蛋白尿，发现持续性蛋白尿，低蛋白血症，浮肿，氮质血症和肾功衰竭。正常的肾糖阈为保证血糖不致严重升高，如果血糖经常能超过 28mmol/L（504mg/dL）则提示必然有永久性或暂时性肾脏损害，在现在的条件下，进行性的肾脏病变是难于逆转的。

3. 神经病变

多见于中年以上患者，约占糖尿病人数的 4%～6%，用电生理学检查，则可发现 60% 以上的糖尿病人均有不同程度的神经系统病变。临床可见周围神经病变（包括感觉神经、运动神经和植物神经），脊髓病变，（包括脊髓性肌萎缩、假性脊髓痔、肌萎缩侧索硬化综合征、后侧索硬化综合征、脊髓软化等）、脑部病变（如脑血管病、脑软化等）。及时而有效的治疗糖尿病往往对神经病变有良好的影响，但有时，即使在糖尿病控制比较满意的情况下，糖尿病性神经病变仍然可能发生和发展。

4. 眼部并发症

患者中较多见，尤其病程在 10 年以上者，发病率超过 50%，而且多数较严重，如视网膜病变有微血管瘤、出血、渗出、新生血管、机化物增生、视网膜剥脱和玻璃体积血等。其他包括结膜的血管改变、虹膜炎、虹膜玫瑰疹、调节肌麻痹、低眼压、出血性青光眼、白内障、一过性屈光异常、视神经病变、眼外肌麻痹等，多呈缓慢进展，少数病人进展迅速，在短期内失明。良好地控制糖尿病有延缓眼部并发症发生和发展的可能性的作用。

5. 其他

患者因组织缺氧引起皮下血管扩张，致面色潮经。由于小动脉和微血管病变，经常有皮下出血和瘀斑。供血不良的部位可以出现紫癜和缺血性溃疡，有剧疼，多见于足部。神经性营养不良也可以影响关节，即 Charcot 关节，好发于下肢各关节。受累关节可有广泛骨质破坏和畸形。

四、诊断及鉴别诊断

根据病史，各种慢性并发症及实验室检查、诊断并不困难，应与下列疾病相鉴别。

（一）肾性糖尿

系肾糖阈过低所致，特点为尿内葡萄糖阳性但不伴有高血糖，而且没有明显能量代谢障碍或紊乱。约占尿糖阳性者的 1%，多为遗传性基因异常疾病，可能并有氨基酸尿。肝豆状核变性、某些重金属（如锡、镉、铀等）中毒及来苏儿、硝苯所致肾小管损害时也可以出现糖尿。

（二）滋养性糖尿

少数"健康人"、甲状腺功能亢进者、肝脏疾病患者、胃肠短路术后的病人，在进食大量碳水化合物，尤其单糖和双糖后，由于吸收过快，可能出现短暂的糖尿。与糖尿病的鉴别诊断在于糖耐量试验，空腹血糖正常，半小时和1小时血糖浓度超过正常，但2小时以后血糖正常。

（三）其他糖尿

多为先天性异常或进食果糖或半乳糖过多，可致果糖糖尿或半乳糖糖尿，还原法尿糖试验呈阳性，而葡萄氧化酶法测定则呈阴性。

五、治疗

（一）目的

在现在条件下糖尿病基本上是不能根治的，治疗的目的为尽可能长的保持无并发症及相对正常的生活。为此，除争取使血糖在全部时间内维持在正常范围，还应使代谢途径恢复正常。病情得到良好控制的基本标准为空腹和餐后血糖正常或接近正常，糖化血红蛋白和糖化血清蛋白正常，血脂正常，血液流变学指标正常，没有急性代谢性并发症，体重稳定，保持较正常的生活和工作能力。

（二）一般治疗

教育病人正确地认识及对待疾病，积极配合治疗。早期糖尿病人多没有明显的临床症状，故感觉不到治疗的迫切性，以致不肯坚持治疗，但是如果发生了慢性并发症将是不可逆性病变，甚至难以控制其发展，所以要教育病人了解在发病早期就应坚持治疗的重要意义。

教会病人掌握自我监测手段，能正确地调整饮食和使用药物，会处理药物的不良反应，如低血糖反应等，使病人能在医生指导下进行自我调节和治疗，以争取较好的预后。

（三）饮食控制

糖尿病人需要正常人有相等的热量和营养，但是由于糖尿病人有代谢紊乱和机体调节机制障碍，需要依靠人为的体外调节，故应给予恒量饮食和相对恒定的药物，以保持代谢的正常进行和机体内环境的稳定。

1. 总热量

每日需要总热量与体重和工作性质有关，但个体差异很大，应以保持体重稳定于理想范围，维持正常工作和生活能力为准，定期检查，及时调整。

2. 碳水化合物

应占总热量的 65% 左右，忌单糖和双糖，应含各种聚糖 8 ~ 10g/d。吸收过快的碳水化合物血糖峰值出现早而集中，不利于控制，吸收过慢，尤其糖尿病人胃排空时间延长，将使餐后晚期血糖升高，可以用吗丁啉或 Cisaprid 以促进胃排空，并使用较长作用的降血糖药物。如饮食中碳水化合物过低，将减低胰岛 β 细胞的贮备功能，对病人不利。

（三）蛋白质

应在体重 0.7g/kg/d 左右为宜，虽然糖尿病人多呈负氮平衡，而且经常由肾脏丢失蛋白质，但如大量增加食物中的蛋白质，将损伤肾脏，非常不利。故对早期糖尿病人应注意控制食物中的蛋白质，甚至在肾丢失大量蛋白质时也应慎补过量蛋白质。应以动物蛋白为主，植物蛋白由于氨基酸比例与机体所需的蛋白质不完全相同，故利用不全。废物的排出将增加机体，尤其肾脏的负担，有害无利。

第五章　血液系统常见疾病的诊疗和护理

第一节　严重急性贫血

严重贫血是指病人的血红蛋白（hemoglobin，Hb）低于60g/L、红细胞压积（hemotocrit，HCT）低于15%。在急诊室遇到的严重贫血病人往往是由于急性情况所造成，必须尽快明确诊断，给予恰当的处理以挽救病人的生命。造成严重贫血的常见原因是急性外伤出血、先天性或继发性凝血机制障碍引起的出血和急性溶血。部分严重贫血是由于骨髓造血功能障碍或无效红细胞生成所致，这类贫血发病缓慢，机体已有代偿作用，病人虽然有严重贫血，还能耐受或仅有轻微的症状，只在有感染或全身其他疾病时，贫血症状加重或出现某些系统症状，病人不能耐受而来看急诊。

严重贫血的临床表现与病人的年龄，基础疾病，脑、心血管的基本情况，贫血发生的速度及有无并发症有关系。

病人来急诊时，首先应根据病人的临床表现估计失血量。此时Hb、RBC或HCT不一定能反映实际的失血量，因为在失血的最初几个小时，体内血液的调整和平衡尚未完成（需24～48 h），这三项测定都是用单位体积表示，体内的总血容量与之关系不大，故用它们来估计失血量是不可靠的。应该注意观察病人的血压、脉搏及病人的全身状况，立即给氧气吸入，用大号针头做静脉穿刺，维持静脉通道，先输入生理盐水，即查血型，根据所估计的失血量配血并准备输血。同时重点询问病史及查体，待病人情况稳定后，积极寻找造成贫血的原因。

一、急性失血

大多数健康人短时间失血量在500mL以下时，很少引起症状。如失血量达1000 mL，稍事活动后会有轻微的心血管症状。个别人可能出现血管迷走神经反应，表现为头晕、乏力、出汗、恶心、心律缓慢及血压下降或短暂的昏厥。失血量达1500～2000mL时，出现口渴、恶心、气促、头晕甚至短暂的意识丧失，测血压、中心静脉压及心输出量均会降低，尿量减少。若失血量达2500mL，可以产生休克甚至死亡。病人如有慢性疾病、感染、营养不良或本来就有贫血，失血量较上述为少时，也可导致休克或死亡。

急性大量失血除外伤情况所致外，应首先考虑消化道疾患，如胃、十二指肠溃疡，胃癌，食管静脉曲张破裂，肝癌破裂或肠伤寒出血；其次是妇科疾患，如宫外妊娠、前置胎盘等；或血液疾病，如血友病、血小板减少性紫癜、急性白血病及再生障碍性贫血的可能。应该重点了解有关的病史、体格检查及做必要的辅助检查以证实。急性大出血后，血象会有白细胞、血小板及网织红细胞轻度增多。

治疗应针对失血的基本病因，尽快止血。输入全血、血浆或右旋糖酐以补充血容量，注意预防或纠正休克。

二、急性溶血性贫血

急性溶血性贫血是指在短时期内红细胞被大量破坏而导致骨髓造血功能代偿不足发生的贫血。贫血的程度有时很严重。除贫血造成的组织器官缺氧外，大量红细胞破坏形成的碎片可导致心、肺及肾等脏器损害，凝血机制障碍和抗体抗原反应，严重者可危及生命。

（一）血型不合输血后引起的急性溶血

此类急性溶血多系 ABO 血型不合引起，少数为 Rh 血型不合引起。输血后发生溶血的时间长短不一，取决于抗体的效价和输入的血量。部分病人特别是 Rh 血型不合者，可于输血后数天或数周后出现迟发性溶血反应。表现症状为腰背疼、头胀、心前区压迫感、寒战、发热、恶心、呕吐、气促，也可以有苍白、大汗、不安、皮肤潮湿、血压下降等休克症状和少尿、无尿等急性肾功能衰竭的症状。当大量血管内溶血时，血浆中的游离血红蛋白超过了结合珠蛋白（haptoglobin）所能结合的量时，或转变为高铁血红蛋白后，超过了血红素结合蛋白（hemopexin）所能结合的高铁血红素时，游离血红蛋白便通过肾小球从尿中排出，成为血红蛋白尿，尿色呈暗红色或酱油样。

治疗原则是停止输入不合血型的血，静脉输液及利尿。为减轻溶血，可静脉点滴氢化可的松。

（二）药物引起的溶血性贫血

多种化学药物可以引起溶血性贫血，可有不同的发病机理。

1. 对红细胞直接的毒性作用

如砷化氢是一种气体，在金属冶炼时，由酸与含有砷的金属或矿物接触后产生。吸入后可以发生急性溶血。其他如氯化钠（或钾）、铅、铜、苯等也可对红细胞有直接的毒性作用。

2. 通过免疫机制作用

（1）半抗原型（青霉素型）

用大剂量青霉素（每天用量超过 1000 万～2000 万目）一定时间（1 周以上）后，青霉素能作为半抗原与正常红细胞膜上的蛋白质牢固地结合，产生 IgG 抗体，这种抗体只破坏与青霉素结合的红细胞，发生的溶血性贫血多为轻度或中度贫血。少数病人用药时间过长，亦可有严重贫血。病人在发作时抗人球蛋白试验（Coombs test）呈阳性。治疗原则是停用青霉素。多数病人不一定需要输血，血象可逐渐恢复。

头孢菌素偶尔可起类似的半抗原作用，但大多数只是表现抗人球蛋白试验阳性，不一定有溶血或贫血。

（2）免疫复合物型（奎尼丁型）

奎尼丁、奎宁、非那西汀、依他尼酸、对氨水杨酸、磺胺类及口服降脂药等能刺激 IgM 抗体的产生，并与之牢固地结合成复合物。这种复合物被吸附于红细胞膜上，可以激活补体发生溶血。复合物与红细胞的结合不牢固，离解后还可与其他红细胞结合并激活补体。因此，少量的抗体就能引起大量红细胞的破坏，发生血管内溶血和血红蛋白尿。贫血发生很快，可以出现严重贫血，或伴有急性肾功能衰竭、弥散性血管内凝血（DIC）。

治疗原则是首先停用有关药物。贫血严重者可给输血，但需注意输血可能提供补体而加重溶血。有血红蛋白尿者补充液体及碱性药物。如有急性肾功能衰竭或 DIC，均应注意给予相应的处理。

（3）自体免疫型（甲基多巴型）

α- 甲基多巴、多巴、可作用于抗体形成机构，使免疫细胞发生获得性的改变，产生抗自身红细胞的抗体。在病人的红细胞膜上及血清中存在 IgG 抗体，故抗人球蛋白直接试验与间接试验均可为阳性。这类溶血性贫血起病缓慢，一般症状较轻，不大会在急诊室遇见。

3. 诱发 G6PD 缺乏症病人溶血

一些药物对葡萄糖 6- 磷酸脱氢酶（glucose-6-phosphate dehydrogenase，G6PD）缺乏症病人可诱发急性溶血。这些药物能通过影响红细胞的代谢，导致红细胞膜的氧化性损伤及血红蛋白氧化成高铁血红蛋白，进而凝聚、变性及沉淀，使红细胞的可变形性降低，易于碎裂。病人常于服药后数小时至 1 ~ 2 天内发病，以血管内溶血为主。大量的溶血除有血红蛋白尿、黄疸及严重贫血外，病人可发生休克或急性肾功能衰竭。溶血发作期间病人红细胞内能观察到变性珠蛋白小体（Heinz body）。由病史及 G6PD 过筛试验或 G6PD 活性测定可以诊断。

治疗原则是停用诱发溶血的药物，贫血严重者可以输血，有休克或急性肾功能衰竭者给对症处理。

（三）感染引起的急性溶血性贫血

某些感染，如产气荚膜杆菌败血症时，红细胞迅速被破坏，出现急性溶血性贫血，贫血严重，还可发生急性肾功能衰竭，病死率较高。伤寒或病毒性肝炎亦可并发急性血管内溶血，少数恶性疟疾也可以发生严重的溶血。

一些慢性溶血性贫血病人，如遗传性球形红细胞增多症、G6PD 缺乏症、丙酮酸激酶（pyruvate kinase，PK）缺乏症、不稳定 Hb 病及自身免疫性溶血性贫血等发生感染时，贫血会加重，可以出现严重贫血。

感染引起溶血或贫血加重的原因是综合性的，红细胞破坏增加、骨髓造血功能减退、红细胞生成素减少或利用减低以及铁的利用减少等。治疗原则是以治疗感染为主，贫血严重的可以输血。

（四）阵发性睡眠性血红蛋白尿症（paroxysmal nocturnal hemoglobinuria，PNH）

PNH 是一种慢性血管内溶血性贫血，常会急性发作血红蛋白尿而加重贫血。PNH 的病因尚不清楚。用扫描电镜观察病人的红细胞，发现有损伤性改变。病人的红细胞内乙酰胆碱酯酶活力降低，脂质减少，三磷酸酰苷酶活力增加。除红细胞外，病人的白细胞及血小板对活化补体的敏感性亦增加。粒细胞的功能有改变，如中性粒细胞碱性磷酸酶及乙酰胆碱酯酶活性降低、化学趋向性异常等。少数 PNH 病人在病程中可转变为不同类型的白血病或骨髓纤维化，故有人将 PNH 列为骨髓增生性疾患的一个类型，认为它是造血干细胞发生基因突变的结果。

PNH 病人发作血红蛋白尿前常有一定的诱因，如上呼吸道感染、发热、输血反应、某些药物或食物、剧烈运动、过度疲劳、精神紧张、情绪波动、手术及妇女月经期等，发作的程度及持续时间的长短有不同。除贫血症状加重外，病人常伴有排尿困难、尿道刺痛、腰酸、四肢关节疼痛及恶心、呕吐、腹痛等症状。确定诊断须靠酸溶血试验（Ham test），蛇毒因子溶血试验及尿含铁血黄素试验（Rous test）。

治疗原则是去除诱因，贫血严重者应输入用生理盐水洗涤过的红细胞，肾上腺皮质类固醇对部分病人可以控制血红蛋白尿的发作。

（五）镰状细胞贫血

镰状细胞贫血主要分布在热带非洲和美洲的黑人中，是 HbS 的纯合子疾病。HbS 是 β 珠蛋白链第 6 位上正常的谷氨酸被缬氨酸代替的异常血红蛋白。在缺氧时，HbS 的各分子聚合起来，形成螺旋形的细丝，使红细胞扭曲成镰形。这种镰变的红细胞的可变性降低，在通过脾窦时易于破坏，造成溶血性贫血。体内各组织中局部缺氧时，在微血管中也会发生红细胞的镰变。镰变的红细胞可增加血液的黏滞性，使血流变慢，引起微血管的堵塞，加重了缺氧状态，使更多的红细胞发生镰变，逐渐引起血管内血栓形成、组织梗死和出血。

在临床上，镰状细胞贫血的病人常于感染、麻醉、飞机减压、脱水或酸中毒时诱发红细胞镰变。病人除有贫血、黄疸和脾大外，常伴随有器官损伤，容易误诊，如关节疼痛常被误诊为风湿性关节炎，剧烈腹痛易被误诊为急性阑尾炎，胃、十二指肠穿孔或其他急腹症。靠血片鉴别可找到镰状红细胞，确诊需做血红蛋白电泳，HbS 占 80% 以上。

治疗原则是去除或治疗诱发镰变的原因，对症治疗，给氧、止痛及纠正脱水现象。贫血严重时可输血，条件许可时可用部分换血输血。

（六）溶血尿毒症综合征

溶血尿毒症综合征属微血管病性溶血性贫血。病人主要表现为急性血管内溶血和肾功能衰竭，多发生于婴幼儿。本病的发病机理尚不清楚，有人认为可能是病毒感染触发肾脏内微血管的局灶性血管内凝血引起。

病人通常发病较急，有发热、胃肠道症状，伴贫血、黄疸、尿少，皮肤黏膜可出血，部分病人会有高血压。病人很快发生尿毒症或心力衰竭，可以出现神志模糊、抽搐等神经系统症状。

实验室检查有严重贫血、血小板减少、网织红细胞增多，血片中有破碎的红细胞和球形红细胞。尿中有蛋白、红细胞、白细胞及管型、血红蛋白。进一步检查则见血浆游离血红蛋白和胆红素增高，尿素氮和肌酐明显增高，可以由 DIC 的实验室发现。

本病预后不良，多数病人死于急性肾功能衰竭。治疗原则是积极治疗肾功能衰竭。血红细胞、肾上腺皮质类固醇、肝素及抗血小板聚集剂的应用等。

三、急性再生障碍性贫血（急性再障）

急性再生障碍性贫血是由于某种原因使骨髓造血功能发生急性障碍所引起的一种严重的血液疾病。其发病机理不明。目前多数学者认为是由于骨髓多能干细胞和（或）微循环受损产生的一系列骨髓功能和形态变化所致。近来有人认为也有免疫学机理参与致病。有些急性再障病人的药物（主要是氯霉素、保太松、磺胺类等）的服用史或放射线接触史。

急性再障的临床表现除有不同程度的贫血外，常伴随较严重的多处出血倾向，除皮肤黏膜外，还可以有消化道、泌尿道、子宫、眼底或颅内等脏器的出血。少数病人可发热，多为严重的感染及败血症所致，体温多在 39℃以上。

根据病史、体格检查无明显淋巴结、肝、脾肿大及实验室检查有上述发现，急性再障的诊断并不难，但要注意除其他全血细胞减少外的疾病，如 PNH、低增生性白血病、恶性组织细胞病及巨幼细胞性贫血等。

急性再障的治疗原则是中断与致病因素的接触；贫血严重者需输血以维持血红蛋白在一定的水平；积极治疗失血及感染；有条件时应予胎肝移植或骨髓移植。

第二节 白血病急诊

白血病是造血组织常见的恶性疾病，在儿童和青年的恶性肿瘤中列居首位，其特征是某一类型白细胞及其前身细胞在骨髓及其他造血组织中呈异常的弥漫性增生，并浸润各组织器官产生各种症状，外周血中白细胞有质和量的变化。近年来由于治疗的进展，某些类型白血病已有长期生存者。本病有时发病很急因而需要急诊，只有及时准确做出诊断才能有针对性处理。

一、病因

尚未彻底阐明，本病可能是由于多种因素相互作用的结果。

（一）电离辐射

射线可诱发白血病已被证实，但它在白血病病因中只占很少一部分。

（二）化学因素

在人类中肯定能引发白血病的化学物质有苯及其衍生物甲苯。

（三）病毒

现已分离到 C 型 RNA 逆转录病毒（HTLV-1 型）为成人 T 淋巴细胞白血病的病因，但其他类型白血病是否也与此病毒有关尚待进一步研究。

（四）遗传因素

已有证据表明遗传缺陷可能导致白血病。

（五）基因突变

近年的研究认为染色体异常与易位能使细胞癌基因被激活而失控，从而引发白血病。

二、分类与分型

白血病通常根据自然病程及骨髓中原始细胞的多少分为急性与慢性；又根据增生的细胞系分为粒细胞、单核细胞、淋巴细胞白血病及一些特殊类型白血病,如毛细胞白血病等。

（一）急性白血病

急性白血病是一组在形态学方面极为多样化的疾病，由于分类对治疗有实用价值且统一分型的命名有利于经验交流，近十多年来大多数国家逐渐采用 FAB 协作组（由法国、美国和英国 7 位血液学家组成）在国际上提出的命名方案。

1. 急性淋巴细胞白血病（ALL）

根据形态学分 3 型：L1 型（儿童 ALL85% 为此型）、L2 型（成人 ALL 以 L2 型占多数）、L3 型（少见）。

2. 急性非淋巴细胞白血病（ANLL）或急性髓性细胞白血病（AmL）

根据形态学分 7 型：Ml 型（粒细胞未分化型）；M2 型（粒细胞部分分化型）；M3 型（颗粒增多的早幼粒细胞型）；M4 型（粒单细胞型，）尚有一变异型 M4E；M5 型（单核细胞型），又分 M5a 及 M5b；M6 型（红白血病）；M7 型（巨核细胞型）。

分型除依赖光镜下形态学检查外，尚需借助细胞化学染色和（或）免疫学方法，互为辅助诊断。

（二）慢性白血病

1. 慢性粒细胞白血病（CmL）

CmL 的病程分慢性期及恶变期两个阶段。

2. 慢性淋巴细胞白血病（CLL）

三、临床表现

（一）急性白血病

发热、出血、贫血及浸润为急性白血病的四大主要临床表现。发热常为首发症状。贫血早期即可发生，呈进行性加重。出血可轻可重，部位以鼻腔、口腔、皮肤为多见，严重者可有脏器及颅内出血等。白血病细胞浸润各脏器及组织，由于浸润程度及部位不同，临床表现也有差异，如肝、脾、淋巴结肿大，骨及关节疼痛，颅神经麻痹，胸腔积液，牙龈乳头增生，单侧眼球突出，睾丸无痛性肿大等，

（二）慢性白血病

CmL 在慢性期阶段症状不多，有些乏力，消瘦及低热等。恶变期有高热、骨关节痛、贫血、出血等急性白血病表现。CLL 早期症状也不多，乏力、消瘦、淋巴结肿大等，晚期多有贫血、出血、感染及恶病质。

四、实验室检查

（一）急性白血病

1. 外周血检查

贫血，白细胞计数减低、正常或增高，血小板计数多减少，血片分类有不同数量的原始及幼稚细胞，在 ANLL 可见棒状小体（Auer 小体）。

2. 骨髓检查

骨髓增生程度可自明显活跃到极度活跃（个别病人增生低下），原始及幼稚细胞显著增生，红系大多明显减少（M6 型红系亦增生，且可见幼红细胞类巨变），巨核细胞也明显减少。

3. 其他

血尿酸多增高，脑膜白血病在脑脊液中可找到幼稚细胞。

（二）慢性白血病

1. 外周血检查

白细胞计数明显增高，分类可见中幼、晚幼粒细胞以及嗜酸、嗜碱粒细胞增多，是 CmL 的主要特征。白细胞计数增高或正常，但以淋巴细胞明显增多，且分类中成熟淋巴细胞占 60% 以上是 CLL 的主要特点。CmL 及 CLL 早期可无贫血，血小板正常（CmL 可增高），晚期均会出现贫血及血小板减少。

2. 骨髓检查

CmL 示粒系统明显增生，中幼、晚幼及杆状粒细胞增加，原粒及早幼粒可稍偏高，嗜酸及嗜碱粒细胞增多。CLL 示增生活跃，成熟淋巴细胞在 40% 以上，原始淋巴细胞不超过 2%。

3. 其他

Ph1 染色体阳性可见于 CmL，而 CLL 血清中免疫球蛋白常减低。

五、急性白血病的诊断

除临床表现及外周血象有变化外，最重要的骨髓涂片检查某一系列的原始及幼稚细胞高于 30% 以上才能诊断（注意与骨髓增生异常综合征及类白血病反应相鉴别）。

六、急性白血病的治疗

除支持疗法外，近 10 多年来也采用诱导缓解、长期维持并强化的间歇联合化疗方案。

治疗分三个阶段。

（一）诱导缓解期

采用联合数种作用于细胞周期不同时相且毒性不同的药物，大剂量短期冲击杀灭白血病细胞，促使骨髓原始及幼稚细胞下降至5%以下，达到所谓的骨髓完全缓解。此期需应用几个疗程不等，若无效则另换方案重新诱导。

（二）巩固治疗期

继续应用原有治疗方案巩固1～2个疗程。目的是使体内残存的大量白细胞进一步被消灭。

（三）维持治疗期

此期应用小剂量的化疗药物，轮流单药序贯，并定期给以短疗程强化治疗，目的是延长缓解期。至于维持治疗的时限可3～5年不等。

此外，尚需防治中枢神经系统白血病，定期鞘内注射化学药物。男性患者应定期检查睾丸是否肿大，若有浸润不加以治疗可成为白血病复发的潜在病灶。

七、常见的白血病急诊及处理

（一）出血

白血病的出血可遍及全身各个部位，致命的出血需要及时处理。

1. 由于急性白血病并发弥散性血管内凝血（DIC）

引起严重或广泛出血的急性白血病细胞可释放凝血活酶样物质激活凝血系统，产生典型的DIC，尤以M3型发生率最高，其次为M5型，而ALL较少发生。M3型的特点是发病急，病情较凶险，出血倾向严重，自然病程短，大约两周左右，常死于脑出血或胃肠道出血和感染等。其约占急性白血病的6%，过去病死率高，近年来有效的化疗药物增多，M3的预后大为改观，若治疗及时并处理恰当，常可获得长期生存。因此，遇有患者皮肤出血呈瘀点或大片瘀斑，穿刺部位易发生皮下出血或血肿，或多部位出血，如鼻腔、牙龈、口腔黏膜、球结合膜下、眼底等出血，严重者咯血、便血、尿血等，肝、脾及淋巴结肿大及胸骨压痛不明显者，应急查外周血尤其是血涂片，并同时静脉取血测凝血时间、凝血酶原时间、3P试验、纤维蛋白原半定量、优球蛋白溶解试验、FDP定量等。若血涂片发现有多数异常的早幼粒细胞（胞质内充满粗大和深染的嗜苯胺蓝颗粒，但有时可为淡黄色细小颗粒），M3型多可基本确定（仍需做骨髓确诊，但有时涂片会不满意，因此型早期有高凝，骨髓液很易凝固）。若凝血时间缩短、凝血酶原时间延长、纤维蛋白原减少、3P试验阳性、FDP定量增加则说明存在DIC，应给以肝素治疗。由于白血病细胞的促凝活性增高是发生

DIC 的起因，不消灭这些细胞就不能从根本上解决，因此需要早期进行化疗。然而化疗会使白血病细胞大量破坏，常又诱发或加重 DIC，所以必须化疗与抗凝同时进行，即肝素治疗 1 ~ 2 天后开始同时进行化疗。

2. 由于血小板减少或血管壁遭浸润破坏而引起的出血

（1）脑出血

常为白血病致死原因之一。白血病脑出血前常先已有皮肤黏膜的出血及贫血等病史，诊断未明确前可按一般原则处理，如保持安静、避免搬动、给氧等。诊断明确后输注浓缩血小板悬液或新鲜血，静脉滴注肾上腺皮质类药物如地塞米松 20mg/d，分次静滴，及每 6 ~ 8 h 静脉速滴 20% 甘露醇 250 mL，目的是减轻脑水肿以防止脑疝。

（2）胃肠道出血

由于血小板减少或白血病细胞局部浸润均有可能引起溃疡出血。除输新鲜血外，上消化道出血可口服或胃管注入冰生理盐水 200 mL，内加去甲肾上腺素 8 ~ 10 mg，也可口服云南白药、三七粉、凝血酶或鲜藕汁，也可试用静脉滴注西咪替丁。下消化道出血可试用琥珀酸氢考 100 ~ 200 mg 加 100 mL 生理盐水保留灌肠。

（3）阴道出血

如为月经经血量过多，可肌注丙酸睾酮 100 mg，每日 1 次，连用 3 ~ 5 天，并可于月经第 5 日开始较长期服用复方炔诺孕酮（避孕药），暂时避免月经来潮，以免加重贫血。如为年轻女性可试用苯甲雌乙醇以达到止血的目的。阴道出血一般多来自宫腔内出血，如子宫功能性出血，但对年轻女性仍应注意意外流产、宫外孕等可能。此外有人提出采用三联药，但对白血病病人不合宜，因止血后尚有撤退出血问题，年龄较大的妇女可请妇科会诊，确定可否采用棉酚治疗，促使绝经。若出血量很大，不能止住，亦需征求妇科意见，有无子宫填塞或子宫切除的适应证。

（4）鼻衄

是白血病最常见的出血。出血量不大时，鼻部冰袋冷敷，局部压迫止血可用沾有肾上腺素、麻黄素等血管收缩剂的纱条填塞，或用沾有凝血酶、中药止血粉等纱条填塞。若出血量大需请耳科医生协助前、后鼻道均填塞。需要注意的是填塞物应于 48h，最迟不能超过 72h 取出，否则易引起局部继发感染。

（5）牙龈渗血

亦可采用局部冰敷或压迫止血（附以止血药物），佐以 1.5% 双氧水或凉血、止血的中药汤剂含漱。

3. 获得性凝血因子异常的出血

一部分已确诊的白血病在门诊进行化疗，晚期病人应用大剂量化疗有时对肝功能有明显损害。因许多凝血因子是在肝脏合成，肝有实质性损害时易发生出血倾向，其中以维生素 K 依赖性凝血因子的合成障碍最常见。除应停止化疗外，应输新鲜血浆，并给以维生素 K 静注及保肝治疗。

（二）发热

白血病患者若以发热为首发症状急诊时，如不详细查体常可误为感冒等；应注意检查有无皮肤、黏膜苍白、出血点，不对称的眼球突出（眼眶为绿色瘤的好发部位），牙龈乳头是否肿胀、增生、易出血，口腔有无溃疡，唾液腺及泪腺有无肿大，胸骨后有无疼痛，肢体骨及关节有无触痛，肝、脾、淋巴结是否肿大等。如有可疑应查全血象，仅查白细胞计数易于漏诊。发热主要与感染有关，因正常白细胞减少及免疫功能降低所致。其次与白血细胞增殖代谢亢进有关。初发的白血病未治前，早期的发热一般较易控制；而经过多次化疗病情未控制或复发及晚期病人的发热较难控制。因经多次化疗机体免疫功能低下，加以粒细胞减少，炎症反应低下，感染部位多而潜在，常不易找到明显的感染灶。尤其患者经常到医院就医，而医院病原菌多而杂，且常为耐药菌株或真菌、病毒等。遇到白血病长期发热而未得到控制者，应注意积极寻找感染灶及做病原菌的检查，可摄胸片、血培养（包括厌氧菌培养）、咽拭子及痰培养、痰抗酸杆菌及口腔涂片等检查。根据医院资料经细菌学证实的感染中，革兰阴性杆菌的感染明显高于革兰阳性球菌的感染，因此，在未获得细菌培养结果前，选择包括对革兰阴性杆菌有效的广谱抗生素，或联合有针对性的抗菌药物，并最好经静脉给药。注意除外真菌感染，可做口腔或痰涂片检查。若长期发热而自觉症状尚好，未找到明确感染灶者亦可试用抗痨试验治疗一时期。中性粒细胞明显减少者，有条件时输粒细胞或输新鲜血细胞成分（离心沉淀移去血浆）。凡局部有感染灶者应注意同时进行局部处理，如口腔溃疡感染、肛周感染、软组织感染等可局部清洁后加中药外用等治疗。初治或白血病复发伴发热而又未发现明确的感染灶时，可能为白血病本身所致，可在抗感染的同时进行化疗。

（三）贫血

白血病的贫血有时与出血程度并非平行，因贫血是由于红细胞生成受抑制，并与红细胞寿命缩短、无效性生成增加以及溶血或广泛出血丢失有关。一般早期 ANLL 较 ALL 贫血明显，尤以 M6 型更为明显。白血病进行化疗亦常加重贫血，如化疗引起骨髓抑制贫血更为明显。严重贫血可诱发心力衰竭而导致急诊，此时应及时输红细胞或新鲜全血，并给以利尿剂、氧吸入等，单纯给强心药物并无益处。在 CLL 病人中约有 20% ~ 30% 的患者在晚期可发生自家免疫性溶血性贫血（抗人球蛋白试验阳性），应给以肾上腺皮质激素治疗。

第六章　骨外科常见病护理

第一节　骨科常见护理技术

一、翻身

协助患者翻身是护士的基本功，因此，掌握正确的翻身方法至关重要。翻身总的原则是保证患者舒适、安全，使被压迫的部位能得到减轻或改善，避免压疮的发生。如何在翻身时既可预防压疮发生又使患者感觉舒适、无痛或疼痛减轻，这是骨科护理的重点之一，也是最能体现人性化关怀的一面。

（一）翻身方法

1. 四肢骨折患者翻身

（1）协助患者翻身

一人站在患者翻身部位的对侧，一手扶住肩膀，一手扶住腰部，另一人站在床尾，抓住患肢稍做牵引，随着身体的翻转而同步转动患肢，并在臀下垫软枕，每2 h一次。

（2）指导患者翻身

指导患者如何利用肩膀、腹肌及健肢进行翻转身体和抬高臀部动作。首先，健肢屈曲，用力蹬床，一手扶住床栏，侧转身体。其次，指导其用两侧肩膀及健肢三点一线，辅以腹肌用力使腰背及臀部抬高，并用双手掌轻托髋部，手指平伸轻揉臀部及骶尾部，从而提高自护能力，避免臀部长期受压，促进血液循环。

2. 因昏迷、瘫痪及其他各种原因不能起床的患者翻身

患者仰卧，一手放于腹部，另一手（侧卧方向的手）上臂平放外展与身体成45°角，前臂屈曲放于枕旁，护士站立于床旁一侧，轻轻将患者推向对侧，使患者背向护士。

3. 脊柱骨折患者的翻身方法

保持受伤的局部固定，不弯曲、不扭转。例如，给一个伤在胸腰椎的患者翻身时，要

用手扶着患者的肩部和髋部同时翻动。如伤在颈椎，则须保持头部和肩部同时翻动，以保持颈部固定不动。患者自己翻身时，也要掌握这个原则。其方法是：挺直腰背部再翻动，以绷紧背肌，使其形成天然的内固定夹板，不要上身和下身分别翻转。伤在颈椎的患者，也不可以随意低头、仰头或向左右扭转。对于脊柱骨折患者不可随便使用枕头。

4.髋部人工假体置换术后的翻身方法

患者术后 1 ~ 3 d 最好采取两人翻身方法。护士分别站在患者患侧的床边，先将患者的双手放在胸前，让患者屈曲健侧膝关节。一人双手分别放至患者的肩和腰部，另一人将双手分别放至患者的臀部和患肢膝部，并让患者的健侧下肢配合用力，同时将身体抬起移向患侧床沿。然后让患者稍屈曲健侧膝关节，在两膝间放置 2 ~ 3 个枕头，高度为患者双侧髂前上棘之间距离再加 5 cm，操作者一人双手再分别放至患者的肩和腰部，另一人双手分别放至臀部和患肢膝部，同时将患者翻向健侧，将患肢置于两膝间的枕头上。保持患肢呈外展 15° ~ 20°，屈髋 10° ~ 20°，屈膝 45°，然后在患者的背部垫一软枕，胸前放一软枕置上肢，注意保持患者的舒适。

（二）护理注意事项

（1）心理护理：首先，承认患者翻身的痛苦，耐心倾听，提出解决痛苦的方式。了解他们的心理动态，坦承翻身的痛苦，拉近与患者间的距离，增加亲切感。其次，让患者了解不翻身的危害，并告知患者如何翻身可避免疼痛，让其接受帮助，并掌握方法，待其感到接受帮助后确实能有效地减轻疼痛时，便能对护士产生信任感，从而消除敌视及恐惧心理。

（2）鼓励患者尽量自主活动，调动患者的主观能动性和潜在能力，配合患者的文化需求，调动患者的参与意识，使患者积极配合疾病的治疗、护理，做一些力所能及的自护。

（3）下肢牵引的患者在翻身时不可放松牵引，石膏固定术的患者翻身后应注意将该肢体放于适当功能位置，观察患肢的血运，避免石膏受压断裂。

（4）若患者身上带有多种导管，应先将各种导管安置妥当，翻身后注意检查各导管是否扭曲脱落，保持各引流管的通畅。

（5）若伤口敷料已脱落或已被分泌物浸湿，应先换药再翻身。翻身时避免推、拉、拖等动作，以免皮肤受损。

（6）注意记录患者翻身前后各项生理指标的变化（血压、心率、呼吸次数、血氧饱和度等）及患者翻身过程中各项主观感觉指标的变化。

（7）在翻身工作中，要正确应用人体力学原理，使患者身体各部分保持平衡，保证患者有舒适和稳定的卧位，预防拮抗的肌肉长期过度伸张或挛缩，提高患者的安全性。护士如能在工作中掌握身体平衡，则能使用最小的能量，发挥最大的效能，减轻疲劳，提高工作效率。

二、牵引术及牵引患者的护理

牵引（traction）是利用力学作用原理对组织或骨骼进行牵引，是治疗脱位的关节或错位的骨折及矫正畸形的医疗措施。牵引患者的护理工作是疾病得以治疗的重要手段。

（一）牵引的目的和作用

牵引在治疗骨与关节损伤中占有重要的地位，骨科临床应用广泛，牵引对脱位的关节或错位的骨折既有复位作用又有固定作用，可以稳定骨折断端，减轻关节面所承受的压力，缓解疼痛和促进骨折愈合，保持功能位，便于关节活动，防止肌肉萎缩，矫正畸形。

（二）牵引的种类

1. 皮肤牵引（skin traction）

借助胶布贴于伤肢皮肤上或用泡沫塑料布包压伤肢皮肤上，利用肌肉在骨骼上的附着点，使牵引力传递到骨骼上，故又称间接牵引。

皮肤牵引的特点是操作简便，不需穿入骨组织，为无创性。其缺点是不能承受过大拉力，重量一般不超过 5 kg，否则容易把胶布拉脱而不能达到治疗的目的；应用较局限，适用于少儿或老年患者；牵引时间不能过久，一般为 2 ~ 4 周。

（1）胶布牵引

多用于四肢牵引。贴胶布前，皮肤要用肥皂、清水洗净，然后用乙醚擦拭，若皮肤上有皮脂、汗水或污垢，会影响胶布的黏着力。目前，国内对于成年人，一般都剃毛。对于小儿患者，则一般不剃毛。胶布的宽度以患肢最细部位周径的 1/2 为宜。胶布粘贴范围以下肢为例，大腿牵引起自大腿中上 1/3 的内外侧，小腿牵引起自胫骨结节下缘的内外侧，胶布下界绕行并距离足底约 10 cm，在足远端胶布中央贴一块比远端肢体稍宽、且有中央孔的扩张板（距足底 4 ~ 5 cm），从中央孔穿一牵引绳备用；将近侧胶布纵向撕开长达 2/3，粘贴时稍分开，使牵引力均匀分布于肢体。将胶布平行贴于肢体两侧，不可交叉缠绕，在骨隆突部位加纱布衬垫，以保护局部不受压迫。将胶布按压贴紧后，用绷带包扎肢体，以免胶布松脱，但缠绕时松紧必须合适，太松则绷带容易散开、脱落，太紧会影响血循环。缠贴时，要从远心端开始向近心端，顺着静脉回流的方向进行。半小时后加牵引锤，进行牵引。

（2）海绵带牵引

利用市售泡沫塑料布，包压伤肢皮肤，远端也置有扩张板，从中央穿一牵引绳进行牵引。

2. 兜带牵引

利用布带或海绵兜带托住身体突出部位施加牵引力。

（1）枕颌带牵引

用枕颌带托住下颌和枕骨粗隆部，向头顶方向牵引，牵引时使枕颌带两上端分开，保持比头稍宽的距离，重量 3～10 kg。适用于颈椎骨折、脱位，颈椎间盘突出症和神经根型颈椎病等。

（2）骨盆带牵引

用骨盆牵引带包托于骨盆，保证其宽度的 2/3 在髂嵴以上的腰部，两侧各一个牵引带，所牵重量相等，总重量为 10 kg，床脚抬高 20～25 cm，用人体重量作为对抗牵引。适用于腰椎间盘突出症及腰神经根刺激症状者。

（3）骨盆悬吊牵引

使用骨盆悬吊带通过滑轮及牵引支架进行牵引，同时可进行两下肢的皮肤或骨牵引。适用于骨盆骨折有明显分离移位或骨盆环骨折有向上移位和分离移位者。

3. 骨牵引（skeletal traction）

骨牵引通过贯穿于骨端松质骨内的骨圆针或不锈钢针和牵引弓、牵引绳及滑轮装置，对骨折远侧端施加重量直接牵引骨骼，又称直接牵引。

骨牵引常用部位为：颅骨骨板、尺骨鹰嘴、股骨髁上、胫骨结节、跟骨等。

骨牵引的特点是牵引力大，而且时间持久，且能有效地调节，对青壮年人、肌力强大处，以及不稳定骨折等，疗效很好。它的缺点是因需要在骨骼上穿针，患者具有一定痛苦和感染机会。

（1）适应症

股骨颈囊内骨折手术前准备、肱骨粗隆间粉碎性骨折、股骨骨折、胫骨骨折及小腿开放性损伤、肱骨干骨折、肱骨髁上骨折伴有关节明显肿胀及肱骨髁部骨折、颈椎骨折脱位或伴有神经损伤症状的高位截瘫。

（2）操作方法

将穿刺部位的皮肤洗净、剃毛，消毒皮肤做局麻，然后由医生于穿刺部位在无菌条件下，用手术刀刺破皮肤，将骨针固定在手摇钻上，通过皮肤切口，沿与骨干垂直方向横穿骨端或骨隆起处，到达对侧皮下时，再用手术刀刺破该处皮肤，使骨针穿出。穿针的针眼用酒精消毒，用无菌纱布包盖骨针两端，可插上无菌小瓶，以免骨针刺伤健肢或他人，然后安装牵引弓，将牵引绳连接在牵引弓上，通过滑车，在牵引绳末端系挂重量，即可对骨直接牵引。

（三）牵引患者的护理

1. 配合医生用物准备

（1）牵引器：牵引弓、马蹄铁、颅骨钳等。

（2）穿针用具：手摇钻或手钻、锤子等。

（3）牵引针：有克氏针和骨圆针两种。

（4）局麻、手术等用品。

2.患者准备

向患者及家属解释实施牵引的必要性、重要性及步骤，取得患者配合，并摆正体位，协助医生进行牵引。

3.牵引术后护理

（1）设置对抗牵引

一般将床头或床尾抬高 15～30 cm，利用体重形成与牵引方向相反的对抗牵引力。

（2）保持有效牵引

皮肤牵引时，应注意防止胶布或绷带松散、脱落；颅骨牵引时，注意定期拧紧牵引弓的螺母，防止脱落；保持牵引锤悬空、滑车灵活；适当垫高患者的床头、床尾或床的一侧，牵引绳与患肢长轴平行；明确告知患者及其亲属不能擅自改变体位，以达到有效牵引；牵引重量不可随意增减，重量过小可影响畸形的矫正和骨折的复位，大可因过度牵引造成骨折不愈合；定期测量患肢长度，并与健侧对比，以便及时调整。

（3）维持患肢有效血液循环

加强指（趾）端血液循环的观察，重视患者的主诉。如有肢端皮肤颜色变深、温度下降，说明血液循环发生了障碍，应及时查明原因，如是否包扎过紧、牵引重量过大等，须及时予以对症处理。

（4）并发症的预防

①皮肤水疱、溃疡和压疮：牵引重量不宜过大；胶布过敏或因粘贴不当出现水泡者应及时处理；胶布边缘溃疡，若面积大，须去除胶布暂停皮肤牵引，或改为骨牵引，嘱患者如有不适应及时报告而不能擅自撕下胶布，否则影响治疗效果；长期卧床者应在骨隆突部位，如肩背部、骶尾部、双侧髂嵴、膝踝关节、足后跟等处放置棉圈、气垫等，并定时按摩，每日温水擦浴，保持床单清洁、平整和干燥。②血管和神经损伤：骨牵引穿针时，如果进针部位定位不准、进针深浅、方向不合适及过度牵引均可导致相关血管、神经损伤，出现相应的临床征象。如颅骨牵引钻孔太深、钻透颅骨内板时，可损伤血管，甚至形成颅内血肿。故牵引期间应加强观察。③牵引针、弓滑落：四肢骨牵引针若仅通过骨前方密质，牵引后可撕脱骨密质；若颅骨牵引钻孔太浅，未钻通颅骨外板，螺母未拧紧可引起颅骨牵引弓脱落。故应每日检查并拧紧颅骨牵引弓螺母，防止其松脱。④牵引针眼感染：保持牵引针针眼干燥、清洁，针眼处每日滴 70% 的酒精 2 次，无菌敷料覆盖。针眼处有分泌物或结痂时，应用棉签拭去，以免痂下积脓。避免牵引针滑动移位，骨牵引针两端套上木塞或胶盖小瓶，以防伤及他人及挂钩被褥。定期加强观察，发现牵引针偏移时，局部经消毒后再调整至对称位或及时通知医生，切不可随手将牵引针推回。继发感染时，积极引流；严重者，须拔去钢针，换位牵引。⑤关节僵硬：患肢长期处于被动体位、缺乏功能锻炼，关节内浆液性

渗出物和纤维蛋白沉积，易致纤维性粘连和软骨变形；同时由于关节囊和周围肌肉的挛缩，关节活动可有不同程度的障碍。故牵引期间应鼓励和协助患者进行主动和被动活动，包括肌肉等长收缩、关节活动和按摩等，以促进血液循环，维持肌肉和关节的正常功能。⑥足下垂：膝关节外侧腓骨小头下方有腓总神经通过，因位置较浅，容易受压。若患者出现足背伸无力时，应高度警惕腓总神经损伤的可能。故下肢水平牵引时应注意，在膝外侧垫棉垫，防止压迫腓总神经；应用足底托板，将足底垫起，置踝关节于功能位；加强足部的主动和被动活动；经常检查局部有无受压，认真听取主诉，应及时去除致病因素。⑦坠积性肺炎：长期卧床及抵抗力差的老年人，易发生此并发症。应鼓励患者利用牵引床上的拉手做抬臀运动；练习深呼吸，用力咳嗽；协助患者定期翻身，拍背促进痰液排出。⑧便秘：保证患者有足够的液体摄入量；鼓励多饮水，多摄入膳食纤维；按摩腹部，刺激肠蠕动；在不影响治疗的前提下，鼓励和协助患者变换体位；已发生便秘者，可遵医嘱口服润肠剂、缓泻剂、开塞露肛塞或肥皂水润肠等，以缓解症状，必要时协助排便。

三、石膏绷带固定术及患者的护理

随着科学的进步和工业的发展以及对骨关节损伤机制研究的进展，陆续出现了一些新的固定方法、固定器材，但传统的石膏绷带外固定，由于价格便宜，使用方便，应用甚广，是骨科医生必须熟悉掌握的一项外固定技术。其优点是可透气及吸收分泌物，对皮肤无不良反应，适用于骨关节损伤及骨关节手术后的外固定，易于达到符合三点固定的治疗原则，固定效果较好，护理方便，且适合于长途运送骨关节损伤患者，缺点是无弹性，不能随意调节松紧度，也不利于肢体功能锻炼。

（一）石膏的特性

（1）医用石膏：是生石膏煅制、研磨制成的熟石膏粉。当熟石膏遇到水分时，可重新结晶而硬化。利用此特性可达到固定骨折、制动肢体的目的。（2）石膏粉从浸湿到硬固定型，约需 10 ~ 20 min。石膏包扎后从初步硬固到完全干固需 24 ~ 72 h。水中加入少量食盐或提高水温，可缩短硬化时间。包扎后石膏中水分的蒸发时间与空气的潮湿度、气温以及空气流通程度有关。（3）石膏粉应储存在密闭容器内，以防受潮吸水而硬化失效；也不能放在过热之处干烤以免石膏粉过分脱水，影响硬化效果。（4）石膏的 X 线穿透性较差。

（二）常用的石膏固定类型

（1）固定躯干的石膏有石膏床、石膏背心、石膏围腰及石膏围领；（2）固定肩部和髋部的石膏有肩人字石膏和髋人字石膏；（3）固定上肢的石膏有长臂石膏管型及石膏托、短臂石膏管型及石膏托；（4）固定下肢的石膏有长腿石膏管型及石膏托、短腿石膏管型及石膏托。

（三）石膏固定技术操作步骤

1. 术前准备

（1）材料设备的准备

①预先将石膏绷带拣出放在托盘内，以便及时做石膏条带，供包制石膏用；②其他石膏用具，如石膏剪、石膏刀、剪刀、线织纱套、棉卷、绷带、纱布块及有色铅笔等准备齐全，在固定地方排放整齐，以便随用随拿，用后放回原处。

（2）局部准备

用肥皂水及水清洗石膏固定部位的皮肤，有伤口者应更换敷料，套上纱套，摆好肢体功能位或特殊位置，并由专人维持或置于石膏牵引架上；将拟行固定的肢体擦洗干净，如有伤口应更换敷料，胶布要纵形粘贴，便于日后石膏开窗时揭取和不影响血液循环。对骨隆突部位应加衬垫，衬垫物可用棉织套、棉纸或棉花，以免石膏绷带硬固后软组织受压。

2. 石膏绷带包扎手法

用盆或桶盛40℃左右的温水，桶内水面要高过石膏绷带。待气泡停止表明绷带已被浸湿，取出后用手握其两端向中间轻轻挤压，挤出多余的水分后即可使用。助手将患肢保持在功能位或治疗需要的特殊位置。包扎管形石膏时，术者将石膏绷带始端平铺在肢体上，自近端向远端环绕肢体包扎。包扎时动作要敏捷，用力要均匀，不能拉紧，每圈应重叠1/3，并随时用手将每层绷带安抚妥帖，使石膏绷带层层凝固成一个整体。助手托扶肢体时，不能在石膏绷带上留下手指压痕，以免干涸后压迫肢体。包扎完毕应将边缘部分修齐并使表面光滑，用彩色笔在石膏表面做好包扎日期等标记。为了更换敷料方便，伤口的部位需在石膏未干固前开窗。处理完毕后，将肢体垫好软枕，10～20 min内保持不动，以防止石膏绷带变形或折裂。

四肢石膏包扎时要暴露手指、足趾，以便观察肢体的血运、感觉及活动功能。不在固定范围内的关节要充分暴露，以免影响功能。

（四）石膏绷带包扎的护理

1. 对刚刚完成石膏固定的患者应进行床头交接班

2. 未干石膏的护理

①促进石膏干燥：石膏固定完成以后，需用两日左右时间才能完全干固。石膏完全干固前容易发生断裂或受压引起凹陷变形。为了促进石膏迅速干固，夏天可暴露在空气中，不加覆盖，冬天可用电灯烘烤。②保持石膏完整：不要按压石膏或将用石膏固定的患肢放置在硬物上，防止产生凹陷压迫皮肤。抬高患肢时，应托住主要关节以防关节活动引起石膏断裂。③抬高患肢：石膏固定后应让患肢高于心脏水平，有利于静脉血及淋巴液回流，减轻肢体肿胀。④观察肢端循环及神经功能：若患者主诉固定肢端疼痛或跳痛、麻木，检

查时发现肢端出现发绀、温度降低、肿胀，可能预示着有血液循环障碍应及时检查，必要时做减压处理或拆除石膏，石膏内有局限性疼痛时也应该及时开窗观察。并应经常检查石膏边缘及骨突处防止压伤。

3. 已干石膏的护理

①防止石膏折断：石膏完全干固后，应按其凹凸的形状垫好枕头；②保持石膏清洁：防止被水、尿、粪便浸渍和污染；③注意功能锻炼：没有被石膏完全固定的关节需加强活动，即使是包裹在石膏里的肢体也要遵照医嘱做肌肉收缩运动。

四、骨科患者功能锻炼

功能锻炼是通过主动和被动活动，维持患肢的肌肉、关节活动功能，防止肌肉萎缩、关节僵直或因静脉回流缓慢而造成的肢体远端肿胀。功能锻炼应循序渐进，活动范围由小到大，次数由少渐多，时间由短至长，强度由弱至强。

（一）心理护理

功能锻炼是骨科护士的一项重要工作任务。为此，护士要善于观察患者的思想状态，做好患者的思想工作，还要指导、督促、检查患者能否进行正确、适量的功能锻炼以促进功能恢复。如患者有时怕痛或怕损坏了伤处而不敢活动，护士应以表扬、鼓励的形式调动患者的积极性，提高情绪，主观能动地参与锻炼。通过指导患者的活动，促进其康复。同时进一步掌握骨科患者的护理要点，提高护理水平。

（二）锻炼方式

1. 有助于主动锻炼的被动活动

①按摩：对损伤部位远的肢体进行按摩，为主动锻炼做准备；②关节的被动活动：如截瘫患者；③起动与加强：肌肉无力带动关节时，可在开始时给予被动力量作为起动，以弥补肌力不足；④挛缩肌腱的被动延长：主要是前臂的肌腱挛缩，既影响了该肌腱本身的作用，也限制了所支配关节的反向运动，通过逐渐增加不重复的、缓和的被动牵拉，可使之延长；⑤被动功能运动：CPM 器械的应用。

2. 主动活动

强调主动锻炼为主，被动锻炼为辅的原则。被动锻炼固然可以预防关节粘连僵硬，或使活动受限的关节增加其活动范围，但最终仍由神经支配下的肌肉群来运动关节的肢体。完全以被动代替主动锻炼的做法，必须禁止。强力牵拉时患者的拮抗肌更加紧张，反而达不到活动关节的效果。并非任何主动活动都是有利的，概括来说，凡是不增加或减弱骨折端压力的活动锻炼都是有利的，反之都是不利的。

第二节　脊柱、脊髓损伤的护理

一、脊柱、脊髓损伤基本护理理论概述

（一）脊柱、脊髓的生理功能

脊柱由 24 个活动的椎骨及固定的骶尾骨构成。椎骨分椎体与附件两部分，借助 23 个有弹性的椎间盘，活动方向不同、范围不一的小关节，长短不等的坚强韧带，从枕骨至骶尾骨牢固而稳定地连成一骨链中轴支柱。脊柱不仅是身体的支柱，而且有保护脊髓、胸腹腔脏器、维持身体平衡、缓冲震荡和维持身体前屈、后伸、左右侧屈、旋转等生理功能，同时参与胸廓与骨盆的构成。

脊髓位于椎管内，由硬脊膜、蛛网膜及软脊膜包绕，成人的脊髓全长 40 ~ 45 cm。脊髓从延髓向下至第一腰椎下缘共分为 31 个节段，每一节段有两对神经根（一对前根和一对后根）。腰、骶和马尾神经的根丝在椎管内围绕脊髓圆锥和终丝呈垂直下降，总称为马尾。脊髓具有两个重要的功能：①传导功能。脊髓可将全身的深、浅感觉（除头面部）及内脏的大部分浅感觉传达到脑，并可传导脑对躯干和四肢骨骼肌运动及内脏（部分）的控制。②反射功能。脊髓的反射活动总在脑的控制下进行，通过脊髓完成的反射叫作脊髓反射，分为：躯体反射，主要是骨骼肌的反射活动，其中最重要的是牵张反射（如膝反射、跟腱反射、肱二头肌反射等）和屈肌反射（四肢远端皮肤受到刺激，屈肌发生反射性收缩）；内脏反射，脊髓中有调节血管舒缩、排尿、排便和性功能活动的低级反射中枢，也是皮肤腺体的初级中枢。在脊髓的腰骶部有排尿、排便反射中枢，此处受损则排尿、排便功能会发生障碍。

（二）脊柱、脊髓损伤的分类

根据受伤的机制可分为：①屈曲型骨折。占脊柱损伤的 70%，受伤时脊柱骤然前屈，导致椎体相互挤压成楔形或粉碎性骨折、脱位，并可有附件骨折、脱位或关节绞锁，棘间韧带或后纵韧带断裂。多发生于胸、腰椎交界处，常合并不同程度的脊髓损伤。②伸直型骨折。极少见，多由于高空仰面落下，腰背部受阻挡，脊柱骤然过度后伸，使前纵韧带断裂，椎体横行断裂及附件骨折、脱位。多发于颈、腰椎。③垂直压缩损伤。患者自高处坠落，头或足、臀先着地或站立位重物落于头颈，造成环椎裂开骨折或胸、腰椎粉碎压缩性骨折。④屈曲旋转损伤。暴力不仅迫使脊柱前屈，同时又向一侧旋转，造成椎间关节突骨折、脱位。

根据损伤的稳定程度可分为：①稳定骨折，即单纯椎体压缩不超过原椎体厚度的

1/3，系单纯横突、棘突骨折，无附件骨折和韧带断裂；②不稳定性骨折，即椎体粉碎性骨折或椎体压缩超过 1/3，并伴有附件骨折、韧带断裂，复位后易发生再移位。

根据有无脊髓损伤分为：①无脊髓损伤，单纯椎体压缩性骨折不超过 1/3，或损伤限于附件及软组织，未波及脊髓；②伴有脊髓损伤，系严重的椎体移位、关节突骨折、脱位、韧带断裂、椎间盘或碎骨片挤入椎管，压迫脊髓或马尾神经，发生不同程度的脊髓损伤和神经受压症状。

（三）脊柱、脊髓损伤的临床表现

受伤局部可有疼痛、肿胀、压痛、皮下淤血、后突畸形、肌肉痉挛，以及不能站立、活动受限等。颈椎损伤可出现颈肌痉挛、活动受限、局部压痛、肿胀，后突畸形多不明显，头颈疼痛患者常用双手托头。由于臂丛神经充血、水肿，可引起上臂、前臂、手部反射性疼痛。胸、腰椎损伤可有腰肌痉挛，感觉腰部软弱无力，脊柱活动受限不能站立、翻身困难等。合并腹膜后血肿者，可出现腹痛、腹胀、大便秘结等。

伴有脊髓损伤者，若在损伤平面以下出现对称性感觉、运动、反射完全消失和肛门、尿道括约肌功能完全丧失，为完全性截瘫。有部分功能存在者，称不完全性截瘫。

（四）脊柱、脊髓损伤的病情观察

首先观察生命体征，迅速抢救危及患者生命的创伤。然后观察脊柱、脊髓损伤程度，如脊柱骨折患者有否局部疼痛、畸形、脊柱活动受限。合并脊髓损伤的患者，可有感觉、肌力、运动及反射功能异常。如脊髓休克，损伤平面以下感觉、运动、生理反射可暂时消失，大小便功能障碍，同时自主神经功能紊乱。患者表现为弛缓性瘫痪，经数小时或数日治疗后部分功能可得到恢复，2~3 周后可完全恢复，且不留任何神经系统后遗症。当患者受伤后立即有知觉消失，尤其是震动知觉消失和肌力消失，经过治疗后患者可有部分功能恢复，但不再有继续恢复迹象，说明脊髓不仅处于休克状态，而且有脊髓受压或脊髓实质性破坏。如果发现截瘫平面逐渐上升，表明椎管内有活动性出血，应立即行手术探查。如为高颈髓损伤，应密切观察呼吸变化，保持呼吸道通畅，持续氧气吸入。痰多黏稠不易咳出的患者，尽早进行气管切开术。施行牵引复位制动时，注意牵引重量、力线及患者有无不适感。对行颅骨牵引的患者，则应注意观察针眼有无红肿、渗出或感染迹象。密切观察并防止各种并发症的发生，注意胃肠道与膀胱功能的恢复情况，发现异常及时报告医师，并协助其处理。

（五）脊柱、脊髓损伤患者的心理特征

脊柱、脊髓损伤的患者，生理与心理均遭受不同程度的伤害。尤其是脊髓损伤患者，从一个健康人突然致残，出现各种感觉、运动、大小便功能障碍，将可能失去工作或者生活自理的能力。致使患者焦虑不安、情绪极度消沉，甚至对生活失去信心。针对以上情况，

护理人员要严密观察其心理变化，关怀照顾患者。做好生活护理与康复护理，取得患者的信任。向患者讲明疾病的转归过程，以积极的心态配合治疗，最大限度地恢复生理功能，减轻伤残程度。

二、脊柱、脊髓损伤的分类护理

（一）脊柱骨折、脊髓损伤患者的护理

1.疾病概要

当脊柱发生骨折时，常并发休克、脏器和脊髓损伤。X 线片、CT 扫描或 MRI 可了解骨折的部位、类型、脊髓损伤程度，确定治疗方案。对颈椎骨折移位较轻的患者，可用颌枕带牵引复位，牵引重量为 3 ~ 5 kg，颈部两侧以沙袋制动。对有明显移位或半脱位的患者应使用颅骨牵引，重量为体重的 1/7 ~ 1/10，牵引固定 4 ~ 6 周后改为颈围固定 3 ~ 4 个月。对无神经受压症状的单纯胸、腰椎骨折或椎体压缩不到 1/3 无移位的患者，给予平卧木板床、骨折部位垫一薄枕且逐日增高、使脊柱逐渐伸展或牵引复位等保守治疗。

疼痛减轻后逐渐做背伸肌锻炼。对于稳定骨折合并脱位、关节绞锁、椎管内有碎骨片、脊髓损伤感觉平面逐渐上升的患者，要及早手术解除脊髓压迫。

2.临床护理

（1）术前护理

①了解患者受伤的原因、时间、部位、主要症状、阳性体征及抢救治疗经过和搬运方式。②严密监测生命体征，保持呼吸道通畅，及时吸氧。如患者合并休克或有严重的内脏损伤，应首先积极进行生命支持抢救，待病情稳定后再进行脊柱损伤的处理。③颈髓损伤患者的颈部两侧沙袋制动，勿使颈部旋转、过伸或过屈。如痰液黏稠、呼吸困难时要及时吸痰，必要时行气管切开，执行气管切开的护理常规。行颌枕带或颅骨牵引复位制动时，注意牵引重量、力线是否合适，保证有效牵引。颅骨牵引要注意保持牵引针针眼处清洁、干燥，每日用 75% 酒精滴注针眼 2 ~ 4 次，以避免针眼感染。④对尿潴留的患者要及时留置导尿，保持尿管通畅，密切观察尿量及尿色变化。⑤根据医嘱静脉补充能量、脱水药、激素及有效的抗生素。⑥做好各项术前准备，备好各种抢救物品和药品，病情稳定后及早手术解除脊髓压迫，为脊髓功能尽快恢复创造条件。

（2）术后护理

①责任护士应及时了解术中及术后情况。平卧木板床，严密观察病情变化及生命体征。尤其对颈椎骨折患者，应特别注意呼吸状况、面色和颈部制动。②保持呼吸道通畅，持续氧气吸入，有气管切开的患者，按气管切开护理常规护理。③密切注意刀口渗血，保持刀口敷料清洁、干燥。如有刀口引流，应及时接好引流装置。注意引流量及性质，保护引流通畅，避免血液积聚形成血肿压迫脊髓而加重病情。④血压平稳后滚动轴式翻身、行植骨

或内固定的患者，翻身时要保持脊柱平直，不得扭曲、旋转，以免植骨块和内固定器脱落损伤脊髓。⑤术前有脊髓压迫症状者，术后要密切观察解除压迫后的感觉、运动恢复情况，并与术前比较。如感觉平面是否下降、四肢感觉与自主运动及大小便功能有无恢复迹象。如解除压迫后症状恢复不明显甚至加重，应及时通知医师进行处理，以免延误病情。

（3）术后并发症的观察与护理

①呼吸道感染：由于患者长期卧床呼吸幅度减弱，伤口疼痛不敢咳嗽及深呼吸，高颈髓损伤的患者呼吸肌麻痹、咳嗽、排痰受限、呼吸道分泌物增多，易导致肺部感染。患者表现为烦躁、憋气、呼吸困难、体温增高，常因缺氧、窒息而死亡。故应采取有效的预防措施，如保持呼吸道通畅、持续氧气吸入、按时协助患者咳嗽、深呼吸、翻身、叩击胸背部等。痰液黏稠不易咳出的患者，应遵医嘱应用祛痰剂、蒸气或雾化吸入，有助于痰液的排出。危重患者痰多黏稠又无力咳出时，应尽早施行气管切开，按医嘱应用有效的抗生素控制感染。②泌尿系感染：脊髓损伤后膀胱功能失去神经支配，常出现尿潴留或尿失禁，需长期留置导尿管引流尿液，尿道和膀胱长期受异物及残余尿液的刺激，极易引起尿路感染或结石，重者可继发肾功能不全危及患者的生命。导尿时要严格无菌操作，并要用三腔尿管，以备行膀胱冲洗时所用。每日记尿量、观察尿色、更换潴尿袋及尿液引流管，每周更换 1 次导尿管。拔管前将尿液排尽，间隔 3 ～ 4 h 再插。每日用温水清洗会阴部，保持清洁。鼓励患者多饮水，3 000 mL/d 以上冲洗尿道，减少尿路感染与结石形成的机会。当发现患者精神不振、体温增高、尿液浑浊时，除及时应用有效的抗生素之外，应及时应用生理盐水 250 mL，加庆大霉素 8 ～ 16 万单位或卡那霉素 0.5 ～ 1.0 g，每日 2 次膀胱冲洗。尿液引流管应平床沿，以免尿液逆流发生逆行感染。为促进膀胱功能的尽快恢复，伤后 2 周内应持续导尿，以减少尿液积蓄，促进膀胱功能的恢复。2 周后每隔 4 ～ 6 h 间歇放尿 1 次，以使膀胱有胀有缩，训练膀胱的自律性收缩功能，防止膀胱肌挛缩。当患者膀胱区有胀感或有尿意时，应拔除尿管试行排尿，可每隔 3 ～ 4 h 用手掌从上而下、由轻到重、用力均匀地帮助患者按压膀胱区排尿，同时嘱患者配合用力将尿液排尽，以训练患者自行排尿的能力，使其及早恢复反射性自主膀胱。③褥疮：脊柱骨折、脊髓损伤后机体处于应激状态，抵抗力降低。损伤处皮肤循环功能差。对压迫产生的刺激反应迟钝或消失，加之长期卧床体位不能随意翻动，皮肤及皮下组织长期受压，致使局部缺血坏死，极易导致褥疮的发生。卧床时间超过 2 h 即应更换体位。平卧木板床时，要保持床铺被褥平整柔软、清洁干燥、无渣屑。骨突起处用棉垫、气圈垫起或用气垫、水垫、电动按摩气垫床、电脑分区域充气床垫等。每隔 2 ～ 3 h 翻身 1 次，如为颈椎损伤患者翻身，应由 3 人协同进行，1 位牵引固定头颈部，并保持头颈、躯干在同一水平位，严禁扭曲、旋转；1 位固定肩、胸部；1 位固定髋部与下肢。如将患者从平卧位改侧卧位时，要 3 人同时用力抬起患者移向护士侧，然后动作一致将患者 45° 翻向对侧，患者后背及两腿之间用枕头垫起。如侧卧位改平卧位时，应先撤掉枕头将患者平放，然后 3 人一起将患者抬起移向床中间。当发现患者皮肤红、肿、硬时，要增加翻身次数，局部用喜疗妥软膏按摩或用红花油按摩并湿

敷即可。2次／日，15～30 min/次，红外线灯局部照射，以促进局部血液循环，消除肿胀，软化硬结。有水泡时可用无菌注射器将液体抽净，无菌敷料包扎。如皮肤破溃形成创面，可用生理盐水50 mL加庆大霉素8万单位清洁创面，并予局部湿敷，或涂磺胺嘧啶银或褥疮软膏，以保持创面清洁、干燥，促进创面愈合。如软组织坏死结痂，可用温生理盐水湿敷，结痂软化后分期剪除，按时换药，待创面清洁、肉芽组织新鲜时，可行游离皮瓣修复创面。④体温调节失调：高位颈髓损伤的患者，自主神经功能紊乱，体温调节中枢失调，常受外界环境的影响。高热体温可高达39℃～40℃以上或体温低至35℃以下，体温异常是病情危险的征兆，死亡率很高。中枢性高热药物降温无效者，多需物理降温。如头置冰袋或冰帽，大血管体表走行处放置冰袋或用酒精、温水擦浴、冰水灌肠，以及用通风、电风扇、空调等措施，调节室温在25℃～27℃之间，即可奏效。低体温可采取保暖升温措施，且忌热水袋直接接触患者无感觉区的皮肤，避免烫伤患者。⑤胃肠功能紊乱：截瘫患者受伤初期消化功能紊乱，易发生功能性肠麻痹，出现腹胀、便秘、肛门括约肌功能障碍，患者食欲不振，营养物质摄入减少，机体消耗增加，体重明显下降，抵抗力降低。伤后1～2周内应限制患者的饮食，减轻或避免腹胀。根据医嘱给予静脉补液，必要时补充全血或血浆，增加机体抵抗力。伤后2～3周后代谢趋于正常，胃肠功能逐渐恢复，腹胀减轻，饮食好转。应鼓励患者多进高蛋白、高热量、高钙质及含维生素与纤维素多的饮食，尽量少吃或不吃甜食、牛奶、橘汁，以免加重腹胀。为促进肠内容物的移动、加速排便、减轻腹胀，要常吃蜂蜜、香油并多饮水。每日2～3次顺结肠走行按摩腹部，促进肠内容物的移动，促使排便。3～5日仍未排便的患者，可酌情应用缓泻剂，必要时行人工排便，一般不予灌肠，如需灌肠时要行低压深插保留灌肠，嘱患者保留10～20 min后排出。大便失禁时一般不用收敛药，可以灌肠，使大便1次排净。⑥肌肉萎缩、关节畸形、患者截瘫后肢体不能随意活动，长期处于相对静止状态，循环减慢，极易发生失用性肌萎缩和关节畸形。即使神经功能恢复，也会影响肢体的功能及日后的生活质量。就是瘫痪肢体不能恢复，日后佩戴支具也要有一个无畸形的肢体。受伤早期必须注意保持瘫痪肢体诸关节的功能位，如侧卧位时应置双下肢屈髋、屈膝位，外踝部悬空，足下蹬枕，足背屈90°，双踝双髁之间置软枕，防止髋内收、内旋。仰卧位时双下肢用软枕垫起，屈膝5°～10°外展中立位，足下放直角板，足背屈90°，用支被架支撑盖被，以防足尖受压形成垂足及垂趾畸形。双上肢应放置于屈肘90°，手指呈自然微屈功能位。伤后第2日病情稳定后，即可指导、鼓励患者主动进行未瘫痪肢体的肌肉舒缩和关节运动。对于瘫痪的下肢，每天数次帮助患者进行被动肌肉按摩和诸关节全方位的活动。活动度由小到大，活动量循序渐进。

3. 康复护理

病情稳定后即可加强肢体的功能康复锻炼，不仅能预防肢体畸形、促进功能恢复，还能预防呼吸道、泌尿系统感染以及褥疮的发生。

对于未瘫痪的上肢，除了以上的主动活动，还可通过手握钢球、捏握橡皮球、举哑铃、拉拉力器等活动，锻炼手指的功能、手的握力及上肢的臂力、上身的肌力。也可通过双手牵拉床架吊环抬起上身。

截瘫平面以下的瘫痪肢体，不仅要早期加强被动的肌肉按摩和诸关节的运动，还要逐渐增加瘫痪肢体的活动幅度与次数。如每天 4 ~ 6 次大幅度、被动地进行髋、膝关节的伸屈、外展、内收活动，以及足部的跖屈、背伸和踝关节的全方位活动。

积极鼓励、帮助未完全瘫痪的患者进行自行翻身、坐起和戴支具下地站立、行走的训练。患者能够自行坐起后，就可在他人保护下，扶床沿练习双下肢平衡站立和交替站立，然后扶双拐自主站立。但膝后要用夹板或支架支撑，使膝关节伸直，以免腿肌无力、膝软站不住摔倒。患者能扶拐自主站立后，即可在行走支架的保护下，帮助患者练习扶双拐 3 点步态行走锻炼，即双拐先向前移动一步，然后上身前倾，患者利用上肢臂力的支持和上身的摆动，以及腰背肌和臀肌的收缩来带动下肢，摆动双足向前移动一步。

（二）颈椎病患者的护理

1. 疾病概要

颈椎病是一种常见病，多见于中老年人。由于年龄增长和长期慢性劳损颈椎发生退行性病变，颈椎间盘变性、突出，椎间隙狭窄，椎体边缘骨质增生、钙化，椎间关节退行性变，前后纵韧带、项韧带、黄韧带变性、增生、钙化。颈部神经根、脊髓、椎动脉或交感神经受到压迫或刺激，引起相应部位的神经功能障碍。因其病理和临床表现不同，可分为：①神经根型，发病率最高，由于颈椎间盘突出、椎间关节增生、肥厚等刺激或压迫神经根，引起上肢放射性疼痛和感觉障碍。②脊髓型，病理产物直接压迫颈髓致四肢感觉、运动障碍。早期为单侧或双侧下肢麻木、肌力减弱、行走困难和大小便功能障碍，严重时出现四肢麻痹。病程长的患者可使受压节段颈髓缺血、变性或坏死，则影响疗效。③椎动脉型，位于颈椎横突孔各段的椎动脉受病理产物压迫或刺激而影响脑的供血，常出现头痛、视物不清、体位性猝倒，与颈椎位置的改变有关。此外，还有交感型、混合型等颈椎病。X 线和神经检查综合分析，有时需行造影、CT、MRI 扫描，有助于明确诊断。多数患者应用牵引、理疗、按摩、局部封闭等非手术治疗，可以奏效。对脊髓型及神经根型久治无效、进行性加重者，可行经前路脊髓减压植骨融合或经后路双开门或单开门脊髓减压等手术治疗。

2. 临床护理

（1）术前护理

术前 1 周训练患者在床上使用便器，以防患者术后因卧床不习惯而排便困难。了解女患者的月经史，以免延误手术治疗时间。给予营养丰富的普通饮食，增加机体抵抗力。选择好松紧合适的颈围或根据患者的颈部制作石膏围领，以备术后颈部制动。颈前部手术前 3 ~ 5 日指导患者进行食管、气管推移训练，以利于手术顺利进行。嘱患者在手术切口对侧用第 2 ~ 4 手指指端，顺气管侧旁将气管、食管向非手术侧推移过中线，持续 5 ~ 10 min，逐渐延长至 30 ~ 40 min，每日练习数次。以免术中牵拉气管、食管时引起患者不适，影响手术的进行。

（2）术后护理

①如经前路手术的患者，要密切观察患者的呼吸状况及面色，注意有无呼吸功能障碍，保持呼吸道通畅，鼓励患者深呼吸、咳嗽，持续氧气吸入。当患者出现呼吸困难、发绀、鼻翼扇动并有颈部增粗时，多为颈深部血肿压迫气管导致呼吸道梗阻，应立即通知医师，必要时立即床旁拆开缝线，戴无菌手套取出血肿或送手术室探查。如因喉头水肿导致严重呼吸困难、窒息时，应立即行气管切开，按气管切开护理常规护理。②如经后路手术置有刀口引流管，应立即接好引流装置并保持通畅，密切观察、记录引流量及其性质。③血压平稳后滚动翻身，颈部两侧沙袋制动，翻身时注意保持头颈部与躯干在同一水平，避免颈部过伸、过屈及左右旋转。④密切观察四肢感觉、运动障碍有无改善或加重。如术后 3 ~ 5 日内原有神经受压症状加重，可能为手术创伤导致脊髓水肿压迫神经根所致。可静脉滴注脱水药、激素，减轻脊髓水肿，以使脊髓功能恢复。⑤密切注意刀口渗血，保持刀口敷料清洁、干燥。⑥如有尿潴留要及时给予导尿，保持尿管通畅。

（3）术后并发症的观察与护理

①喉返神经或喉上神经损伤：经前路手术的患者，由于解剖关系和手术操作易牵拉或损伤喉上神经或喉返神经。患者术后易发生声音嘶哑、饮水呛咳、声调低等现象。如出现此情况，可嘱患者用生理盐水 200 mL 内加地塞米松 5 mg 代茶饮或行物理治疗，可减轻喉头水肿，缓解症状。也可应用促进神经恢复的营养药物，如不是严重损伤，一般多在术后 1 ~ 2 个月恢复正常。②植骨块脱落：经前路手术常行植骨融合。当术中植骨不牢、搬动患者不当时，易导致植骨块脱落。如植骨块向前滑脱，则可压迫气管、食管。患者表现为呼吸困难，进食时有阻挡感或吞咽困难。如植骨块向后滑脱，则易压迫脊髓或神经根，使原有的神经压迫症状加重，甚至引起瘫痪。术后帮助患者翻身时动作要一致，保持头颈、躯干在同一水平。卧位时保持头颈在中立位，两侧沙袋制动，不可倾斜、旋转、过伸或过屈，以免植骨块松动、脱落造成危险。③感染：经后路手术项部近发际处备皮不如颈前彻底，且血运不如颈前丰富，刀口愈合时间长。同时患者多取平卧位，刀口易受压、摩擦及汗液刺激，增加了刀口感染的机会。④术后第 2 日即可鼓励、指导患者进行手的主动锻炼，第 3 日练习四肢肌肉舒缩活动及关节的伸屈、内收、外展运动（瘫痪者可在他人帮助下做被动功能锻炼），锻炼时注意保护好头颈部，使其始终保持在中立位，不可倾斜、旋转。经前路手术术前一般情况良好，脊柱稳定的患者，术后 5 ~ 7 日可戴颈围坐起或开始下床活动，但要有人扶持以防跌倒。颈后路手术患者可根据脊柱稳定情况，如脊柱稳定情况好、患者一般可在术后 1 周床上戴颈围坐起，2 周拆线后戴颈围由他人扶持下床活动。

3.康复护理

无论经前路还是经后路手术患者，均要向其讲明术后需戴颈围 2 ~ 3 个月，并嘱患者卧床时不要戴颈围，避免发生颈肌萎缩。待复查后，根据骨愈合、脊柱稳定情况决定颈围制动时间。指导患者摘掉颈围后注意保持头颈部的正确位置与姿势，不可长时间做低头及过度仰头或突然转头等影响脊柱稳定的动作。仰卧位时枕头不宜过高或过低，枕头应垫于颈肩部以头颈略后伸为宜，侧卧位时枕头同肩宽较为适宜。出院后继续加强营养及四肢的功能锻炼，继续应用促进神经恢复的药物半年左右，如维生素 B12、B1 和 ATP 等，并约定手术后 3 个月来院复诊。

（三）腰椎间盘突出症患者的护理

1. 疾病概要

腰椎间盘由髓核、纤维环及其上下方的透明软骨构成。腰椎间盘有连接上下椎体和吸收震荡、缓冲外力的作用。其本身缺少血液循环，修复能力弱。随着年龄的增长及长期的挤压与扭转等外力损伤，而发生退行性变。当外来应力超过其本身弹性时纤维环破裂，髓核及其残存的纤维环和覆盖在上面的后纵韧带一起突向椎管，压迫相应水平一侧或双侧神经根，引起该神经支配区腰痛、单侧或双侧下肢放射性痛。临床表现常有感觉过敏、减弱，腱反射亢进、减弱或消失，马鞍区功能障碍及功能性脊柱侧凸。查体直腿抬高、加强试验、屈颈试验和跟臀试验阳性。CT 和 MRT 扫描对本病有较大的诊断价值。多数患者经卧床休息、牵引、推拿、按摩等综合性非手术治疗，可治愈或缓解。但急性腰椎间盘突出症状严重，或中央型突出马鞍区功能障碍严重，以及经非手术治疗 3～6 个月以上无效但反复发作，并出现急性神经根功能障碍，或疑有游离块脱入椎管，产生脊髓或马尾神经受压症状时，可行手术治疗。常用术式有经椎板开窗、半椎板或全椎板切除髓核摘除术，以及椎板截骨再植髓核摘除术、显微技术髓核摘除术、经腹膜外椎体间髓核摘除术、经侧方或后方椎间盘镜髓核摘除术等。

2. 临床护理

（1）术前护理

指导、帮助患者卧硬板床，腰下垫一小枕，以减轻体重对椎间盘的压力，使神经根放松，减轻腰腿痛，促进突出髓核的还纳及椎间盘无菌性炎症的吸收，并有利于破裂纤维环的修复。卧床期间协助患者做好各项生活护理，帮助训练患者在床上使用便器，以防术后因卧床不习惯而影响自行排便。多数患者害怕手术不慎发生瘫痪。护士应耐心详细地向患者讲解手术的必要性，向其介绍先进的治疗技术，使其以健康的心态接受手术治疗。

（2）术后护理

①平卧硬板床，保持躯干始终在中立位，严防旋转。血压平稳后滚动轴式翻身。②手术完毕时常在创腔内置引流管引流积血与积液，以观察创腔有无活动性出血及脑脊液外漏。患者回房后应立即接好引流管，密切观察、记录引流量及其性质，注意保持通畅。如术后 4～6 h 内引流出血性液体超过 300 mL，除密切观察患者生命体征外应做好输血和手术止血准备。如引流量多而色淡，患者出现头痛、恶心、呕吐等现象，可能为硬脊膜破裂、脑

脊液外漏，应暂时夹管更换浸湿的敷料，保持刀口敷料清洁、干燥。局部加压，去枕平卧，可自行缓解。③如患者头痛严重，可按医嘱肌注止痛药物缓解症状。同时严密观察患者的神志、瞳孔及血压变化。④当患者出现尿潴留应及时通知医师，先给予诱导排尿，效果不好时再行持续导尿或间歇放尿，直至患者能自行排尿。⑤随时观察患者的腰腿痛及下肢感觉、肌力和运动恢复情况，有否改善或加重，发现异常及时通知医师，采取相应的处理措施。

（3）术后并发症的观察与护理

①硬膜外血肿：由于术中截骨面不易止血，创面渗血较多、引流不通畅时，极易导致硬膜外积血形成血肿，压迫相应部位的脊髓、脊神经而使原有感觉减退区扩大，肛门周围及下肢感觉丧失、大小便功能障碍。因此术后必须保持引流管通畅，避免受压、扭曲及脱落。密切观察引流量及神经功能恢复情况，如发现引流量极少或根本没有，应及时检查引流管是否受压、扭曲或被血块堵塞。②脊髓水肿、神经根粘连：手术中牵拉与刺激脊髓或神经根，易导致脊髓水肿或神经根粘连。患者常在术后自觉腰腿痛症状有所缓解，但2～3日后原有神经受压症状又重复出现且较前加重，亦有患者原有麻木和疼痛症状未能得到改善。发现上述问题时，应按医嘱应用20%甘露醇200 mL内加地塞米松5～10 mg静脉滴注，可减轻脊髓水肿，改善临床症状。为预防神经根粘连，术后第2日即应鼓励患者做直腿抬高运动，肢体高度逐渐增加，直至屈髋80°以上。术后第3日开始，根据脊柱稳定情况逐渐进行仰卧挺胸、俯卧背伸、仰卧或俯卧撑等腰背肌锻炼，以增加血液循环及患者的食欲，减轻脊髓水肿，预防神经根粘连。③脑脊液瘘与感染：多因术中需要切开或误伤硬脊膜、未进行缝合或缝合不严以及感染所致。患者常出现头痛、恶心、呕吐、发热及脑膜刺激症状，刀口处有脑脊液漏出和局部红肿等。④术后5～7日后患者体温仍在38℃以上，应观察刀口是否感染。如有感染迹象，除送检渗出液。细菌培养加药物敏感试验外，应遵医嘱应用大剂量有效抗生素；对脑脊液瘘长期不愈的患者，应行手术治疗。

3. 康复护理

嘱患者继续卧硬板床休息，督促其进行直腿抬高及腰背肌的锻炼。经后路单纯椎板开窗或经椎间盘镜行髓核摘除的患者，脊柱稳定性好，术后2～3日即可床上坐起或戴腰围下床活动。半椎板切除髓核摘除的患者，脊柱稳定性尚好，可在术后3～5日戴腰围床上坐起，拆线后下床活动。全椎板切除或多个椎板切除植骨，脊柱遭到一定的破坏，稳定性差、愈合时间长。一般术后4～6周戴腰围下床活动，休息时解下，以免发生腰肌萎缩。戴腰围的时间一般为2～3个月。手术后3个月来院进行拍片复查，了解骨愈合及脊柱稳定情况。若脊柱稳定情况好，一般术后3～6个月可恢复轻工作。

（四）脊柱侧凸患者的护理

1. 疾病概要

站立位时若脊柱的某段偏离身体中线凸向侧方，并有旋转畸形，称为脊柱侧凸。有

75%～80%为特发性脊柱侧凸，其次为先天性与继发性脊柱侧凸。女性发病率高于男性，好发于胸段和胸腰段。轻者无任何症状，重者继发胸廓畸形，导致内脏功能障碍，神经根受压或因牵拉而产生其支配区感觉、运动功能障碍。X线可确定侧凸的阶段和程度。严重侧凸畸形患者的 Cobb 角可大于 40°以上，并出现内脏及神经功能障碍，需行脊柱融合术或应用哈灵通棒、卢格或 CDI 棒矫形器内固定，以及颅骨、骨盆环矫形架等特制的器械矫正侧凸畸形。

2. 临床护理

（1）术前护理

协助医师做好心肺功能、X线片、肌力和神经感觉功能等方面的检查，以及侧凸 Cobb 角度的测量与记录。了解侧凸的节段、程度和对患者心肺功能的影响，以便术后观察治疗效果。卧硬板床休息，训练患者床上排便习惯，以及有效的咳嗽、深呼吸。一般认为侧凸畸形越严重，影响肺活量越明显。侧凸畸形手术矫正后心肺位置突然改变，常使患者难以适应，而出现心悸、气促、呼吸困难及外周缺氧等改变，甚至导致死亡。应指导患者做改善和增加心肺功能的训练，如吹气球或向装有水的瓶内吹气。

（2）术后护理

平卧木板床，头偏向一侧，执行全麻后护理。连接心电监护仪，严密监测生命体征。要密切观察患者呼吸变化，持续氧气吸入，鼓励患者进行深呼吸锻炼，必要时行超声雾化吸入，促进呼吸道分泌物的排出。同时严密监测血氧饱和度，应保持血氧饱和度在95%以上。平卧 6 h 血压稳定后协助患者轴式翻身 45°，保持脊柱平直。严防矫形器械脱钩、断棒，如疑有脱钩、断棒的可能，应立即协助患者拍摄 X 线片，确诊后应再次行手术矫正。如出血多或疑有脑脊液外漏时，应停止负压吸引，及时通知医师处理。患者情况较好或脊柱固定稳定牢固的患者，手术 7～10 日后可协助患者45°～75°靠背坐，或利用床架引体上升，锻炼上肢及腰部的肌力。

（3）术后并发症的观察与护理

①脊髓损伤缺血、坏死：脊柱侧凸畸形矫正后，脊髓被牵拉、刺激或术中直接被器械挫伤，均有可能造成脊髓损伤或缺血、坏死，使患者原有的神经压迫症状加重或出现截瘫。故术后 12 h 内，应密切观察患者肢体感觉、运动恢复情况。发现异常及时通知医师，并按医嘱应用脱水剂及激素，减轻脊髓水肿。有助于脊髓功能的恢复。如出现感觉功能障碍，经用脱水药、激素减轻脊髓水肿后，症状仍不见缓解甚至加重，应考虑手术矫正度数过大、牵拉刺激脊髓神经所致，要迅速通知医师及时处理。②急性肺功能衰竭：多因长期心肺位置异常及功能低下，以及术前心肺功能锻炼不佳，手术一次性矫正后心肺尚来不及适应，加之术后刀口疼痛、咳嗽受限、排痰不畅，肺有效通气量减少，气体交换不足缺氧严重所致。③肠系膜上动脉综合征：脊柱侧凸畸形矫正后，肠系膜上动脉因受牵拉引起十二指肠降部水肿，而易出现高位性肠梗阻。应遵医嘱为患者行持续胃肠减压或体位引流，同时应

用解痉药，静脉补充高能营养及电解质。

3. 康复护理

继续加强股四头肌的等长舒缩运动，以及直腿抬高活动、足背伸、跖屈锻炼。术后 2 周拆线，根据病情指导患者戴或不戴外固定器下床活动。嘱患者 3 个月后来院拍摄 X 线片复查，确定外固定器的拆除时间。嘱患者术后 6 个月逐渐做些轻工作。

第三节　常见骨折的护理

一、锁骨骨折患者的护理

锁骨骨折好发于青少年，其次为壮年，多为间接暴力引起。

（一）护理评估

1. 健康史

（1）病因及病理

常见的受伤机制是侧方摔倒，肩部着地，力传导至锁骨，发生斜形骨折。也可因手或肘部着地，暴力经肩部传导至锁骨，发生斜形或横形骨折。若移位明显，可引起臂丛神经及锁骨下血管损伤。

（2）部位

根据暴力作用的大小、方向等，骨折多发生于中 1/3 段，或中外 1/3 段交界处，即接近喙锁韧带的附着处。锁骨中段骨折后，由于胸锁乳突肌的牵拉，近折端可向上、后移位，远折端则由于上肢的重力作用及胸大肌的牵拉，使骨折远折端向前、下移位，并有重叠移位。

儿童锁骨骨折多为青枝骨折，成人多为斜形、粉碎性骨折。锁骨发生开放性骨折的机会较少。

2. 身体状况

（1）症状与体征

锁骨位于皮下，位置表浅，骨折后，出现肿胀、瘀斑。触诊可摸到移位骨折段，并有异常活动，局限性压痛，有骨擦感。典型体征为患者头向患侧倾斜而下颏转向健侧，以松弛胸锁乳突肌而减少疼痛。患者常用健手托住肘部，减少肩部活动引起的骨折端移动所导致的疼痛。如遇幼儿锁骨骨折，则其不愿活动上肢，穿衣伸手入袖时啼哭。

（2）辅助检查

X 线可明确骨折类型，对锁骨骨折做出正确诊断。

3.治疗与效果

治疗时以闭合复位、外固定、早期功能活动为主。

（1）手法复位

骨折复位后助手用棉垫置于两侧腋窝，用"8"字绷带或石膏固定，并用三角巾悬吊患肢。3～4周后拆除固定，逐渐增加功能运动，而在固定之日起即应练习手指、腕和肘关节运动，其他方向的肩关节悬垂运动亦应早期开始。复位后常用的外固定如下：①三角巾悬吊或"8"字绷带固定法：适用于幼儿的青枝骨折或不全骨折。悬吊固定1～2周，对有移位的骨折，可用"8"字绷带固定2～3周。②石膏绷带固定：适用于青壮年，移位严重，有畸形者。先用手法复位，然后用石膏绷带"8"字固定3～4周。

（2）切开复位、内固定术

对开放性锁骨骨折，有血管神经损伤合并有肩胛骨骨折、骨折移位明显、骨折端有穿破皮肤危险或骨折不愈合伴有明显疼痛者，应行手术治疗。

（二）护理诊断及合作性问题

1.疼痛：与骨折创伤有关。

2.有皮肤完整性受损的危险：与"8"字带包扎固定有关。

3.知识缺乏：缺乏功能锻炼方面的知识。

（三）护理措施

1.用"8"字带固定者，需注意既要保持有效固定，又不能压迫太紧，不要活动过多，应尽量卧床休息。

2.向患者说明保持正确卧位的重要性，以取得合作。

3.疼痛时应先查明原因方可给予处理。

4.功能锻炼自局部固定后即可开始，做握拳、伸屈肘关节、两手叉腰、后伸肩等活动，以促进血液循环，消除肿胀，促使骨折愈合。

二、肱骨髁上骨折患者的护理

肱骨髁上骨折是指肱骨干预肱骨髁交界处发生的骨折。髁上骨折在肘部骨折中最常见。根据产生骨折外力的来源和方向的不同，可分为伸直型和屈曲型，以伸直型为最常见，而屈曲型少见。前者尤见于儿童，后者则以成年人为多。

（一）护理评估

1.健康史

根据病因可分为以下两类。

（1）伸直型骨折

多因间接外力所致，如向前跌倒，如跌倒时肘关节半屈或伸直位，手掌着地，暴力经前臂向上传导而达肱骨下端，将肱骨髁推向上方，由上而下的重力将肱骨干推向前方，形成骨折。骨折线由肱骨下端的后上方斜形至前下方而止于接近关节处。可损伤邻近的血管神经，检查时注意桡动脉搏动情况。

（2）屈曲型骨折

多因外力直接作用于鹰嘴或尺骨上端后侧所致，如跌倒时肘关节屈曲，肘后着地，暴力由后下方向前上方撞击尺骨鹰嘴，使肱骨髁上发生骨折。骨折线由肱骨的前方斜行至后下方。骨折远端向前上方移位，近端则向后移位而位于肱三头肌腱的深部，较少见，周围软组织损伤的程度一般较伸直型为轻，且很少有血管神经的损伤。

2. 身体状况

（1）症状与体征

儿童有手着地受伤史，肘部出现疼痛、肿胀、皮下瘀斑，肘部向后突出并处于半屈位，应想到肱骨髁上骨折的可能。检查局部明显压痛，有骨摩擦音及假关节活动，肘前方可扪到骨折断端，肘后三角关系正常。在诊断中，应注意有无神经血管损伤。应特别注意观察前臂肿胀程度，腕部有无桡动脉搏动，手的感觉及运动功能等。

（2）辅助检查

肘部正、侧位 X 线照片是必需的，不仅可以确定骨折的存在，更主要的是可以准确判断骨折移位情况，为选择治疗方法提供依据。

3. 治疗与效果

（1）手法复位，石膏托固定

伸直型肱骨髁上骨折可在臂丛麻醉或局麻后进行手法复位。如果局部肿胀严重，不能进行手法复位时，可先做尺骨鹰嘴骨牵引，待肿胀基本消退后，再行手法复位并进行固定。

（2）手术治疗

手术适应症：①手法复位失败，估计骨折难以愈合，或愈合后会产生严重畸形；②小的开放伤口，污染不重；③有神经血管损伤的骨折。

手术方法：在臂丛神经阻滞或硬膜外麻醉下手术。在肱骨内下方切口，骨折准确对位后用加压螺钉或交叉钢针做内固定。若有肱动脉、正中神经、尺神经或桡神经损伤，应仔细探查并进行修复手术。

（二）护理诊断及合作性问题

1. 疼痛：与骨折或手术切口有关。

2. 潜在并发症：神经血管功能障碍。

3. 有感染的危险：与尺骨鹰嘴骨牵引有关。

4.不合作：与患儿年龄小缺乏对健康的正确认识有关。

（三）护理措施

1.要关心爱护患儿，对患儿要和蔼亲切，给予生活上的照顾，满足患儿的需要。患儿不合作时要耐心，年龄较小的要耐心哄逗，年龄较大的要着重讲道理，切忌大声训斥及恐吓。

2.患儿哭闹时，可询问患儿家长，并仔细检查患肢情况，细心查明原因，根据情况及时给予处理，必要时遵医嘱给予止痛剂。

3.行尺骨鹰嘴骨牵引，重量1～2 kg，牵引针眼处每日用70%酒精消毒一次，勿去除已形成的血痂，以防发生感染。

4.密切观察患肢感觉、运动、皮温、血运、桡动脉搏动情况，肿胀时及时调整外固定的松紧，以防过紧造成肢体内压力增高，引起前臂骨筋膜室综合征。一旦发现立即通知医生，并做好切开减压的准备。

5.向患儿家长说明功能锻炼的重要性，以取得家长的积极配合。教给患儿和家长功能锻炼的方法，使家长协助功能锻炼。

6.伤后一周内开始练习握拳、伸指、腕关节屈伸及肩关节的各种活动。4～5周去除外固定后开始练习肘关节屈伸活动。

三、桡骨下端骨折患者的护理

桡骨下端骨折指桡骨下端4 cm范围内的骨折，这个部位是松质骨与密质骨的交界处，为解剖薄弱处，一旦遭受外力容易骨折。

（一）护理评估

1.健康史

桡骨下端骨折多为间接暴力引起。跌倒时，手部着地，暴力向上传导，发生桡骨下端骨折。多发生于中、老年，与骨密度下降因素有关。根据受伤机制不同，可发生伸直型骨折、屈曲型骨折。

（1）伸直型骨折

多为腕关节处于背伸位、手掌着地、前臂旋前时受伤。又称为Colies骨折。

（2）屈曲型骨折

屈曲型骨折又称反Colles骨折或Smith骨折。跌倒时，腕关节屈曲、手背着地受伤引起，也可因腕背部受到直接暴力打击发生。较伸直型骨折少见。

2.身体状况

（1）伸直型骨折

伤后局部疼痛、肿胀、功能障碍、可出现典型畸形姿势，即侧面看呈"餐叉"畸形，正面看呈"枪刺样"畸形。检查局部压痛明显，腕关节活动障碍。X线摄片可见骨折远端向桡、背侧移位，近端向掌侧移位，因此表现出典型的畸形体征。

（2）屈曲型骨折

受伤后，腕部下垂，局部肿胀，腕背侧皮下瘀斑，腕部活动受限。检查局部有明显压痛。X线摄片可发现典型移位，近折端向背侧移位，远折端向掌侧、桡侧移位，与伸直型骨折移位方向相反。

3. 治疗与效果

（1）以手法复位外固定为主要治疗方法

在局部麻醉下行手法复位，用小夹板或石膏固定3～4周。

（2）切开复位内固定

严重粉碎性骨折，桡骨下端关节面破坏。手法复位失败，或复位成功，外固定不能维持复位以及嵌入骨折，导致尺、桡骨下端关节面显著不平衡。

（二）护理诊断及合作性问题

1. 焦虑

患者焦虑与担心预后有关。

2. 潜在并发症

周围神经血管功能障碍等。

3. 知识缺乏

患者及其家人缺乏功能锻炼的知识。

（三）护理措施

1. 护士应安慰患者，耐心解释病情，并向患者表现出十足信心，取得患者的信任，以最佳的心理状态接受治疗，取得最佳疗效。

2. 嘱患者不可自行拆移外固定，注意患肢手部血液循环情况，如有肿胀、严重疼痛、麻木、皮肤颜色青紫、皮温减退等情况，立即通知医生及时处理。

3. 复位固定后即开始功能锻炼，指导患者用力握拳，充分伸屈五指，以练习手指关节和掌指关节活动及锻炼前臂肌肉的主动舒缩；指导患者练习肩关节前屈、后伸、内收、外展、内旋、外旋及环转活动和肘关节屈伸活动。

4. 两周后可进行腕关节的背伸和桡侧偏斜活动及前臂旋转活动的练习。3～4周解除固定后，可以两掌相对练习腕背伸，两手背相对练习掌屈，也可利用墙壁或桌面练习背伸和掌屈。

四、股骨颈骨折患者的护理

（一）护理评估

1. 健康史

（1）病因

股骨颈骨折多由间接暴力损伤所致。在承受体重下，股骨上端受到瞬间扭转暴力的冲击损伤而发生骨折。直接暴力损伤极少见。多见于老年人，轻微的暴力可致骨折，多是在行走不慎跌倒时发生，间接暴力产生的扭转应力传导至股骨颈导致骨折。

（2）分类

按骨折线的部位分为三种：①头下型骨折；②经颈型骨折；③基底型骨折。其中头下型骨折由于旋股内、外侧动脉的分支受伤最重，血运严重破坏，易发生股骨头缺血性坏死。基底部骨折两骨折段血运影响不大，骨折较容易愈合。

按骨折线走行方向分型：主要反映骨折线的倾斜度，以判断骨折部承受的剪力大小。Pauwel 所提出的以骨盆作为标志的测量法不可靠，已被 Linton 以股骨干纵轴的垂线为标志的测量法取代。垂线与骨折线之间的夹角称为 Linton 角。角度越大，骨折部承受的剪力越大，骨折越不稳定。

按骨折移位程度分（Garden 分类）：①不完全骨折（Garden Ⅰ型）：股骨颈尚有部分骨质未折断；②完全骨折，但骨折无移位（Garden Ⅱ型）；③部分移位的完全骨折（Garden Ⅲ型）：有部分骨折端嵌插；④完全移位的完全骨折（Garden Ⅳ型）：关节囊和滑膜破坏严重。Garden Ⅰ和Ⅱ型骨折为非移位骨折，骨折近段血液循环良好，骨折容易愈合。Garden Ⅲ和Ⅳ型骨折为移位骨折，骨折血液循环不良，或完全中断，骨折不易愈合。这种分类是对骨折近段血供的判断，临床应用意义较大。

2. 身体状况

（1）症状与体征

伤后髋部疼痛，下肢活动受限，不能站立和行走。检查下肢呈轻度外旋畸形。因骨折位于关节囊内，骨折远端失去了关节囊和髂股韧带的稳定作用，附着于大转子的臀中肌、臀小肌和臀大肌及附着于小转子的髂腰肌和内收肌群的共同牵拉，而发生外旋畸形。患肢功能不全或完全丧失，有纵轴叩击痛和腹股沟韧带中点下方压痛、测量患肢可发现有短缩畸形，Bryant 三角底边较健肢缩短。外展嵌插骨折，仅诉局部疼痛，尚可伸屈髋关节或步行，易被忽略，或被粗暴检查加大骨折移位。

（2）辅助检查

一般 X 线检查即可确定诊断，如有外伤史、髋痛症状，X 线检查显示不清楚时，则可能有嵌插骨折存在。骨折线隐匿，应做 CT 检查，不可轻易否定骨折存在。

3.治疗与效果

根据患者的年龄及骨折特点和类型选择不同的治疗方法。

（1）非手术治疗

对于无移位、外展或外展嵌插等稳定骨折及股骨颈基底骨折，年龄过大且全身情况差合并心、肺及肝肾功能障碍者，可保守治疗。将患肢置于轻度外展位上牵引制动，防止内收，穿"丁"字鞋控制伤肢外旋，同时嘱咐患者做到三不，即不盘腿、不侧卧、不下地。3个月后待骨折基本愈合，可逐渐持腋杖不负重活动。6个月骨折愈合时，可负重活动。但长期卧床易发生一系列并发症，如呼吸功能不全、肺感染及泌尿系统感染、下肢深静脉血栓、压疮等，这些常威胁着老年人的生命。此外，在治疗过程中，部分外展骨折可转变成内收骨折，影响骨折愈合。近来不少学者主张早期采用经皮穿针内固定治疗较为安全。

（2）手术治疗

指征：①内收型骨折和移位骨折；②头下型骨折，股骨头缺血坏死率高，高龄患者不宜长期卧床者；③青壮年及儿童的股骨颈骨折要求达到解剖复位；④陈旧性股骨颈骨折及骨折不愈合，股骨头缺血坏死或并发髋关节骨关节炎。

手术方法：①骨折内固定术：内固定不仅能达到骨折稳定，促进愈合，而且方便早期优质护理，并可达到早期离床活动以减少并发症的目的，如三刃钉内固定、多钉固定、加压内固定等。②人工关节置换术：适用于老年新鲜移位和陈旧性股骨颈骨折（骨折3周以上），股骨头缺血坏死或合并髋关节骨关节炎。特别是65岁以上的老人，术后早期即能离床活动，对减少骨折并发症、提高生活质量有积极意义。可行单纯人工股骨头置换或全髋关节置换术。③带血运的骨瓣植骨内固定术：适用于青壮年股骨颈新鲜移位和陈旧性股骨颈骨折，能提高骨折愈合率和降低股骨头缺血坏死率。植骨方法多采用带肌蒂骨瓣或带血管蒂骨瓣，如缝匠肌蒂髂骨瓣植骨术和带旋髂深血管髂骨瓣植骨术等。

（二）护理诊断及合作性问题

1.如厕、卫生、进食自理障碍

这与骨折、卧床有关。

2.焦虑

患者焦虑与担心病后无人照顾有关。

3.疼痛

疼痛与骨折或手术切口有关。

4.清理呼吸道无效

这与年老咳嗽无力、长期卧床有关。

5. 便秘

便秘与长期卧床肠蠕动减慢、饮食结构有关。

6. 有皮肤完整性受损的危险

这与长期卧床不能活动有关。

（三）护理措施

1. 术前护理

（1）患肢抬高，患肢给予皮牵引，以减轻因骨折造成的疼痛。

（2）行皮牵引的患者，护理同"牵引的护理"。

（3）骨折断端没有移位及高龄多病患者，一般多采用患肢牵引（皮牵引或骨牵引）的非手术治疗，时间为 8 ~ 12 周。

（4）合并内脏疾病的患者应注意观察生命体征，以及有无疾病发作的可能。

（5）皮肤准备，患肢膝关节以上、髂嵴以下（包括会阴部）备皮。

（6）护士应主动与患者谈心，安慰帮助患者，协助解决生活及各方面的困难，并做好家属的思想工作，以取得他们的合作，使患者心情舒畅地接受治疗。

2. 术后护理

（1）体位

患肢抬高，保持患肢于外展中立位，防止外旋造成脱位。可用皮牵引保持其位置或穿"丁"字鞋防止患肢外旋。

（2）伤口和引流

伤口引流管接负压吸引，保持引流管通畅。注意观察伤口有无渗血。伤口渗血、引流量少，或伤口引流量过多（每小时＞ 200 mL），应及时处理。

（3）注意患肢感觉、运动

术后返病室，即观察患肢感觉运动情况，可让患者活动足趾以判定是否有神经损伤。

（4）疼痛护理

术后三日患者会感觉伤口疼痛，遵医嘱给予止痛剂，以便患者更好地休养。

（5）预防并发症

搬动患者时需将髋关节及患肢整个托起，减少关节脱位的可能性；并指导患者利用牵引架上拉手抬起臀部，防止压疮；活动或按摩下肢肌肉，促进血液循环，减少静脉血栓的发生；鼓励患者有效咳嗽、咳痰，必要时给予雾化吸入，预防坠积性肺炎。

（6）给予营养

给予患者高蛋白、高营养、高热量、高维生素、粗纤维饮食，鼓励患者多饮水，防止便秘及泌尿系感染。

（7）功能锻炼

术后第 2 日开始指导患者除股四头肌及臀肌的收缩，以及足跖屈、背伸等活动，加强髋部肌肉的力量，防止其他关节强直。应用骨水泥固定人工假体的患者，术后 1 周可坐床边练髋关节活动；术后 2 周可扶拐行走。在患肢不负重的情况下练习行走。

（四）健康教育

1. 教会患者使用牵引床上拉手，活动躯体及上肢。健侧肢体经常活动；患肢在不疼痛的情况下可做足背的跖屈和背伸运动。

2. 患肢保持外展中立位，脚尖朝上，防止患肢外旋和内收。

3. 术后为防止脱位，应告诉患者不要将两腿在膝部交叉放置，不要坐小矮凳，不要用蹲位，不要爬陡坡，以免髋关节过度内收或前屈而引起脱位。

五、股骨干骨折患者的护理

股骨干骨折指由转子下至股骨髁上这一段的骨干骨折。

（一）护理评估

1. 健康史

股骨干骨折较多见，任何年龄均可发生。其中青壮年居多。骨折由强大的直接暴力或间接暴力所致。一般骨折后重叠移位大，骨膜撕裂多。骨折类型包括横形、斜形、螺旋形、带蝶形骨折片的粉碎骨折和多段骨折等。直接暴力，如交通事故，骨折多呈横形或粉碎性，软组织损伤较重。间接暴力，如坠落伤，骨折多呈斜形或螺旋形，软组织损伤较轻。

2. 身体状况

（1）症状与体征

骨折后出血多，可出现休克。局部肿胀明显，肢体短缩和畸形，下肢远端外旋，膝、髋关节不敢活动，疼痛剧烈，功能丧失。

（2）辅助检查

X 线检查即可确定骨折部位和类型。股骨干上 1/3 骨折有时合并髋关节脱位，X 线检查要包括髋关节。

3. 治疗与效果

股骨干骨折的治疗方法很多，选择哪种方法，应根据骨折类型、部位及技术设备条件和经验等确定。

（1）非手术治疗

①外固定法：适用于新生儿。由于产伤或其他原因造成的无移位或移位不多的股骨骨折，稍加手法复位，以竹帘、小夹板或硬纸板等固定 2～3 周即可。②悬垂皮肤牵引法：

适用于3周岁以内的儿童完全骨折。用皮肤牵引将双下肢同时垂直向上悬吊，各足趾朝向头部。牵引重量以恰使臀部悬离床面为度。3～4周骨折愈合后即可去除牵引。牵引时要注意两侧肢端的血运情况和保暖，避免发生肢端坏死。③水平皮肤牵引法：适用于5～8岁的儿童。胶布粘贴于下肢内、外侧，再用绷带包扎，托马斯牵引架牵引。④骨牵引法适用于10岁以上和成人有移位的骨折。

（2）手术切开复位和内固定

手术指征：①非手术治疗失败者；②同一肢体或其他部位有多处骨折者；③合并神经血管损伤；④老年人的骨折，不宜长期卧床者；⑤陈旧性骨折不愈合或有功能障碍的畸形愈合者；⑥无污染或污染很轻的开放骨折。常用手术方法有髓内钉内固定和钢板内固定。

（二）护理诊断及合作性问题

1.潜在并发症

失血性休克等。

2.焦虑

与受伤、担心预后等有关。

3.如厕、卫生、进食自理障碍

与骨折、卧床有关。

4.疼痛

与骨折、软组织损伤或手术切口有关。

5.有感染的危险

与骨牵引、骨折开放等有关。

（三）护理措施

1.预防并发症

（1）密切观察患者神志、血压、脉搏、呼吸、腹部症状和体征及贫血征象。

（2）创伤早期警惕有无颅脑、内脏损伤及休克发生，尽早开放静脉通路，建立特护记录，及时发现异常情况并立即通知医生处理。

（3）每日温水擦洗皮肤，骨牵引针眼处每日用70%酒精消毒一次，及时清理渗出物，预防感染。

2.保持患者的心理和生理舒适

（1）做好家属的思想工作，避免惊慌、哭闹，使之冷静，配合医护工作。

（2）护士要随时满足患者的基本生活需要，保持床单清洁，增加舒适感。

（3）主动关心体贴患者，介绍有关病情，使患者对自己的伤情有正确的认识，愉快地配合治疗。疼痛原因明确后方可给予处理。

3. 保持患肢功能

（1）患肢置外展位，抬高患肢，牵引时应注意检查局部皮肤有无受压，腓骨小头处应垫棉垫保护，以免损伤腓总神经导致足背伸无力，出现垂足畸形。

（2）加强功能锻炼，疼痛减轻后，即可开始训练股四头肌的等长收缩，以促进血液循环，防止肌肉粘连。同时可练习伸直膝关节，但关节屈曲应遵医嘱执行。

六、胫腓骨干骨折患者的护理

胫腓骨干骨折指发生于胫骨平台以下至踝上部分的骨折。发生率相当高，占各部位骨折之首。其特点为损伤暴力大，骨折移位和粉碎骨折多，软组织损伤重，开放性骨折多，并发症多。

（一）护理评估

1. 健康史

（1）病因

胫腓骨干骨折多由直接暴力损伤所致，如交通事故、坠落伤等，直接打击伤较少。骨折的部位以下 1/3 骨折和中 1/3 骨折较多见，上 1/3 骨折相对较少。

（2）分类

①胫腓骨干双骨折；②单纯胫骨干骨折；③单纯腓骨骨折。其中以胫腓骨干双骨折最为多见。

2. 身体状况

（1）症状与体征

局部肿胀、疼痛、功能障碍，患肢短缩或成角畸形，异常活动，局部压痛，易触及骨折端，有骨擦感。开放性骨折常可见到刺破皮肤的骨折端。若并发胫动脉损伤，则足背动脉搏动消失，肢端苍白、冰凉。若继发骨筋膜室综合征，则患肢端除出现缺血表现外，还有小腿肿胀明显、张力增加、肢体感觉消失等。

（2）辅助检查

X 线检查可了解骨折及移位情况。

3. 治疗与效果

胫腓骨骨折处理的主要目的是恢复小腿长度，使之无成角或旋转畸形，膝、踝两关节维持平行，使胫骨有良好的对线。因胫骨是下肢主要负重骨，故治疗重点在于胫骨。只要胫骨骨折能达到解剖复位，腓骨骨折也会有良好对位、对线，但不一定强求解剖复位。

（1）非手术治疗

主要适于稳定型骨折，手法复位后用长腿石膏外固定，能维持骨折的对位、对线。在骨折固定期间，如石膏松动要及时更换，并密切观察肢端血液循环，以防石膏固定过紧发生肢体血液循环障碍。早期鼓励足趾活动和股四头肌锻炼。

（2）手术治疗

对于骨折手法复位失败者、严重不稳定骨折或多段骨折者，以及污染不重并且受伤时间较短的开放性骨折，采用手术治疗固定骨折。常用的手术固定方法如下：①外固定器固定：适用于较为严重的开放性或粉碎性骨折；②钢板内固定：多适用于骨折端相对稳定及软组织损伤较轻的骨折。因骨折段上留有钢板，可影响骨折区软组织包绕骨折端；③带锁髓内针内固定：闭合或开放性胫腓骨干骨折，应用带锁髓内针内固定已被广泛接受，并有取代其他固定方法的趋向。优点：不影响骨折端软组织包绕，能保持骨的长度，控制旋转应力，骨折固定稳固，可早期活动踝、足及膝关节，关节功能恢复好。

（二）护理诊断及合作性问题

1. 如厕、卫生、进食自理障碍

与骨折、卧床有关。

2. 疼痛

与骨折、软组织损伤、固定不稳、包扎过紧、手术切口等有关。

3. 有感染的危险

与骨折开放、跟骨牵引等有关。

4. 知识缺乏

缺乏有关疾病康复、功能锻炼等方面的知识。

（三）护理措施

1. 及时给予生活上的照顾，及时解决患者的困难，多与患者沟通，了解患者的思想情况，因势利导，使患者树立战胜疾病的信心。

2. 密切观察病情，如肢体有持续性疼痛，进行性加重与创伤程度不成正比；局部感觉异常，过敏或迟钝；患侧足趾呈屈曲状、被动牵引引起剧痛。应及时通知医生处理，并做好切开减压的准备

3. 随时调整外固定的松紧度，避免由于伤肢肿胀使外固定过紧，造成压迫。

4. 骨牵引针眼处每日换药，保持床单清洁。

5. 查明疼痛原因后可遵医嘱给予止痛剂，必要时可冷敷。

6. 伤后早期可进行髌骨的被动活动及跖趾关节和趾间关节活动；夹板固定期可练习膝踝关节活动，但禁止在膝关节伸直情况下旋转大腿，因这时旋转可传到小腿，影响骨折的

稳定，导致骨不连接。外固定去除后，充分练习各关节活动，逐步下地行走。

七、脊柱骨折患者的护理

脊柱骨折为骨科常见创伤。其发生率在骨折中占 5% ~ 6%，以胸腰段骨折发生率最高，其次为颈、腰椎，胸椎最少，常可并发脊髓或马尾神经损伤。

（一）护理评估

1. 健康史

暴力是引起脊柱骨折的主要原因，其分类如下：

（1）依据损伤机制分类

①压缩骨折：可分为屈曲压缩和垂直压缩造成的两类骨折。其中以屈曲压缩骨折最为常见，如肩背部受重物砸伤，使椎体前方压缩，椎体楔形变。②屈曲分离骨折：此种损伤多见于汽车安全带损伤，当躯干为安全带固定，突然刹车，头颈及躯干上半身向前屈曲发生颈椎或胸椎骨折脱位。③旋转骨折：旋转损伤一般伴有屈曲损伤或压缩损伤。④伸展分离骨折：脊柱呈过伸位承受外力，如向前跌倒，前额着地。

（2）依据骨折的稳定性分类

①稳定性骨折；②不稳定性骨折。

（3）依据骨折形态分类

①压缩骨折；②爆裂骨折；③撕脱骨折；④ Chance 骨折；⑤骨折 – 脱位。

2. 身体状况

（1）症状与体征

①患者有明显的外伤史，如车祸、高处坠落、躯干部挤压伤等。②检查脊柱畸形；脊柱棘突骨折可见皮下淤血；伤处局部疼痛；棘突有明显浅压痛；脊背部肌痉挛，骨折部有压痛和叩击痛；脊柱活动明显受限，活动或在搬动时可引起明显局部疼痛。颈、胸椎骨折常可并发脊髓损伤，表现为四肢瘫、截瘫、大小便功能障碍等。

（2）辅助检查

凡疑有脊柱骨折者均应拍摄 X 线片，以了解骨折部位、损伤类型、骨折 - 脱位的严重程度。CT、MRI 可做进一步检查。

3. 心理及社会状况

了解患者对功能失调的感性认识和对现况的承受能力。了解患者及家属对疾病治疗的态度。

4. 治疗与效果

（1）有其他严重多发伤者

应优先治疗其他损伤，以抢救伤员生命为主。

（2）胸腰椎骨折的治疗

单纯性压缩骨折的治疗：①椎体压缩不到 1/5 者，或年老体弱不能耐受复位固定者可仰卧于硬板床上，骨折部位垫厚枕，使脊柱过伸，3 日后开始腰背部肌锻炼，2 个月后骨折基本愈合，第 3 个月内可以下床稍许活动，但仍以卧床休息为主，3 个月后逐渐增加下地活动时间。②椎体压缩超过 1/5 的青少年及中年伤者，可用两桌法及双踝悬吊法过仰复位，复位后包过伸位石膏背心，石膏干透后鼓励起床活动，固定时间约 3 个月。在固定期间，坚持每天做背肌锻炼，并逐日增加锻炼时间。

爆裂骨折的治疗：①无神经症状经 CT 证实无骨块挤入椎管内者，采用双踝悬吊法复位；②有神经症状经 CT 证实有骨块挤入椎管内者，需手术治疗。

（3）颈椎骨折的治疗。

稳定性骨折：轻度压缩可采用颌枕带卧位牵引复位，牵引重量 3 kg，复位后头颈胸石膏固定 3 个月。压缩明显的持续颅骨牵引，牵引重量 3 ~ 5 kg，必要时可增加到 6 ~ 10 kg。复位后于牵引 2 ~ 3 周后石膏固定。

爆裂骨折有神经症状者，原则上应早期手术切除碎骨片、减压、植骨融合及内固定术，有严重并发伤者，需待情况稳定后手术。

（二）护理诊断及合作性问题

1. 焦虑 / 恐惧

与担心预后等有关。

2. 清理呼吸道无效

与长期卧床痰液引流不畅有关。

3. 躯体移动障碍

与骨折疼痛、合并脊髓损伤等有关。

4. 有皮肤完整性受损的危险

与长期卧床、四肢活动障碍等有关。

（三）护理措施

1. 手术前的护理

（1）根据患者脊髓受压情况，给予肢体功能位放置，防止肌肉萎缩、关节畸形。

（2）脊柱骨折一般由外伤造成，若伴有神经损伤，会使患者难以接受，往往表现出沮丧、自卑，对预后缺乏信心，甚至有自杀倾向。因此，针对以上情况，护理人员应给予耐心细致的照顾，与患者交流，了解其想法，为其讲解现代医学发展，对截瘫的康复在医学上也有一套行之有效的方法，教会患者功能锻炼和预防并发症的方法，帮助其树立自信心。

（3）对合并截瘫的患者，应每 2 ～ 3 h 轴向翻身一次，防止压疮。

（4）皮肤准备：背部皮肤，左右过腋中线。

2. 手术后护理

（1）神经功能的观察

在患者麻醉完全恢复后，应观察双下肢的感觉运动功能及尿道括约肌功能，可牵拉导尿管，询问患者的感觉，并与术前做对照。

（2）引流管的观察

由于手术创伤大，会有较多渗血，因此手术一般在伤口内放置引流管，并行负压吸引。引流期间应注意观察引流管是否通畅和引流量的变化，以及伤口敷料有无渗血。引流量多的患者应密切注意全身情况和生命体征的变化，发现问题及时处理。引流管一般 2 ～ 3 日后拔除。

（3）预防压疮

按时给予患者轴向翻身。脊柱侧弯患者容易在侧弯部位发生压疮，因此需经常察看，并给予按摩。一般每 2 h 轴向翻身一次。

（4）预防呼吸道并发症

鼓励患者深呼吸、用力咳嗽，促进肺膨胀和排痰，轻轻叩击患者胸背部，协助其排痰；遵医嘱雾化吸入，稀释痰液；多翻身更换体位；高位颈椎损伤伴呼吸困难者，早期行气管切开等。

（5）预防泌尿系统并发症

做好留置尿管的护理。

第七章　妇产科常见病护理

第一节　急性乳腺炎

一、疾病概要

急性乳腺炎是乳腺的急性化脓性感染,好发于产后3～4周哺乳期,尤其以初产妇多见。

（一）病因

1. 乳汁淤积

淤积的乳汁有利于细菌的生长、繁殖而引起感染。乳汁淤积的主要原因：①乳头发育不良、内陷或过小,造成婴儿吸乳困难；②乳汁分泌过多或婴儿吸乳过少,以至乳汁不能完全排空；③输乳管不通畅,影响乳汁排出。

2. 细菌入侵

致病菌多为金黄色葡萄球菌,少数为链球菌感染。①乳头破损或皲裂,细菌沿淋巴管侵入乳腺组织,此为感染的主要途径；②乳头不洁、婴儿患口腔炎或含乳头睡眠,细菌直接侵入输乳管。

3. 抵抗力下降

分娩后产妇全身抵抗力一般有不同程度下降。

（二）治疗原则

控制感染,排空乳汁。

1. 一般处理

（1）患侧停止哺乳,并人工排空乳汁。

（2）早期局部热敷或理疗,促进血液循环,有利于炎症消散；水肿明显者可用25%硫酸镁溶液湿敷。

（3）感染严重或并发乳瘘者，常需终止乳汁分泌，可口服己二烯雌酚（双烯雌酚）1～2 mg，每天3次，共2～3天；或肌内注射苯甲雌二醇（苯甲酸雌二醇），每次2 mg，每天1次，直至乳汁分泌停止。

2. 抗生素的应用

应及早使用敏感有效的抗生素控制感染。

3. 脓肿处理

及时做脓肿切开引流。手术时可采用局部麻醉。为避免损伤输乳管而形成乳瘘，应注意切口的部位和方向。

二、护理评估

（一）健康史

了解引起急性乳腺炎的常见病因，有无乳汁淤积、不良的哺乳习惯及乳头破裂等。

（二）身体状况

急性乳腺炎出现炎症表现、脓肿形成和淋巴结肿大。

（三）心理状况

由于患者对急性乳腺炎不了解，容易出现焦虑、烦躁，情绪低落，影响产后的身心恢复。

（四）辅助检查

血白细胞计数及中性粒细胞比例均升高；诊断性脓肿穿刺可抽出脓液。

三、护理诊断及相关合作性问题

（一）焦虑、恐惧

这与担心婴儿不能正常哺乳，影响婴儿发育和对疾病的预后不了解等因素有关。

（二）疼痛

这与乳腺炎症、乳汁淤积有关。

（三）体温升高

体温升高与感染灶中的毒素吸收有关。

（四）潜在的并发症

潜在的并发症有脓毒症、乳瘘等。

四、护理目标

第一，恐惧消除，焦虑减轻，能够叙述预防急性乳腺炎的方法；第二，疼痛减轻或消失；第三，体温恢复正常。

五、护理措施

（一）一般护理

观察患乳的局部及全身表现情况，防止病变进一步发展。加强哺乳期护理，以增强抵抗力。

（1）饮食与休息

高热量、高蛋白、高维生素、低脂饮食；注意休息，适量运动。

（2）注意个人卫生

勤更衣、定期沐浴，保持乳腺清洁，养成良好的产褥期卫生习惯。

（二）急性乳腺炎早期护理

1.患侧乳腺暂停哺乳，并用吸乳器吸空乳汁，防止乳汁淤积。

2.用乳罩托起乳腺、制动，以减轻疼痛。

3.做好局部药物外敷、物理疗法的护理，改善局部血液循环，促进炎症消散。

4.对有高热者予以物理降温。必要时，应用解热镇痛药物。

（三）脓肿形成后的护理

做好术前准备，及时进行脓肿切开引流术。术后及时更换渗湿的敷料，保持引流通畅。

（四）健康教育

做好孕、产妇的乳腺保健知识宣传教育工作是预防急性乳腺炎的重要措施。

1. 保持乳头和乳腺清洁

孕妇定期用中性肥皂、温水清洗乳腺；产后每次哺乳前、后均应清洗乳头，以保持乳腺洁净。

2. 纠正乳头内陷

乳头内陷造成婴儿吸乳困难，发生乳汁淤积。乳头内陷者应于妊娠6个月开始每天挤捏、向外牵拉乳头，使乳头外突。

3. 养成良好的哺乳习惯

养成定时哺乳的习惯，每次哺乳让婴儿吸净乳汁，不能吸净时，用手法按摩或吸乳器排空乳汁；培养婴儿养成不含乳头睡眠的习惯；注意婴儿的口腔卫生。

4. 乳头破裂者的护理

应暂停哺乳，定时排空乳汁，局部用温水清洁后涂抗生素软膏，待伤口愈合后再行哺乳。

第二节　阴道炎

一、滴虫性阴道炎

（一）病因及传染途径

病原体是阴道毛滴虫，不仅感染阴道，还要感染尿道旁腺、尿道及膀胱，甚至肾盂，以及男方的包皮褶皱、尿道或前列腺。

传播方式有两种，一是间接传播，为主要传播方式，经由公共浴池、浴盆、游泳池、坐便器、衣物、医疗器械及敷料等途径传播；二是性交直接传播，男女双方有一方泌尿生殖道带有滴虫均可传染给对方。

（二）临床表现

其主要症状是稀薄的泡沫样白带增多及外阴瘙痒。间或有外阴灼热、疼痛或性交痛，如合并有尿道感染，可伴有尿频、尿急甚至血尿。检查发现阴道、宫颈黏膜充血，常有散在出血点或红色小丘疹；阴道内特别是后穹隆部可见到灰黄色、泡沫状、稀薄、腥臭味分泌物。有些妇女阴道内虽有滴虫存在，但无任何症状，检查时阴道黏膜亦可无异常，称带虫者。阴道毛滴虫能吞噬精子，阻碍乳酸生成，影响精子在阴道内存活，故可引起不孕。

（三）诊断

根据病史、临床表现及取阴道分泌物进行悬滴法查滴虫，即可确诊，必要时可进行滴虫培养。取阴道分泌物前 24 ～ 48 h 避免性交、阴道灌洗或局部用药。取分泌物前不做双合诊，窥器不涂润滑剂。

阴道分泌物悬滴法比较简便，阳性率可达 80% ～ 90%。于玻片上滴 1 滴生理盐水，自阴道后穹隆取少许分泌物混于玻片盐水中，立即在低倍显微镜下寻找滴虫。若有滴虫可见其波状运动移位，其周围的白细胞被推移。如遇天冷或放置时间过长，滴虫失去活动难以辨认，故要注意保持一定温度和立即检查。

（四）治疗

1. 全身用药

甲硝唑（灭滴灵）200 mg，口服，每日 3 次，7 日为 1 疗程；或单次 2 g 口服，可收到同样效果。口服吸收好，疗效高，毒性小，应用方便。性伴侣应同时治疗。服药后个别患者可出现食欲不振、恶心、呕吐等胃肠道反应，偶见出现头痛、皮疹、白细胞减少等反应，可对症处理或停药。甲硝唑能通过胎盘进入胎儿及经乳汁排泄，目前不能排除其对胎儿的致畸作用，因此妊娠早期和哺乳期妇女不宜口服，以局部治疗为主。

2. 局部治疗

（1）清除阴道分泌物，改变明道内环境，提高阴道防御功能。1% 乳酸液或 0.1% ~ 0.5% 醋酸或 1 ： 5 000 高锰酸钾溶液，亦可于 500 mL 水中加食醋 1 ~ 2 汤匙灌洗阴道或坐浴，每日 1 次。

（2）阴道上药，在灌洗明道或坐浴后，取甲硝唑 200 mg 放入阴道，每日 1 次，10 日为 1 疗程。

3. 治疗中注意事项

治疗期间禁性生活；内裤及洗涤用毛巾应煮沸 5 ~ 10 min 并在阳光下晒干，以消灭病原体；服药期间应忌酒；未婚女性以口服甲硝唑治疗为主，如确需阴道上药应由医护人员放入；滴虫转阴后应于下次月经干净后继续治疗一疗程，以巩固疗效。

4. 治愈标准

治疗后检查滴虫阴性时，每次月经干净后复查白带，连续 3 次检查滴虫均为阴性，方为治愈。

二、念珠菌性阴道炎

此类阴道炎由白色念珠菌感染引起。念珠菌是条件致病菌，约 10% 的非孕期和 30% 的孕期妇女阴道中有此菌寄生，而不表现症状，当机体抵抗力降低、阴道内糖原增多、酸度增高适宜其繁殖而引起炎症。故多见于孕妇、糖尿病和用大剂量雌激素治疗的患者，长期接受抗生素治疗的患者因明道内微生物失去相互制约而导致念珠菌生长，其他如维生素缺乏、慢性消耗性疾病、穿紧身化纤内裤、肥胖可使会阴局部的温度及湿度增加等均易发病。

（一）传染方式

传播途径与滴虫性阴道炎相同。另外，人体口腔、肠道、阴道均可有念珠菌存在，三个部位的念珠菌可自身传染。

（二）临床表现

其突出的症状是外阴奇痒，严重时，患者坐卧不宁，影响工作和睡眠。若有浅表溃疡可伴有外阴灼痛、尿痛尿频或性交痛。白带增多，白带特点为白色豆渣样或凝乳块样。检查见外阴有抓痕，阴道黏膜充血、水肿，有白色片状黏膜物时，擦去白膜可见白膜下红肿黏膜，有时可见黏膜糜烂或形成浅表溃疡。

（三）诊断

根据典型的临床表现不难诊断。若在分泌物中找到白色念珠菌孢子和假菌丝，即可确诊。方法是加温 10% 氢氧化钾或生理盐水 1 小滴于玻片上，取少许阴道分泌物混合其中，立即在光镜下寻找孢子和假菌丝，必要时进行培养；或查尿糖、血糖及做糖耐量试验等，以便查找病因。

（四）治疗

1. 消除诱因

如积极治疗糖尿病，停用广谱抗生素、雌激素、皮质类固醇。

2. 用 2% ~ 4% 的碳酸氢钠溶液

以其冲洗外阴、阴道或坐浴，改变阴道酸碱度，以不利于念珠菌生存。

3. 阴道上药

其常用药物为制霉菌素栓或片，1 粒或 1 片放入阴道深处，每晚 1 次，连用 7 ~ 14 d。其他还有克霉唑、硝酸咪康唑（达克宁）等栓剂或片剂。

4. 顽固病例的处理

久治不愈的患者应注意是否患有糖尿病或滴虫性阴道炎并存。必要时除局部治疗外，口服制霉菌素片以预防肠道念珠菌的交叉感染；亦可用伊曲康唑每次 200 mg，每日 1 次，口服，连用 3 ~ 5 次；或氟康唑顿服，或服用酮康唑，每日 400 mg，顿服（与用餐同时），5 日为 1 疗程，孕妇禁用，急慢性肝炎患者禁用。

注意：孕妇患念珠菌性阴道炎应积极局部治疗，预产期前 2 周停止阴道上药。

三、老年性阴道炎

（一）病因

老年性阴道炎常见于自然或手术绝经后妇女，由于卵巢功能衰退，体内缺乏雌激素，阴道黏膜失去雌激素支持而萎缩，细胞内糖原含量减少，阴道 pH 上升，局部抵抗力下降，细菌易于入侵而引起炎症。长期哺乳妇女亦可发生。

（二）临床表现

阴道分泌物增多，黄水样，严重者为血性或脓血性；伴外阴瘙痒、灼热或尿痛或坠胀感。检查见阴道黏膜萎缩菲薄，充血，有散在小出血点或小血斑，有时有浅表溃疡；严重者与对侧粘连，甚至造成阴道狭窄、闭锁。

（三）诊断

根据年龄、病史和临床表现一般可做出诊断，但需排除其他疾病，如滴虫阴道炎、念珠菌阴道炎、宫颈癌、子宫内膜癌、阴道癌等。必要时做宫颈刮片细胞学检查和宫颈及宫内膜活检。

（四）治疗

治疗原则为增加阴道黏膜的抵抗力，抑制细菌的生长。

1. 选用 1% 乳酸或 0.5% 醋酸溶液冲洗外阴、阴道或坐浴，每日 1 次。

2. 甲硝唑或氧氟沙星 100 mg 放入阴道深部，每日 1 次，共 7 ~ 10 d。

3. 严重者经冲洗或坐浴后给己烯雌酚（片剂或栓剂）0.125 ~ 0.25 mg，放入阴道，每晚 1 次，7 d 为 1 疗程；或用 0.5% 己烯雌酚软膏涂布。

4. 全身用药可口服尼尔雌醇，首次 4 mg，以后每 2 ~ 4 周服 2 mg，持续 2 ~ 3 个月。

四、护理

（一）护理诊断

1. 知识缺乏

缺乏预防、治疗阴道炎的知识。

2. 舒适的改变

其与外阴、阴道瘙痒、分泌物增多有关。

3. 黏膜完整性受损

这与阴道炎症有关。

4. 有感染的危险

感染与局部分泌物增多、黏膜破溃有关。

（二）护理措施

1. 注意观察

分泌物的量、性状。协助医生取分泌物检查，明确致病菌，对症治疗。

2. 嘱患者保持外阴部清洁干燥

勤换内裤（穿棉织品内衣），对外阴瘙痒者，嘱其勿使用刺激性药物或肥皂擦洗，不用开水烫，应按医嘱应用外用药物。

3. 进行知识宣教

耐心向患者解释致病原因及炎症的传染途径，增强自我保健意识，严格执行消毒隔离制度。①嘱患者在治疗期间应将所用盆具、浴巾、内裤等煮沸 5～10 min 或药物浸泡消毒，外阴用物应隔离，以避免交叉或重复感染。②指导患者正确用药，教会患者掌握药物配制浓度、阴道灌洗和坐浴方法。介绍阴道塞药具体方法及注意点：嘱患者治疗期间避免性交，经期停止坐浴、阴道灌洗及阴道上药，要坚持治疗达到规定的疗程。③指导患者注意性卫生，纠正不正当性行为。为患者严格保密，以解除其忧虑，积极接受检查和诊治。

4. 防治感染

①向患者讲解导致感染的诱因及预防措施，如发现有尿频、尿急、尿痛等征象应及时通知医生；②注意监测体温及感染倾向，遵医嘱应用抗生素。

（三）健康教育

1. 注意个人卫生，保持外阴清洁、干燥，尤其在经期、孕产期，每天清洗外阴，更换内裤。

2. 尽量避免搔抓外阴部致皮肤破溃。

3. 鼓励患者坚持用药，不随意中断疗程，讲明彻底治疗的必要性。

4. 告知患者取分泌物前 24～48 h 避免性交、阴道灌洗、局部用药。

5. 治疗后复查分泌物，滴虫性阴道炎在每次月经后复查白带，若连续 3 次检查均为阴性方为治愈。外阴阴道假丝酵母菌病容易在月经前复发，故治疗后应在月经前复查白带。

6. 已婚者应检查其配偶，如有感染需同时治疗。

第三节 宫颈炎

子宫颈炎症是妇科最常见的疾病，分为急性和慢性两种。急性子宫颈炎症与急性子宫内膜炎症或急性阴道炎同时发生。临床以慢性子宫颈炎多见，本节仅叙述慢性子宫颈炎。

一、病因

其多见于分娩、流产或手术损伤宫颈后，病原体侵入引起感染，临床多无急性过程的表现。病原体主要为葡萄球菌、链球菌、大肠杆菌及厌氧菌。目前，沙眼衣原体及淋病奈氏菌感染引起的慢性宫颈炎亦日益增多，已引起医务人员的注意。此外，单纯疱疹病毒也可能与慢性宫颈炎有关。病原体侵入宫颈黏膜，并在此处隐藏，由于宫颈黏膜皱襞多，感染后不易彻底清除。

二、病理

根据病理组织形态结合临床，宫颈炎可有以下几种类型：

1. 宫颈糜烂：是慢性宫颈炎最常见的一种病理改变。

2. 宫颈肥大：由于慢性炎症的长期刺激，宫颈组织充血、水肿、腺体和间质增生，还可能在腺体深部有黏液潴留形成囊肿，使宫颈呈不同程度的肥大。

3. 宫颈息肉。

4. 宫颈腺囊肿。

5. 宫颈黏膜炎，又称宫颈管炎。

三、分度和分型

根据糜烂面积大小可分为以下 3 度：

1. 轻度

糜烂面积小于整个宫颈面积的 1/3。

2. 中度

糜烂面积占整个宫颈面积的 1/3 ~ 2/3。

3. 重度

糜烂面积占整个宫颈面积的 2/3 以上。

根据宫颈糜烂的深浅程度可分为单纯型、颗粒型和乳突型三种类型。

四、临床表现

（一）症状

其主要症状是白带增多，白带的性状依据病原体的种类、炎症的程度不同而不同，可呈乳白色黏液状，或呈淡黄色脓性，或血性白带。当炎症沿宫骶带扩散到盆腔时，可有腰骶部疼痛、盆腔部下坠痛等。宫颈黏稠脓性分泌物不利于精子穿过，可造成不孕。

（二）体征

妇科检查时可见宫颈有不同程度糜烂、肥大，有时较硬，有时可见息肉、裂伤、外翻及宫颈腺囊肿。

五、处理原则

进行治疗前先行宫颈刮片检查、碘试验或宫颈组织切片检查，排除早期宫颈癌。慢性宫颈炎以局部治疗为主，可采用物理治疗、药物治疗及手术治疗，以物理治疗最常用。

（一）物理治疗

过去常用的方法是龟烫法，近年新的治疗仪器不断问世，陆续用于临床的有激光治疗、冷冻治疗、红外线凝结疗法及微波疗法等。其原理都是将宫颈糜烂面破坏，结痂脱落后，新的鳞状上皮覆盖创面。恢复期 3 ~ 4 周；病变较深者，需 6 ~ 8 周宫颈恢复光滑外观。

（二）药物治疗

局部药物治疗适用于糜烂面积小和炎症浸润较浅的病例。过去局部涂硝酸银或铬酸腐蚀，现已少用。目前临床多用康妇特栓剂，简便易行，疗效满意。每天放入阴道一枚，连续 7 ~ 10 d。中药有许多验方、配方，临床应用有一定疗效。对宫颈管内有脓性分泌物的患者，局部用药效果差，需全身治疗。治疗前取宫颈管分泌物做培养及药物试验，同时查找淋病奈氏菌及沙眼衣原体，根据检测结果采用相应的抗感染药物。

（三）手术治疗

有宫颈息肉者行息肉摘除术。对宫颈肥大、糜烂面较深广且累及宫颈管者，可考虑行宫颈椎切术。由于此术出血多，并且大多数慢性宫颈炎通过物理治疗和药物治疗可治愈，故此方法现已很少采用。

六、护理

（一）物理治疗术护理

选择物理治疗的患者，应选择月经干净后 3 ~ 7 d 内进行。有急性生殖器炎症者，暂时列为禁忌。术后应每天清洗外阴 2 次，保持外阴清洁，禁止性交和盆浴 2 个月。患者在宫颈创面痂皮脱落前，阴道有大量黄水流出，在术后 1 ~ 2 周脱痂时可有少量血水和少许流血，出血量多者需急诊处理。局部用止血粉或压迫止血，必要时加用抗生素。一般于两次月经干净后 3 ~ 7 d 复查，未痊愈者可择期再做第二次治疗。

（二）健康教育

指导妇女定期做妇科检查，发现宫颈炎症予以积极治疗。治疗前常规行宫颈刮片细胞学检查，以排除癌变可能。

（三）采取预防措施

避免分娩时或器械损伤宫颈，产后发现宫颈裂伤应及时缝合。

第四节　盆腔炎

女性内生殖器及其周围的结缔组织、盆腔腹膜炎发生的炎症，称为盆腔炎。炎症可在一处或多处同时发生，根据病程和临床表现分为急性和慢性两种。

一、急性盆腔炎

（一）病因

分娩及一切宫腔内手术操作后感染、经期不注意卫生、生殖器官的邻近器官有炎症、慢性盆腔炎的急性发作及感染性传播疾病等均可引发急性盆腔炎。常见的致病菌多为需氧菌和厌氧菌的混合感染，常见的需氧菌有大肠杆菌、链球菌、葡萄球菌、淋病双球菌等，厌氧菌有脆弱类杆菌、消化链球菌、消化球菌等，沙眼衣原体、支原体等也是较为常见的病原体。

（二）临床表现

由于炎症累及的范围及轻重不同，可有不同的临床表现。患女性生殖系统炎症的诊治者常感下腹痛，伴发热，严重时寒战、高热、头痛、食欲不振；阴道分泌物增多呈脓性或伴臭味；月经期可有经量增多，经期延长。若有脓肿形成时，可出现局部压迫症状，如尿频、尿急、排尿困难及大便坠胀或里急后重感。有腹膜炎时可出现恶心、呕吐、腹胀等消化系统症状，患者呈急性病容，体温升高，心率加快，腹胀，下腹部肌紧张，有压痛及反跳痛。妇科检查见阴道及宫颈充血，有脓性分泌物或宫颈外口有脓液流出；直肠子宫陷凹有积脓时，后穹隆饱满、触痛、有波动感；子宫内膜炎或子宫肌炎时，子宫略大、软、有压痛；单纯输卵管炎时，输卵管增粗、压痛；有输卵管积脓或输卵管卵巢脓肿时，则可触及包块，压痛明显；宫旁结缔组织炎时，宫旁一侧或两侧可触及片状增厚，或两侧触及包块。

（三）诊断

根据病史、症状及体征可做出初步诊断。另外，需做血、尿常规化验。有条件者取宫颈管或后穹隆穿刺抽取液做涂片或培养及药物敏感试验，可明确病原体及协助选用抗生素。怀疑有包块，须做 B 超检查。急性盆腔炎应与急性阑尾炎、异位妊娠、卵巢肿瘤蒂扭转或破裂等相鉴别。

（四）治疗

1. 支持疗法

加强营养，卧床休息，半卧位有利于脓液积聚在直肠子宫陷凹。补充液体，注意纠正水、电解质紊乱及酸碱平衡失调，必要时少量多次输液。高热时给予物理降温。尽量避免不必要的妇科检查。

2. 抗生素治疗

根据药物敏感试验选用抗生素较为合理。在无条件做细菌培养和药敏感试验结果未明之前，根据病史临床特点选择抗生素。应用要求达到足量，且要注意毒性反应；要配伍合理，药物种类要少，毒性要小；给药途径有静脉滴注、肌肉注射和口服，静脉滴注效果较好。

3. 手术治疗

对已有脓肿形成，经药物治疗无效或脓肿破裂者应给予手术治疗。脓肿积聚于直肠子宫陷凹者可做后穹隆切开术，脓肿破裂、输卵管脓肿或输卵管卵巢脓肿者应行剖腹探查术或病灶切除术等。

4. 中医中药治疗

其原则为清热解毒、活血化瘀，如妇科千金片、银翘解毒汤、安宫牛黄丸等。

二、慢性盆腔炎

慢性盆腔炎多因急性盆腔炎治疗不及时、不彻底，或因患者体质差，病情迁延所致。亦有无急性病史者。

（一）临床表现

其可有急性盆腔炎的病史。一般均有轻重不一的下腹及腰骶部疼痛或下腹坠胀感和牵拉感，每当月经前后、劳累或性交后加重；由于盆腔充血，可有月经失调及痛经；少数患者可伴有尿频、排尿困难或肛门坠胀感；因输卵管粘连、积水或扭曲，可致不孕；由于病程长，患者思想负担重，易感疲劳，并可出现神经衰弱及胃肠道症状。查体见子宫常呈后位后屈，活动受限或固定；若为输卵管炎，子宫一侧或双侧呈条索状增粗，压痛；输卵管积水和输卵管卵巢囊肿时，可在子宫的一侧或双侧触及囊性包块，活动受限；盆腔结缔组织炎时，子宫一侧或双侧有片状增厚、压痛，累及宫骶韧带则宫骶韧带增粗、变硬、有压痛。

（二）诊断

典型病例根据病史、症状及体征不难做出诊断。但对症状较多且无急性盆腔炎病史和缺乏阳性体征时，诊断要慎重，以免增加患者思想负担。慢性盆腔炎须与盆腔淤血症、子宫内膜异位症、陈旧性宫外孕、输卵管卵巢肿瘤、盆腔结核、腰骶部软组织劳损等相鉴别。诊断有困难时，可借助 B 型超声波、腹腔镜等辅助检查进行鉴别，必要时剖腹探查。

（三）治疗

1. 一般治疗

消除患者思想顾虑，正确对待疾病，增强信心，注意营养，加强锻炼，劳逸结合，提高机体的抵抗力。

2. 抗生素与其他药物治疗

疼痛明显或急性或亚急性发作患者，应选用抗生素治疗。在使用抗生素的同时，可配合使用肾上腺皮质激素，如地塞米松 0.75 mg，口服，每日 3 次，停药时注意逐渐减量；还可同时加用糜蛋白酶 5 mg 或透明质酸酶 1 500 U 或胎盘组织液 2 mL 肌肉注射，隔日 1 次，5 ~ 10 次为 1 个疗程，有利于松解粘连和炎症的吸收。

3. 物理疗法

物理疗法常用短波、超短波、离子投入、频谱仪、激光等温热刺激促进盆腔血液循环，有利于炎症的吸收和消退。

4. 中医中药治疗

中医中药治疗慢性盆腔炎以湿热型为多见，治则以清热利湿活血化瘀为主。妇科千金片为常选用的中成药物。

5. 手术治疗

输卵管积水、输卵管卵巢囊肿及反复发作的感染病灶经上述治疗无效者，可行手术治疗。手术要彻底，避免遗留病灶再次复发。

三、护理措施

（1）卧床休息，取半坐卧位，以利于脓液聚积于子宫直肠陷凹而使炎症局限。加强巡视，及时发现和满足患者需要。（2）观察疼痛有无加重。如突然腹痛加重，下腹部拒按，应立即通知医师，以确定是否脓肿破裂。（3）测体温、脉搏、呼吸，每四小时一次，体温超过 38.5 ℃时，给予物理降温，如酒精擦浴、温水擦浴或冰袋外敷等；遵医嘱应用退热药，降温后半小时复测体温并记录于体温单上。（4）鼓励患者多饮水，每天1 500 ~ 2 000 mL，给予清淡、易消化的高热量、高蛋白、富含维生素的饮食。（5）保持室内空气新鲜，保持室温在 18℃ ~ 22℃，湿度在 50% ~ 70%。患者出汗后及时更换衣服，避免受凉。（6）协助医师做好血和子宫颈管分泌物的培养和药敏试验。密切观察病情变化，注意有无感染性休克的症状。

第五节　乳腺癌

乳腺癌为我国女性常见的恶性肿瘤，近年来发病有上升的趋势，已成目前女性发病率最高的恶性肿瘤。乳腺癌多发生于 40 ~ 60 岁妇女，尤以更年期为多见。

一、疾病概要

（一）病因

乳腺癌的发病受多种因素的影响，其中雌激素与乳腺癌的发生密切相关。较易发生乳腺癌的高危群体有以下几类：①乳腺癌家族史；②内分泌紊乱；③月经初潮早于 12 岁、绝经期迟于 52 岁；④ 40 岁以上未孕或初次生育足月产迟于 35 岁、未哺乳者；⑤部分乳腺良性疾病、有卵巢或子宫原位癌病史者；⑥高脂饮食；⑦环境因素及不良的生活方式等。

（二）病理类型

乳腺癌多起源于输乳管及腺泡组织的上皮细胞。国内采用以下病理分型：

1. 非浸润性癌

包括导管内癌（癌细胞未突破导管壁基膜）、小叶原位癌（癌细胞未突破末梢输乳管或腺泡基膜）及乳头湿疹样乳腺癌。此型属早期，预后较好。

2. 早期浸润性癌

包括早期浸润性导管癌（癌细胞突破管壁基膜，开始向间质内浸润）、早期浸润性小叶癌（癌细胞突破末梢输乳管或腺泡基膜，开始向间质内浸润，但仍局限于小叶内）。此型仍属早期，预后较好。

3. 浸润性特殊癌

包括乳头状癌、髓样癌（伴大量淋巴细胞浸润）、小管癌（高分化腺癌）、腺样囊性癌、黏液腺癌、大汗腺样癌、鳞状细胞癌等。此型分化一般较高，预后较好。

4. 浸润性非特殊癌

包括浸润性腺小叶癌、浸润性导管癌、硬癌、髓样癌（无大量淋巴细胞浸润）、单纯癌、腺癌等。此型一般分化低，预后较上述类型差，是乳腺癌中最常见的类型，占 80%。

（三）转移途径

1. 直接浸润

癌细胞可浸润皮肤、胸肌群和胸筋膜。

2. 淋巴转移

沿乳腺淋巴液的四条输出途径转移。①乳腺外侧乳腺癌，易向腋窝淋巴结转移；②乳腺内侧者易向胸骨旁淋巴结转移；③癌细胞可通过交通淋巴网，转移到对侧乳腺；④乳腺深部淋巴网与腹直肌鞘、肝镰状韧带的淋巴管相连通，癌可由此转移至肝。

3. 血行转移

癌细胞侵入血液循环，可转移到肺、骨骼、肝。血行转移多见于晚期乳腺癌，也可见于早期的乳腺癌患者。

（四）治疗原则

以手术治疗为主，辅以化疗、放射、激素、免疫等治疗措施。

1. 手术治疗

乳腺癌的手术方式有乳腺癌根治术、乳腺癌扩大根治术、乳腺改良根治术、全乳腺切除术、保留乳腺的乳腺癌切除术。手术方式的选择应根据病理分型、疾病分期及治疗条件而定。对可切除的乳腺癌患者，手术应达到局部及区域淋巴结最大限度地清除，以提高生存率，然后再考虑外观及功能。对Ⅰ、Ⅱ期乳腺癌可采用乳腺癌改良根治术。在综合辅助治疗较差的地区，乳腺癌根治术是比较合适的手术。胸骨旁淋巴结有转移者，若术后无条件可行扩大根治术。

2. 化学药物治疗

一般认为辅助化疗应于手术早期应用，联合化疗的效果优于单药化疗。目前，常用化疗方案有 CMF 方案（环磷酰胺、氟尿嘧啶）、CAF（CDP）方案（环磷酰胺、多柔比星、氟尿嘧啶）和 MFO 方案（丝裂霉素、氟尿嘧啶、长春新碱）等。

3. 放射治疗

术前放疗可用于局部进展期乳腺癌；术后放疗可减少腋窝淋巴结转移患者的局部复发率。

4. 激素治疗

对激素依赖的乳腺癌可通过调节内分泌治疗。①去势治疗：年轻的妇女可采用卵巢去势治疗，包括药物、手术或 X 线去势；②抗雌激素治疗：常用三苯氧胺，适用于绝经前的妇女；③芳香化酶抑制剂：适用于绝经后的妇女；④孕酮药物治疗：如甲羟孕酮、醋酸甲地孕酮有引起肥胖、阴道出血和血脂升高的不良反应，应慎用。

二、护理评估

（一）健康史

（1）一般资料详细询问患者的年龄、婚姻、生育史、月经史；（2）既往史，有无乳腺或其他部位的肿瘤史、重要脏器有无疾患；（3）家族史，家族中是否有乳腺癌患者。

（二）身体状况

1. 局部表现

（1）乳腺肿块，为乳腺癌最重要的症状。常无自觉症状，患者多在无意中发现，常发生在乳腺的外上象限，质硬，不光滑，边界不清，不易推动。（2）乳腺外形改变，若癌肿侵及乳腺悬韧带，可使其短缩而致癌肿表面凹陷，称为"酒窝征"；癌肿侵及输乳管使之收缩，可使乳头歪向癌肿方向；癌细胞堵塞皮内或皮下淋巴管，出现局部淋巴水肿，在毛囊处形成许多点状凹陷，呈现"橘皮样"改变；肿块较大，乳腺局部可隆起。癌肿侵及皮肤使之破溃形成溃疡。当癌细胞浸润大片皮肤，可在皮内出现许多硬结或条索，结节相互融合，延伸至背部及对侧，使胸壁呈铠甲状时，呼吸也因此受限。（3）同侧腋窝淋巴结肿大，早期为散在、质硬，可被推动，短期内数目增多，粘连融合成块，甚至与皮肤及深部组织粘连。当癌细胞堵塞腋窝主要淋巴管时，将引起上肢水肿。

2. 全身表现

早期表现不明显，晚期可有贫血、恶病质及血行转移的表现。

3. 心理状况

患者对疾病的预后、对手术及手术后可能导致的并发症、对手术后失去乳腺自我形象紊乱及生理功能的改变等，出现焦虑或恐惧感，为家庭对手术、化疗、放疗的经济承受力等，亦感忧心忡忡、焦躁不安。

4. 辅助检查

细胞学检查、影像学检查，尤其活组织病理学检查，可协助诊断。

三、护理诊断及相关合作性问题

（一）焦虑、恐惧

与对癌症手术、化疗、放疗的恐惧及对乳腺缺失后影响生活质量等因素有关。

（二）自我形象紊乱

与乳腺切除、患侧胸部形状改变及化疗后的脱发有关。

（三）知识缺乏

与缺乏乳腺癌预防、康复的知识有关。

（四）术后的并发症

上肢水肿，活动受限；皮瓣坏死和切口感染气胸。

四、护理目标

第一，患者恐惧、焦虑的情绪减轻，能够面对乳腺缺失给身体外观带来的改变；第二，患者能复述乳腺癌预防的要点和相关知识，能正确进行功能锻炼、自我保健。

五、护理措施

（一）术前护理

1. 心理护理

针对患者对病情的发展、手术及对预后的恐惧心理，加强心理疏导，向患者和家属说明手术的必要性，告诉患者术后择期行乳腺再造手术，以弥补手术造成的胸部缺陷，树立其战胜疾病的信心。

2. 支持疗法

加强营养，改善患者心、肝、肺、肾功能，提高患者对手术的耐受力。

3. 皮肤准备

乳腺癌根治术切除范围大，应做好手术区皮肤的准备。需要植皮的患者，要做好供皮区皮肤的准备。

（二）术后护理

1. 体位

患者血压平稳后取半卧位，有利于切口引流，防止积液导致皮瓣坏死和切口感染，也有利于呼吸和有效咳嗽，预防肺不张和肺炎。

2. 饮食和营养

手术后 6 h，若患者没有出现胃肠道反应，可正常进食，并保证有足够的热量和维生素，促进术后康复。

3. 切口护理

切口用多层敷料或棉垫加压包扎，使皮瓣紧贴创面，包扎松紧度适宜，维持正常血供。

若患侧上肢远端皮肤发绀、温度降低、上肢脉搏不能扪及，应及时调整胸带的宽松紧度。若绷带松脱，应及时加压包扎。必要时用沙袋压迫。若发现皮下有积液，在严格消毒后抽液，并局部加压包扎；若皮瓣边缘发黑坏死，应予以剪除，防止感染，待肉芽组织生长良好后再植皮。

4. 引流通畅

保持皮下的负压引流管通畅，观察引流液性质和颜色。术后 1 ~ 2 天，每天有 50 ~ 100 ml，血性引流液，2 ~ 3 天渗出基本停止，可拔除引流管，用绷带加压包扎切口。

5. 预防并发症的发生

（1）患侧上肢水肿

术后引起患侧上肢水肿的原因有上肢淋巴回流不畅、头静脉被结扎、腋静脉栓塞、局部积液等。手术后指导患者抬高患侧上肢制动，下床活动时用吊带固定患侧上肢，防止皮瓣滑动影响切口愈合。同时手术后避免在患侧上肢进行测血压、静脉注射、抽血等治疗。

（2）气胸

手术若损伤胸膜，可引起气胸。术后要密切观察患者的呼吸情况，以便及早发现和及时处理。

6. 功能锻炼

鼓励并协助患者开展患侧上肢的功能锻炼，减少或避免术后的残疾。术后 3 天内，患侧上肢制动，避免外展，可做手指的运动、伸指、握拳等活动。术后 4 天，活动肘部。术后 1 周皮瓣基本愈合，可进行肩部活动、做手指爬墙运动等，直至患者能自行用患侧手梳头或手高举过头。

7. 放疗或化疗的护理

放、化疗期间，定期复查肝、肾功能及血常规，若出现严重肝、肾功能损害，骨髓抑制现象，应立即停止放、化疗。

8. 健康指导

（1）宣传乳腺癌的早期自我检查及普查的重要性，成年女性每月乳腺自我检查 1 次。

（2）术后患侧上肢避免负重，5 年内避免妊娠。

（3）定期门诊随访，术后 1 ~ 2 年，每 3 个月随诊 1 次；3 ~ 5 年后每半年随诊 1 次，包括体检、血常规、肝肾功能及细胞免疫功能检查、胸透、肝 B 型超声检查，必要时，行骨核素扫描或 CT 检查；5 年后每年随诊 1 次，共 10 年。

第六节　早产

早产指妊娠在 28 孕周末至不足 37 周（196 ~ 258 日）期间终止妊娠者。此时娩出的新生儿，出生体重多在 2 500 g 以下，早产占分娩总数的 5% ~ 15%。围产儿死亡中约有 75% 与早产有关，故如何防治早产，对降低围产儿死亡率有重要的临床意义。

一、原因

（一）孕妇因素

1. 生殖器官异常

其异常如子宫畸形鞍状子宫、双角子宫、宫颈内口松弛、子宫肌瘤等。

2. 感染

绒毛膜羊膜感染是早产的重要原因。感染的来源是宫颈及阴道的微生物（需氧菌、厌氧菌、沙眼衣原体、支原体等），部分来自宫内感染，有些学者认为早产是细菌内毒作用的结果。由于细菌炎症的作用，使前列腺素分泌增加而导致早产。

3. 孕妇合并急性或慢性疾病

如肝炎、急性肾盂肾炎、急性阑尾炎，有时医生根据以下疾病情况计划提早分娩，如妊娠高血压综合征、慢性肾炎、心脏病、母儿血型不合、妊娠期肝内胆汁淤积症等。

4. 其他

其他如外伤、长途旅行、盆腔肿瘤等。

（二）胎儿、胎盘因素

其常见的有双胎、羊水过多、胎膜早破、胎儿畸形、前置胎盘及胎盘早剥，胎盘功能不全等。

二、临床表现及诊断

早产的临床表现主要是子宫收缩，最初是不规则宫缩，伴少量阴道血性分泌物，渐转变为规则宫缩，间隔 5 ~ 6 min，持续 30 s 以上，伴宫颈管消退 ≥ 75% 及宫颈口扩张 2 cm 以上可诊断为早产临产。胎膜早破的发生较足月临产多。诊断早产应与生理性子宫收缩相区别，后者一般为不规则，无痛感，且不伴宫颈管消失等改变。

三、治疗

根据不同情况，采取不同措施。

（一）以下情况不宜继续维持妊娠

1. 严重的母亲疾病

其包括子痫或先兆子痫的持续性高血压、严重的心血管疾病、中央性前置胎盘大出血、重型胎盘早剥、DIC 等危重情况。

2. 胎儿疾病

胎儿疾病如胎儿窘迫、胎儿溶血症及严重的胎儿宫内发育迟缓等。

3. 胎膜已破或胎膜已向阴道膨出或宫口扩张 3 cm 以上

（二）如果没上述禁忌，治疗原则是设法抑制宫缩，尽可能使妊娠继续维持

如早产已不能避免，则应尽力提高早产儿的存活率。

1. 卧床休息

一般取左侧卧位，必要时给予适量的镇静剂，如安定 2.5 mg，每日 2 ~ 3 次，共 3 ~ 7 日。

2. 抑制宫缩药物

（1）β 肾上腺素受体激动剂

这类药物可激动子宫平滑肌的受体，抑制子宫平滑肌收缩，使妊娠延续。但其有以下反应：心跳加快、血压下降、血糖增高、恶心、出汗、头痛等。故有糖尿病、心血管器质性病变、心跳过速者禁用或慎用。目前临床常用药物有：利君沙（安宝），150 mg 加于 5% 葡萄糖液 500 mL 静脉滴注，保持在 0.15 ~ 0.35 g/min 滴速，待宫缩抑制后至少滴注 12 小时，再改为口服 10 mg，每日 4 次。沙丁胺醇（舒喘灵），2.4 ~ 4.8 mg 口服，每 4 ~ 6 小时 1 次，直至宫缩消失后，继续 2 ~ 3 d。

（2）硫酸镁

镁离子直接作用于子宫肌细胞，拮抗钙离子对子宫收缩的活性，从而抑制子宫收缩。25% 硫酸镁 16 mL 加于 5% 葡萄糖液 100 ~ 250 mL 中，30 ~ 60 分钟内缓慢静脉滴注，然后用 25% 硫酸镁 20 ~ 40 mL 加于 5% 葡萄糖液 500 mL 中，以每小时 1 ~ 2 g 速度静脉滴注，直至宫缩停止。用药中应注意呼吸（每分钟不少于 16 次），膝反射存在及尿量（每小时不少于 25）有条件者可做血镁浓度的快速测定监护。

（3）前列腺素合成酶抑制剂

前列腺素合成酶抑制剂可抑制前列腺素合成酶，减少前列腺素的合成或抑制前列腺素的释放以抑制宫缩，常用的有吲哚美辛、阿司匹林等。由于药物通过胎盘抑制胎儿前列腺

素的合成和释放，使胎儿体内前列腺素减少，缺乏前列腺素可能使胎儿动脉导管过早关闭而致胎儿血循环障碍；另外吲哚美辛有减少胎儿尿量而使羊水减少的作用。所以必要时仅短期（不超过 1 周）服用，并以 B 超监测羊水量是否减少。

3. 钙拮抗剂

抑制钙离子进入子宫细胞膜，抑制缩宫素及前列腺素的释放，达到治疗效果。硝苯地平（心痛定）10 mg 舌下含服，每日 3～4 次。

4. 镇静剂

其仅在孕妇精神紧张时作为辅助用药。常用的有苯巴比妥及地西泮（安定），苯巴比妥有降低新生儿颅内出血的作用。因镇静剂能抑制新生儿呼吸，故临产后忌用。

5. 预防新生儿呼吸窘迫综合征

分娩前给孕妇地塞米松 5 mg 肌内注射，每日 3 次，连用 3 日。时间紧迫时也可用静脉注射或羊膜腔内注入地塞米松 10 mg。

6. 其他

产前给孕妇维生素 K1 10 mg 肌注，每日 1 次，连用 3 天，减少新生儿颅内出血。产程中应给孕妇氧气吸入，慎用吗啡和哌替啶产时适时做会阴切开，缩短第二产程。早产原因中感染已日渐受到重视，有主张早产前给孕妇加以抗生素，以期改善产妇及新生儿的预后。

四、护理措施

（1）卧床休息，观察宫缩、胎心等情况，避免滥用镇静药物。（2）预防早产儿颅内出血，尽量避免手术助产（胎头吸引器、产钳），第二产程必要时行会阴切开术。(3)为预防早产儿颅内出血，可在产前给产妇肌内注射维生素 K3 4 mg。（4）胎儿娩出后，要等脐带搏动停止后再断脐。也可由助产者，用左手握住脐带近母体端，右手握住脐带，从胎盘端向婴儿端挤压，然后将左手松开后再握紧，右手再次将充血的脐带血推向婴儿体内，反复数次，可使早产儿多得些血液。（5）早产儿应注意保暖、静卧，用抗感染药物，预防颅内出血。（6）早产儿送入病房时，严格交班，避免发生意外。

第七节　异位妊娠

凡受精卵在子宫腔以外着床发育称异位妊娠，习惯称为宫外孕，包括输卵管妊娠、卵巢妊娠、腹腔妊娠及宫颈妊娠等。输卵管妊娠最多见，占95%～98%，是妇产科常见急腹症，起病急、病情重，可引起腹腔内严重出血，如诊断抢救不及时，可危及生命。

一、病因和病理

（一）病因

慢性输卵管炎是输卵管妊娠最常见的原因，淋菌性输卵管炎更易引起输卵管妊娠，结核性输卵管炎也较常见；其次输卵管发育或功能异常，如过长、黏膜纤毛缺如、蠕动减慢等；输卵管手术后，如结扎、粘堵等；盆腔子宫内膜异位输卵管粘连；肿瘤压迫；内分泌失调等。

（二）病理

受精卵在输卵管内着床后，由于输卵管腔狭窄、管壁肌肉薄，不能适应胚胎的生长发育，当输卵管膨大到一定程度，可能发生的后果有以下几种：

1. 输卵管妊娠流产

这多发生在壶腹部或伞部。若胚囊与管壁完全分离落入管腔，经输卵管逆蠕动排至腹腔，形成输卵管完全流产，腹腔内出血不多；若胚囊剥离不完整，则为输卵管不全流产，反复出血，可形成盆腔血肿。

2. 输卵管妊娠破裂

其是胚囊生长时绒毛向输卵管壁侵蚀，最终将肌层、浆膜层穿破，由于肌层血管丰富，常发生大出血，严重者发生休克，若抢救不及时可危及生命。

3. 继发性腹腔妊娠

其是极少数输卵管妊娠破裂或流产后，胚囊进入腹腔，绒毛组织仍附着于原来着床处或重新种植于附近脏器（如肠系膜、大网膜等）继续发育，形成继发性腹腔妊娠。

4. 陈旧性宫外孕

胚胎已死亡，内出血渐停止，盆腔积血由于时间长形成机化变硬的包块与周围器官粘连，称陈旧性宫外孕。

此外，子宫受内分泌激素的影响，内膜呈蜕膜样变，若子宫内膜呈现过度分泌反应，称 A–S 反应，对诊断有一定意义。当胚胎死亡时，子宫蜕膜发生退行性变，有时呈碎片状剥脱，而致阴道流血；有时整块剥离排出，形似三角形蜕膜管型。如将排出的蜕膜置于清水中，肉眼见不到漂浮的绒毛，镜检也无滋养细胞，可与流产鉴别。

二、临床表现

输卵管妊娠流产或破裂前，症状和体征均不明显，除短期停经及妊娠表现外，有时可

出现下腹胀痛。当输卵管妊娠破裂或流产时,可出现下列临床表现:

(一)停经

一般停经 6 ~ 8 周,少数可无明显停经史。间质部妊娠停经时间较长。

(二)不规则阴道流血

胚胎死亡后,常有不规则阴道流血,色深褐,量少,可淋漓不断,可随阴道流血排出蜕膜管型或碎片,需待病灶清除后,流血方能完全停止。

(三)腹痛

腹痛为患者就诊时最主要的症状。腹痛系因输卵管膨大、破裂及血液刺激腹膜等多因素所致。破裂时患者突然下腹一侧撕裂样疼痛,常伴恶心呕吐,出血多时刺激腹膜可致全腹剧痛,血液积聚直肠子宫陷凹,出现肛门坠胀感。

(四)晕厥与休克

其主要由于腹腔急性内出血,血容量减少及剧烈腹痛,患者出现面色苍白、出冷汗、四肢冰冷、血压下降等。其严重程度与腹腔内出血速度及出血量成正比。

(五)腹部检查

下腹部有明显压痛、反跳痛,尤以患侧为甚。出血多时叩诊有移动性浊音。若病程较长形成血凝块,下腹部可触及软性包块并有触痛。

(六)妇科检查

阴道后穹隆饱满、触痛;宫颈呈紫蓝色,抬举痛明显;子宫稍大而软,内出血多时,子宫有漂浮感,患侧附件压痛明显,有时可在子宫一侧或后方触及边界不清的肿块。

三、诊断与鉴别诊断

(一)诊断

典型病例根据病史、临床表现,诊断并不困难,但未破裂前或症状不典型者不易确诊,应做下列辅助检查。

1. 阴道后穹隆穿刺

这适用于疑有腹腔内出血患者。抽出暗红色不凝固血液,便可确诊为腹腔内出血。若穿刺时误入静脉,则血色鲜红,滴在纱布上有一圈红晕,放置 10 min 凝结。出血多时,也可行腹腔穿刺。

2. 妊娠试验

由于 HCG 测定技术的改进，目前已成为早期诊断异位妊娠的重要方法。选择血 β-HCG 放免法测定，灵敏度高，阳性率达 99%，故可用以早期诊断宫外孕，若 β-HCG 阴性可排除异位妊娠。

3. 超声检查

早期输卵管妊娠时，B 型超声显像可见子宫增大，但宫腔空虚，宫旁有一低回声区。若妊娠囊和胎心搏动位于宫外，则可确诊宫外妊娠，但需到停经 7 周时 B 型超声方能显示胎心搏动。

4. 腹腔镜检查

其适用于期末破裂病例或诊断有困难者。

5. 子宫内膜病理检查

诊断性刮宫仅适用于阴道流血较多的患者，目的是排除宫内妊娠流产。

（二）鉴别诊断

输卵管妊娠需与流产、黄体破裂、急性阑尾炎、急性盆腔及卵巢囊肿蒂扭转相鉴别。

四、治疗

输卵管妊娠的治疗原则是以手术为主，酌情应用保守治疗。

（一）手术治疗

如有休克，应在积极抢救休克的同时进行急症手术。休克患者，应取平卧位，及时采取输液、输血、吸氧、保暖等急救措施，做好手术前准备工作。开腹后迅速夹住出血部位止血，行患侧输卵管切除术。若腹腔内出血多、破裂不超过 24 小时、停经少于 12 周、胎膜未破且无感染者，可行自体输血。方法：每回收 100 mL 血液加 3.8% 枸橼酸钠 10 mL 抗凝，最好经 6 ~ 8 层纱布过滤，立即输回体内。若为间质部妊娠可行患侧子宫角切除术或子宫次全切除术。腹腔镜治疗输卵管妊娠，适用于输卵管壶腹部妊娠尚未破裂者。

（二）药物治疗

药物治疗适用于年轻患者，要求保留生育能力、无内出血、输卵管妊娠直径小于 3 cm，血 β-HCG < 3 000 U/L。

五、护理

（一）护理诊断

1. 潜在并发症

潜在并发症如出血性休克、切口感染等。

2. 恐惧

其与担心生命安危有关。

3. 疼痛

疼痛与疾病本身或手术创伤有关。

4. 自尊紊乱

这与担心未来受孕能力有关。

（二）护理措施

1. 做好心理护理及入院宣教

主动、热情服务于患者，允许家属陪伴，提供心理安慰。

2. 对尚未确诊的患者

应配合做阴道后穹隆穿刺、尿妊娠试验及 B 超检查，以协助诊断。

3. 保守治疗

①嘱患者绝对卧床休息，避免腹部压力增大，从而减少异位妊娠破裂的机会。协助患者完成日常生活护理，减少其活动。②密切观察患者的生命体征和一般情况，并重视患者的主诉，若腹痛突然加重，或出现面色苍白、脉搏加快等变化应立即通知医生，做好抢救准备。③指导患者摄取足够的营养物质，尤其是富含铁蛋白的食物，如动物肝脏、豆类、绿色蔬菜等，增强患者的抵抗力。④协助医生正确留取血标本，以监测治疗效果。

（4）急性内出血患者的护理

①密切观察生命体征，每 10 ~ 15 min 测量 1 次血压、脉搏、呼吸并记录；②配血，做好输血准备；③保持静脉通畅，按医嘱输液、输血、补允血容量；④吸氧；⑤按医嘱准确及时给药；⑥注意记录尿量，以协助判断组织灌注量；⑦复查血常规，观察血红蛋白及红细胞计数，判断贫血有无改善；⑧一旦决定手术，应在短时间内完成常规术前准备工作，如备皮、皮试、合血、留置尿管、更换病员服等。

（5）手术后护理

①体位：患者返回病室后，硬膜外麻醉者应去枕平卧 6 ~ 8 h，头偏向一侧，防止唾液及呕吐物吸入气管造成吸入性肺炎或窒息，术后第二天可采取半卧位。②生命体征的观

察：手术后24 h内病情变化快，也极易出现紧急情况，护理人员要密切观察生命体征的变化，及时测量生命体征并准确记录。若24 h内血压持续下降、脉搏快、患者躁动等情况出现，考虑为有内出血的可能，及时通知医生处理。每日测体温4次，直至正常后3 d。③尿管的观察：保持尿管通畅，勿折、勿压，注意观察尿色及尿量。④饮食护理：未排气前禁食奶制品及甜食，排气后进半流食，排便后进普食（增加蛋白质和维生素的摄入）。⑤伤口敷料的观察：保持伤口敷料干燥、整洁，有渗血、渗液及时更换。⑥疼痛：术后24 h内疼痛最为明显，48 h后疼痛逐渐缓解，根据具体情况遵医嘱适当应用止痛药，间隔4 ~ 6 h可重复使用。

（三）应急措施

急性大量内出血及剧烈腹痛可引起患者晕厥和休克，患者表现为面色苍白、痛苦面容、出汗、脉细数、血压降低或测不到，伴恶心、呕吐和肛门坠胀。护士应立即将患者取去枕平卧位，保暖、吸氧；迅速建立有效的静脉通道（快速静点乳酸林格液），补充血容量，纠正休克；交叉配血，做好输血准备；快速做好术前准备、心理护理，密切观察病情，做到"迅速、准确、及时、严密、严格"，这是取得成功抢救的关键所在。

（四）健康教育

（1）注意休息，可从事日常活动，注意劳逸结合，适当锻炼。（2）加强营养，尤其是富含铁蛋白的食物，如动物肝脏、豆类、绿色蔬菜、木耳等，积极纠正贫血，提高机体抵抗力；忌食辛辣煎炸之品。（3）注意保持外阴清洁，勤换清洁内衣裤，注意个人卫生。术后禁止性生活1个月，以免引起盆腔炎。（4）生育过的患者，应采取避孕措施，防止再次发生宫外孕。（5）未生育过的患者，避孕6个月，同时保持乐观情绪，不背思想包袱，有利于再次受孕。（6）再次妊娠后，孕早期及时到医院检查，判断妊娠正常与否。

第八节　胎盘早剥

妊娠20周后或分娩期，正常位置的胎盘在胎儿娩出前部分或全部从子宫壁剥离，称为胎盘早期剥离。胎盘早剥是妊娠晚期的一种严重并发症，往往起病急、进展快，如处理不及时，可威胁母儿生命。

一、类型

胎盘早剥的主要病理变化是宫底脱膜出血，形成胎盘后血肿，致胎盘由附着处剥离，有以下三种类型。

（一）显性出血

胎盘剥离后形成血肿，血液冲开胎盘边缘，沿胎膜与子宫壁之间向子宫颈口外流出，即显性出血或外出血。

（二）隐性出血

胎盘边缘与子宫壁未因血肿而分离，使血流积聚于胎盘与子宫壁之间，形成胎盘后血肿，即隐性出血或内出血。内出血逐渐增多，压力也逐渐增大，而使血液浸入子宫肌层，引起肌纤维分离、断裂、变性，血液浸入子宫浆肌层时，子宫表面呈紫蓝色，称为子宫胎盘卒中。有时出血穿破羊膜溢入羊水中，形成血性羊水。

（三）混合性出血

隐性出血的血液冲破胎盘边缘，部分流向子宫颈口外，即隐性出血与显性出血同时存在，称混合性出血。

二、临床表现、诊断及鉴别诊断

（一）临床表现

典型症状是妊娠晚期突然发生的持续性腹痛和明道流血。由于胎盘剥离面积的大小和出血情况不同，患者的临床表现亦有轻重差异：

1. 轻型

轻型以外出血为主，胎盘剥离面积一般不超过 1/3，多见于分娩期。其主要症状为阴道流血，量较多，色暗红，贫血程度与外出血量成正比，可伴有轻度腹痛。腹部检查：子宫软，压痛不明显或轻，子宫大小与妊娠月份相符，胎位、胎心清楚，出血多时胎心率可有改变。产后检查胎盘，可见母体面有凝血块及压迹。

2. 重型

重型以内出血为主，胎盘剥离面积超过 1/3，多发生于妊娠晚期。其主要症状为突然发生的持续性腹痛，阴道无流血或少量流血，贫血程度与外出血量不成比例，严重时出现休克。腹部检查：子宫触诊硬如板状，有压痛，尤以胎盘附着处最明显；子宫底较前升高；胎位、胎心不清，胎儿多因严重宫内窘迫而死亡。

（二）诊断

重型胎盘早剥根据病史及临床表现即可确诊。对临床表现不典型患者，可做 B 型超声检查以助诊断。

三、处 理

（一）纠正休克

迅速补充血容量是纠正休克的关键。尽量输新鲜血液，同时注意保暖、吸氧、平卧位、改善患者状况。

（二）及时终止妊娠

一旦确诊，应尽快终止妊娠。因胎儿娩出前，子宫不能充分收缩，胎盘继续剥离，出血难以控制，时间越久，并发症越多。终止妊娠方式如下：

1. 经阴道分娩

此类适用于轻型患者，一般情况好，宫口已开大，估计在短期内能经阴道分娩者。先行人工破膜，后用腹带包裹腹部，密切观察阴道流血量、血压、脉搏、宫底高度、宫体压痛及胎心率的变化，必要时可静滴缩宫素加强宫缩。待宫口开全，阴道手术助产；若胎儿已死亡行毁胎术。

2. 剖宫产

其适用于重型患者，出血多，尤其是初产妇，不能在短期内分娩者；破膜后产程无进展，病情恶化，不管胎儿存亡，均应及时行剖宫产术。

（三）并发症的防治

针对并发症防治时分娩后及时用缩宫素，以防止产后出血；严重观察病情，及早发现弥散性血内凝血以便及时处理；缩短休克时间，补充血容量，防止急性肾衰竭；纠正贫血，应用抗生素，预防产褥感染。

四、评估要点

（一）一般情况

询问孕妇有无外伤史，有无妊娠期高血压疾病、慢性高血压、慢性肾脏病及血管性疾病等病史。

（二）专科情况

1. 评估孕妇阴道流血的量、颜色；是否伴有腹痛，腹痛的性质、持续时间、严重程度；是否伴有恶心、呕吐。

2. 评估孕妇贫血的程度，与外出血是否相符。腹部检查：子宫的质地，有无压痛，压痛的部位、程度，子宫大小与妊娠周数是否相符，胎心音是否正常，胎位情况等。观察孕妇是否有面色苍白、出冷汗、血压下降等休克体征。

（三）实验室及其他检查

1.B 超检查胎盘与子宫之间有无液性暗区。

2. 血常规检查了解孕妇的贫血程度。血小板计数、出凝血时间、凝血酶原时间、纤维蛋白原测定和 3P 试验等，了解孕妇的凝血功能。

（四）心理社会评估

其评估时应了解孕妇及家属的心理状态，对大出血的情绪反应，有无恐惧心理，支持系统是否有力。

五、 护理诊断

（一）潜在并发症

并发症如出血、凝血功能障碍，肾衰竭等。

（二）有受伤的危险（胎儿）

其与大出血有关。

（三）恐惧

这与大出血、担心胎儿及自身安危有关。

六、 护理措施

（一）绝对卧床休息

建议左侧卧位，定时间断吸氧，加强会阴护理。

（二）心理护理

允许孕产妇及家属表达心理感受，并给予心理方面的支持，讲解有关疾病的知识，解除由于出血引起的恐惧，以期配合治疗。

（三）病情观察

（1）密切监测生命体征并及时记录；（2）观察阴道流血量、腹痛情况及伴随症状，重点注意宫底高度、子宫压痛、子宫壁的紧张度及在宫缩间歇期能否松弛；（3）监测胎心、胎动，观察产程进展；（4）疑有胎盘早剥，或破膜时见有血性羊水，应密切观察胎心、胎动情况，观察宫底高度，密切注意生命体征；（5）在积极抗休克治疗的同时，配合做必要的辅助检查。

（四）手术准备

一经确诊为胎盘早剥，立即配合做好明道分娩或即刻手术的准备工作，积极准备新生儿抢救器材。

（五）治疗配合

确诊胎盘早剥后，应密切观察凝血功能，以防 DIC 的发生。及时足量输入新鲜血，补充血容量和凝血因子，根据医嘱给予纤维蛋白原、肝素或抗纤溶剂等药物治疗。

（六）尿量观察

重症胎盘早剥应观察尿量，防止肾衰竭，注意尿色，警惕 DIC 的发生。若出现少尿或无尿症状时，应考虑肾衰竭的可能。

（七）术后护理

分娩过程中及胎盘娩出后立即给予子宫收缩药物，防止产后出血。产后仍应注意观察生命体征和阴道流血量，若流出的血液不凝固，应考虑 DIC。

七、急救措施

（1）重型胎盘早剥患者可突然出现持续性腹痛、腰酸或腰背痛，以及面色苍白、四肢湿冷、脉细数、血压下降等休克症状，并伴恶心、呕吐。腹部检查见：子宫硬如板状，宫缩间歇不松弛，胎位扪不清，胎心消失。此时应积极开放静脉通道，迅速补充血容量，改善血液循环。最好输新鲜血，既可补充血容量又能补充凝血因子。及时给孕妇吸氧。

（2）一旦确诊重型胎盘早剥应及时终止妊娠，根据孕妇病情及胎儿状况决定终止妊娠的方式。①阴道分娩：适于以外出血为主，Ⅰ度胎盘早剥，患者一般情况良好，宫口已扩张，估计短时间内能结束分娩者。护士应立即备好接产用物，密切观察胎心及产程进展情况。②剖宫产：适于Ⅱ度胎盘早剥，特别是初产妇，不能在短时间内结束分娩者；Ⅰ度胎盘早剥，出现胎儿窘迫征象，需抢救胎儿者；Ⅲ度胎盘早剥，产妇病情恶化，胎儿已死，不能立即分娩者；破膜后产程无进展者。要求护士在输血、输液的同时，迅速做好术前准备，配血备用。

（3）并发症的处理：①如患者阴道出血不止，且为不凝血，考虑为凝血功能障碍，遵医嘱补充凝血因子，应用肝素及抗纤溶药物。②肾衰竭：若尿量 < 30 mL/h，应及时补充血容量，若血容量已补足而尿量 < 17 mL/h，可给予甘露醇或呋塞米。出现尿毒症时，应及时行透析治疗挽救孕妇生命。③产后出血：胎儿娩出后立即给予子宫收缩药物，如缩宫素、麦角新碱等；胎儿娩出后行人工剥离胎盘、持续子宫按摩等。若仍有不能控制的子

宫出血，或血不凝、凝血块较软，应快速输入新鲜血，同时行子宫次全切除术。

八、健康教育

（1）妊娠期定期产前检查，积极防治妊娠期高血压疾病、慢性高血压、慢性肾脏疾病等；（2）妊娠晚期或分娩期，应鼓励孕妇适量活动，睡眠时取左侧卧位，避免长时间仰卧，避免腹部外伤；（3）指导产妇出院后注意休息，加强营养，多进食富含铁的食物，如瘦肉、动物内脏、豆类等，纠正贫血，增强抵抗力；（4）死产者及时给予退乳措施，遵医嘱给予大剂量雌激素口服，嘱患者少进汤汁等。

第九节　羊水栓塞

羊水栓塞是指在分娩过程中羊水进入母体血液循环后引起的肺栓塞、休克、弥散性血管内凝血（DIC）、肾衰竭等一系列病理改变，是极其严重的分娩期并发症。发生在足月分娩者，其死亡率高达 80% 以上；也可发生在妊娠早、中期流产时，病情较轻，死亡少见。近年的研究认为羊水栓塞的核心问题是变态反应，故有人建议将羊水栓塞改名为"妊娠变态反应综合征"。

一、病因

羊膜腔内压力过高（过强宫缩）、胎膜破裂、宫颈或宫体损伤致静脉或血窦开放是导致羊水栓塞发生的基本条件。高龄初产妇、多产妇、急产是羊水栓塞的好发因素，胎膜早破、胎盘早剥、前置胎盘、子宫破裂、剖宫产手术是发生羊水栓塞的诱因。

二、病理生理

（一）肺动脉高压

羊水内有形成分经肺动脉进入肺循环阻塞小血管引起肺动脉高压，并刺激肺组织产生和释放血管活性物质。使肺小血管痉挛，加重肺动脉高压。羊水内含有大量激活凝血系统的物质，激活凝血过程，使小血管内形成广泛的血栓阻塞肺小血管，反射性引起迷走神经兴奋，使肺小血管痉挛加重；更重要的是羊水中的抗原成分可引起 I 型变态反应，很快使小支气管痉挛，支气管内分泌物增多，使肺通气、换气量减少，反射性地引起肺内小血管痉挛。这种变态反应引起的肺动脉压升高有时起主要作用。肺动脉高压可引起急性右心衰竭，继而呼吸循环衰竭。

（二）过敏性休克

羊水内某些成分为致敏原，引起 I 型变态反应，导致的过敏性休克多在羊水栓塞后立即出现血压骤降甚至消失，尔后方有心肺功能的衰竭。

（三）弥散性血管内凝血（DIC）

羊水含有多量促凝物质，进入母血后使血管内产生广泛微血栓，消耗大量凝血因子，发生 DIC。羊水中也存在激活纤溶系统的物质，可激活纤溶系统，发生纤溶亢进，此时因大量凝血物质消耗及纤溶亢进，最终可导致全身性出血及出血不凝。

（四）急性肾衰竭

其由于休克和 DIC，肾急性缺血导致肾功能障碍和衰竭。

三、临床表现

羊水栓塞的典型临床经过可分三个阶段。

（一）循环呼吸衰竭及休克

在分娩过程中，一般发生在第一产程末、第二产程宫缩较强时，有时也发生在胎儿娩出后短时间内。患者开始出现烦躁不安、寒战、恶心、呕吐、气急等先兆症状，继而出现呛咳、呼吸困难、发绀，肺底部出现湿啰音，心率加快，血压下降，面色苍白，四肢发冷等。严重者发病急骤，甚至没有先兆症状，产妇仅惊叫一声或打一哈欠，血压迅速下降或消失，多于数分钟内迅速死亡。

（二）弥散性血管内凝血

患者渡过心肺功能衰竭和休克阶段之后，发生难以控制的大量阴道流血、切口渗血、全身皮肤黏膜出血，甚至出现消化道大出血。

（三）急性肾衰竭

羊水栓塞后期患者出现少尿（或无尿）和尿毒症的表现。其主要是由于循环功能衰竭引起的肾缺血及 DIC 前期形成的血栓堵塞肾内小血管，引起肾脏缺血、缺氧，导致肾脏器质性损害。

典型病例临床表现通常按顺序出现，不典型者仅有阴道流血和休克，也有休克和出血的同时合并少尿、无尿者。钳刮术中出现羊水栓塞也可仅表现为一过性呼吸急促、胸闷后出现阴道大量出血。

四、诊断

根据分娩及钳刮时出现的上述临床表现，可初步诊断，并立即进行抢救。在抢救的同时为确诊应做如下检查：①抽取下腔静脉血，镜检有无羊水成分；②床边胸部X线平片：见双肺有弥散性点片状浸润影，沿肺门周围分布，伴有右心扩大；③床边心电图检查：提示右心房、右心室扩大；④与DIC有关的实验室检查。

五、处理

一旦出现羊水栓塞的临床表现，应立即给予紧急处理。最初阶段主要是抗休克、抗过敏，解除肺动脉高压，纠正缺氧及心力衰竭。DIC阶段应早期抗凝、补充凝血因子，晚期抗纤溶同时补充凝血因子。少尿或无尿阶段要及时应用利尿剂，预防及治疗肾衰竭。

（一）解除肺动脉高压，改善低氧血症

1. 保持呼吸道通畅及给氧

出现呼吸困难、发绀者，立即面罩给氧，如症状严重，应行气管插管正压给氧。保证供氧，是改善肺泡毛细血管缺氧、预防及缓解肺水肿的关键，也可改善心、脑、肾等重要脏器的缺氧状况。

2. 解痉药物的应用

解除支气管平滑肌及血管平滑肌痉挛，纠正机体缺氧。常用药物有以下几种：

（1）盐酸罂粟碱

为首选药物。可直接松弛血管平滑肌，使冠状动脉、肺和脑小动脉扩张，降低小血管阻力。盐酸罂粟碱30～90 mg加于10%～25%葡萄糖注射液20～40 ml中缓慢静脉推注，日量不超过300 mg。

（2）阿托品

阿托品既可阻断迷走神经反射引起的肺血管痉挛及支气管痉挛，解除迷走神经对心脏的抑制，又可改善微循环，兴奋呼吸中枢，但心率＞120次/分者慎用。阿托品1 mg加于10%～25%葡萄糖注射液10 mL中，每隔15～30 min静脉注射1次，直至患者面部潮红、症状好转为止。

（3）氨茶碱

可扩张冠状动脉及支气管平滑肌。250 mg加于25%葡萄糖注射液10 mL中缓慢推注，必要时重复应用。

（二）抗过敏

改善缺氧的同时，应迅速抗过敏。肾上腺皮质激素可稳定溶酶体，保护细胞以对抗变

态反应。地塞米松 20 mg 加于 25% 葡萄糖注射液中静脉推注后，再将 20 mg 加于 5% ～ 10% 葡萄糖注射液中静脉滴注。

（三）抗休克

1. 补充血容量

应尽快输新鲜血液和血浆以补充血容量。在抢救过程中应监测中心静脉压，既可了解心脏负荷状况，指导输液量及速度，又可抽取血液寻找羊水有形成分。

2. 升压药

多巴胺 10 ～ 20 mg 加于 5% ～ 10% 葡萄糖注射液 250 mL 中静脉滴注。通常滴速为 20 ～ 30 滴 /min，根据血压调整滴速。

3. 纠正心力衰竭

常选用去乙酰毛花苷 0.2 ～ 0.4 mg 加于 25% 葡萄糖注射液 20 mL 中静脉缓慢推注；或毒毛花苷 K 0.125 ～ 0.25 mg 同法静脉缓慢注射，必要时 4 ～ 6 h 重复一次。

4. 纠正酸中毒

在抢救过程中，及时做血气分析和血清电解质的测定。若有酸中毒可用 5% 碳酸氢钠 250 mL 静脉滴注，并及时纠正电解质紊乱。

（四）防治 DIC

1. 肝素

肝素用于治疗羊水栓塞早期的高凝状态，尤其在发病后 10 min 内使用效果更佳。肝素 25 ～ 50 mg 加于 0.9% 氯化钠溶液 100 mL 中，静脉滴注 1 小时，4 ～ 6 h 后再将 50 mg 加于 5% 葡萄糖注射液 250 mL 中缓慢静脉滴注，在用药过程中将凝血时间控制在 20 ～ 25 min 之间。24 h 肝素总量控制在 100 mg 以内为宜。

2. 抗纤溶药物

羊水栓塞由高凝状态向纤溶亢进发展时，可在肝素化的基础上使用抗纤溶药物，如氨基己酸 4 ～ 6 g 加于 5% 葡萄糖注射液 100 mL 中，15 ～ 30 min 滴完，维持量 1 g/h。

（五）预防肾衰

羊水栓塞的第三阶段为肾衰竭期，应注意尿量。当血容量补足的情况下仍少尿，应予 20% 甘露醇 250 mL（滴速 10 mL/min），以扩张肾小球前小动脉。心力衰竭患者慎用。尿量仍少，可给予呋塞米 20 ～ 40 mg 缓慢静脉注射，并定时检测血电解质。

（六）预防感染

预防感染应选用对肾脏毒性较小的广谱抗生素，剂量要大。

（七）产科处理

产科护理原则上应在产妇呼吸循环功能得到明显改善，并已纠正凝血功能障碍后进行。在第一产程发病应立即考虑剖宫产终止妊娠，以去除病因。在第二产程发病应在抢救产妇的同时，及时阴道助产结束分娩。若有产后大出血，应积极采取措施，短时间内无法止血可行子宫切除术，以减少胎盘剥离大面积血窦开放出血，这对争取抢救时机有利。

六、护理

（一）护理评估

1. 健康史

应仔细评估与其发生密切相关的诱因（如宫缩剂的应用不当、胎膜早破、引产时的剥膜或人工破膜、子宫收缩过强、前置胎盘、胎盘早剥、子宫破裂等）。

2. 身心状况

（1）躯体状况

与妊娠月份、羊水进入的量与速度有关，可分为以下几种：①急性休克期，胎儿娩出前后短时间内或中期妊娠引产中，患者突然发生烦躁不安、寒战、呕吐等先兆症状，随之有呛咳、呼吸困难、胸闷、发绀、心率快、血压下降、肺部有湿啰音、很快发生抽搐昏迷等。②出血期，休克后不久，继之可出现出血倾向而血液不凝，此时出血可有下列特征：自发的，无产科原因；多部位（包括阴道出血、黏膜、鼻、皮下和注射针孔）出血，呈不凝状态。③肾衰竭，在休克及出血的同时伴有少尿、无尿或尿毒症的征象。羊水栓塞对胎儿威胁也很大，胎儿均有窘迫现象，胎心缓慢甚至消失，胎死宫内。

（2）心理状况

本病起病急，病情险恶，产妇生命危在旦夕，易产生恐惧感。

3. 实验室及其他检查

（1）血凝障碍检查：血小板、凝血酶原时间及纤维蛋白原定量检查。

（2）腔静脉取血可查出羊水中的有形物质。

（3）X线可见肺部双侧弥漫性点状或片状浸润性阴影。

（二）护理诊断

1.气体交换受损

其与肺血管栓塞、肺动脉高压及肺水肿有关。

2.组织灌流量改变

这与出血多有关。

3.潜在的并发症

潜在的并发症如肾衰竭。

（三）预期目标

第一，产妇经急救呼吸困难和缺氧症状得以改善；第二，产妇能维持最基本的生理功能；第三，出血情况被及时发现和救治。

（四）护理措施

1.预防措施

（1）遵医嘱给予镇静剂及抑制子宫收缩剂，以缓解宫缩。（2）协助做好人工剥膜与人工破膜，扩张宫颈和剥膜时均应注意避免损伤；人工破膜时必须在宫缩间歇时进行，减少羊水进入母体血循环的机会。（3）在使用缩宫素时应专人看护，以防止宫缩过强。（4）对存在羊水栓塞诱因者，应密切观察，警惕羊水栓塞的发生。

2.配合抢救

（1）解除肺动脉高压，遵医嘱首选盐酸罂粟碱 30 ～ 90 mg，稀释于 15% 或 20% 葡萄糖注射液 20 mL 内静脉缓慢推注；或用阿托品 1 ～ 2 mg，每 15 ～ 30 min 静脉推注 1 次，两药并用效果更佳；氨茶碱 250 mg 稀释于 25% 葡萄糖注射液 20 mL 内静脉缓慢推注；给予吸氧，严重者加压给氧，必要时气管插管或气管切开或使用呼吸机，注意维持有效的呼吸节律，使肺缺氧迅速得到改善。（2）在补充血容量时，按医嘱给予新鲜血液或右旋糖酐（24 h 内输注 500 ～ 1 000 mL）；为确保输液途径的通畅，开放静脉应选用粗针头。(3)羊水栓塞早期按医嘱给予肝素抗凝；晚期则按医嘱，以抗纤溶。

3.密切观察

应专人护理，保持呼吸道的通畅，在抢救过程中正确有效及时地完成治疗计划。留置导尿管，保持导尿管的通畅，观察尿的排出量和性质，及时反映情况，采取措施，防止肾衰竭。定时测量血压、脉搏、呼吸，准确地测定出血量，并观察血凝情况，特别护理应详细记录情况和 24 h 的出入量。在各项操作中严格执行无菌操作，正确使用大剂量抗生素，防止肺部和生殖道感染。配合做好实验室检查，采取血小板、凝血酶原时间、纤维蛋白原定量、鱼精蛋白副凝试验、凝血时间测定的血样标本。在反复观察动态变化中做到遵照医嘱及时反复抽血送验，及时反映异常数据。

4. 提供心理支持

一旦发生羊水栓塞，医护人员均需冷静、沉着，抢救工作有条不紊；若产妇神志清醒，应加以鼓励，使其增强信心；理解家属焦虑的心理，耐心解答疑问并向家属介绍产妇病情的实际情况，同时指导避免其焦虑的状态影响产妇；待病情稳定后，针对具体情况，提供康复及出院指导。

第十节　产后出血

胎儿娩出后 24 小时内，阴道出血量超过 500 mL 者，称为产后出血。产后出血是产科常见的严重并发症，是产妇死亡的首位原因，应予以特别重视。

一、病因

（一）产后子宫收缩乏力

产后子宫收缩乏力是产后出血最常见的原因，占总数的 70% ~ 75%。在正常情况下，胎盘剥离娩出后，子宫肌纤维的收缩和缩复使剥离面内开放的血窦闭合，血流停滞，血栓形成，出血迅速减少并停止。因此，任何影响子宫肌纤维正常缩复的因素，都可造成子宫收缩乏力性出血。

1. 全身因素

产程延长或精神过度紧张使产妇体力过度消耗，过度使用镇静剂、麻醉剂，全身急、慢性疾病等，均可引起宫缩乏力。

2. 局部因素

子宫过度膨胀（如双胎、羊水过多、巨大胎儿等），子宫肌纤维退行性变（如多产、感染、刮宫损伤等），子宫肌水肿、渗血（如重度贫血、妊高征、子宫胎盘卒中等），子宫肌瘤，子宫发育不良、畸形等，均可导致宫缩乏力。

（二）胎盘滞留

胎儿娩出后半小时，胎盘尚未娩出，称为胎盘滞留。影响胎盘正常剥离和娩出的因素会导致胎盘滞留，原因有以下几种。

1. 胎盘剥离不全

由于胎盘部分剥离，血窦开放，而未剥离部分的胎盘影响宫缩，不能有效地压迫血窦止血，多由于子宫收缩乏力，或第二产程处理不当过早挤压子宫或牵拉脐带所致。

2. 胎盘剥离后滞留

胎盘虽已全部剥离，但因宫缩乏力、膀胱过度充盈、腹肌收缩无力使已剥离的胎盘不能娩出；或因第三产程过度揉挤子宫或不恰当地使用宫缩剂，使子宫不协调收缩，子宫内口附近形成痉挛性狭窄环，胎盘被嵌闭于宫腔内不能排出。

3. 胎盘粘连或植入

多次或过度刮宫，子宫内膜受损或引起子宫内膜炎，导致蜕膜不能良好发育而发生胎盘粘连，较多见；或胎盘绒毛侵入肌层而形成胎盘植入，较少见。胎盘全部粘连或植入一般无出血；胎盘部分粘连或植入时，可因剥离不全而导致出血。

4. 胎盘残留

部分胎盘小叶或副胎盘残留于宫腔，妨碍子宫收缩，导致出血。

（三）软产道损伤

由于胎儿过大、娩出过快或助产手术不当，造成会阴、阴道、宫颈甚至子宫下段裂伤，发生不同程度的持续性出血。

（四）凝血功能障碍

凝血功能障碍临床虽少见，但后果严重。其病因有以下两类：

1. 产科并发症

重型胎盘早剥、重度妊高征、羊水栓塞、死胎滞留过久和重症宫内感染病症，释放大量促凝血物质进入母体血循环，导致弥散性血管内凝血。

2. 全身出血倾向性疾病

血小板减少性紫癜、白血病、再生障碍性贫血和重症肝炎等，影响凝血功能。

二、临床功能

主要是阴道出血和全身急性失血表现。阴道出血可表现为显性出血和隐性出血。显性出血者，短时间内大量出血，可导致产妇迅速进入休克状态；而流出速度慢但持续不断地出血，往往容易被忽略，同样会造成严重后果。隐性出血者，血液积存于宫腔或阴道中，形成大量血凝块，只有在腹部加压时，才有血凝块和血液自阴道涌出，如不能及时发现，最终可导致产妇死亡。

产后出血的全身表现，除取决于出血的量和速度外，还和产妇的全身状况以及对失血的耐受性有关。出血量少、速度慢，机体代偿功能可以调节时，症状较轻；若短时间内大量出血，产妇体质衰弱或原有贫血等，则容易发生休克。失血性休克前常表现为眩晕、打哈欠、口渴、呕吐、烦躁不安等，随之有冷汗、面色苍白、脉搏细速、血压下降、呼吸急促等休克表现。

出血降低了机体抵抗力，容易发生感染；急性大出血的产妇，如果休克时间过长，可导致脑垂体前叶缺血、坏死，功能减退，日后发生席汉综合征；如果补充血容量不足，当时虽然脱险，但日后容易引起缺乳、子宫复旧不全等产褥期疾病。

三、诊断

产后出血的诊断一般无困难。诊断时，除了观察出血情况，准确估计出血量外，关键在于迅速查明出血原因，以便采取有效的止血措施。

（一）胎盘娩出前出血

胎儿娩出时或娩出后，即出现活动性鲜红色血液自阴道流出，多为软产道损伤所致，及时进行阴道检查即可发现。如有间断性流出暗红色血液，混有血块，胎盘娩出延迟，常属胎盘因素所造成，应迅速娩出胎盘。

（二）胎盘娩出后出血

若检查胎盘、胎膜完整，触诊子宫体柔软，甚至轮廓不清，经按摩子宫后宫缩好转，出血明显减少或停止，停止按摩，子宫又弛缓变软，出血呈间歇性，则为子宫收缩乏力；若检查损伤，胎盘娩出完整，宫缩良好，仍有持续性阴道出血且血液不易凝固，应考虑为凝血功能障碍，需进一步做凝血功能的检查。

四、预防

（一）加强孕期保健

孕妇应注意营养，合理安排劳动和休息，定期产前检查，积极防治妊娠并发症。有产后出血潜在因素或有产后出血史的产妇，必须住院分娩，做好输血准备。

（二）正确处理分娩

关心产妇情绪、休息、饮食；加强分娩监护，防止产程延长、产妇体力过度消耗；胎儿娩出胎膜是否完整，发现残留及时取出；手术助产后常规检查软产道，发现裂伤及时缝合。有宫缩乏力可能者，应给予宫缩剂预防性注射。

（三）产后

密切观察血压、脉搏、宫颈和阴道出血量，避免因膀胱充盈影响宫缩。

五、治疗

治疗原则是迅速止血，防治休克和感染。

（一）制止出血

按出血原因，采取相应措施。

1. 产后子宫收缩乏力性出血

刺激和加强子宫收缩是制止出血的关键。

（1）按摩子宫

按摩子宫是刺激子宫收缩最简单、迅速而有效的方法。其方法包括经腹壁按摩子宫法和腹部－阴道双手压迫按摩子宫法。按摩时间至子宫恢复正常收缩为止。

（2）注射宫缩剂

注射宫缩剂是加强子宫收缩，治疗产后宫缩乏力性出血最可靠的措施。常用缩宫素10 U 或麦角新碱 0.2 mg 肌肉注射或直接注射于子宫肌层内，或将其加于 5% 葡萄糖液500 mL 中静脉滴注，以保持子宫良好收缩状态。缩宫素作用快，但持续时间短；麦角新碱作用慢，但持续时间长。两药合用取长补短，效果更佳。

（3）其他

纱布浸乙醚涂擦阴道壁，可以刺激阴道壁神经末梢，反射性引起子宫收缩。在病情危重而又缺乏手术条件时，可用子宫腔填塞纱条法压迫止血，作为转送患者的应急措施，但必须严格消毒，注意无菌操作，24 小时取出。

如上述措施都不能奏效时，应及时进行经阴道子宫动脉上行支结扎术。若无效，则应迅速开腹，结扎子宫动脉上行支或子宫切除术，以挽救产妇的生命。

2. 胎盘滞留性出血

迅速娩出胎盘并加强子宫收缩是制止出血的关键。

（1）胎盘剥离后滞留

导尿排空膀胱后，一手按摩并加压子宫底，另一手轻拉脐带，令产妇向下用力娩出胎盘。

（2）胎盘剥离不全或胎盘残留

应立即行人工剥离胎盘术并取出胎盘。难剥离取出的残留部分用大号刮匙刮除。

（3）胎盘嵌顿

首先停止操作刺激，用阿托品 0.5 ～ 1 mg 皮下注射或是哌替啶 100 mg 肌肉注射，也可给乙醚吸入，待子宫狭窄环放松后用手取出胎盘。

（4）胎盘植入

在人工剥离胎盘时，如不易剥离，应警惕有胎盘植入的可能，勿强行剥离剜取，应做子宫切除术。

3. 软产道损伤性出血

查明解剖关系，及时缝合，止血应彻底。如宫颈裂伤延及子宫下段，应按子宫破裂处理。

4. 凝血功能障碍

治疗原则是消除病因、纠正休克及酸中毒。弥散性血管内凝血的治疗，早期应用肝素，在后期可应用纤维蛋白溶解和抑制药物。

（二）防治休克

产妇取平卧位，保暖，给氧，立即输液、输血，补充血容量，改善微循环，注意纠正酸中毒。

（三）预防感染

产后用大剂量抗生素，并积极改善产妇一般情况，加强营养，注意休息。

六、护理

（一）护理诊断

1. 潜在并发症

出血性休克。

2. 有感染的危险

感染与大出血抵抗力低下、反复检查、操作有关。

3. 疲乏

疲乏与出血致贫血有关。

4. 体液不足

体液不足与大量出血有关。

（二）护理措施

（1）即刻给患者吸氧、配血、开放静脉通路输液、输血，要用大号针头或静脉留置针，观察并记录产妇生命体征变化。（2）迅速查明阴道出血的原因。（3）子宫收缩乏力者，节律性按摩子宫；肌注或静脉滴注宫缩剂；无菌纱布条填塞宫腔，如仍不能止血，做好手术准备。（4）产道裂伤者，应辨明解剖关系及时准确地修复缝合，注意不得留有死腔。（5）胎盘已剥离尚未娩出者，应排空膀胱，牵拉脐带，并按压宫底协助胎盘娩出；胎盘部分剥离或部分粘连者，手取胎盘；胎盘嵌顿者，配合麻醉师，应用麻醉剂，使狭窄环松解后手取胎盘；胎盘、胎膜残留者，应行宫腔探查，手取或用刮匙取出残留组织；胎盘植入者，应立即做好子宫切除的准备。（6）凝血机制障碍者，协助医师确定原因，分别处理。（7）出血停止后，至少观察 2 h，注意血压、宫缩及明道出血量。让产妇安静休息，注意保暖。（8）鼓励产妇进食营养丰富易消化饮食，多进食含铁、蛋白质、维生素的食物。（9）做好心理护理，消除产妇恐惧心理。

（三）应急措施

产妇因血容量急剧下降而发生低血容量性休克。休克程度与出血量、出血速度和产妇自身状况有关。在治疗抢救中应注意以下几个方面：①正确估计出血量，判断休克程度；②针对出血原因行止血治疗的同时积极抢救休克；③建立有效静脉通道，做中心静脉压监测，补充血液及晶体平衡液、新鲜冷冻血浆等纠正低血压；④其他：给氧，纠正酸中毒，升压药物应用，肾上腺皮质激素应用，改善心脏功能及注意肾衰竭；⑤防止感染，应用有效抗生素。

（四）健康教育

1. 加强孕前及孕期保健

有凝血功能障碍和相关疾病者，应积极治疗后再受孕，必要时应在早孕时终止妊娠。做好计划生育宣传工作，减少人工流产。

2. 重视对高危孕妇的产前检查

提前在有抢救条件的医院住院，预防产后出血的发生。

3. 正确处理产程

（1）第一产程

注意让产妇休息，合理饮食，防止疲劳和产程延长；合理使用镇静剂。

（2）第二产程

认真保护会阴，正确掌握会阴切开指征和时机；阴道手术应轻柔规范；正确指导产妇使用腹压，避免胎儿过快娩出，造成软产道损伤。

（3）第三产程

不过早牵拉脐带，胎儿娩出后可等待 15 min；若有流血应立即查明原因，及时处理；胎盘娩出后仔细检查胎盘、胎膜有无缺损，检查软产道有无损伤及血肿。

4. 加强产后观察

产后 2 h 是产后出血发生高峰期，产妇应在产房观察 2 h。观察产妇生命体征、子宫收缩及明道流血情况，发现异常及时处理。产妇回病房前应排空膀胱，鼓励产妇让新生儿及早吸吮奶头，从而反射性引起子宫收缩，减少出血量。产褥期禁止盆浴、性生活。

第八章 患病新生儿的护理

第一节 新生儿败血症

新生儿败血症系病原体侵入新生儿血液循环并在其中生长繁殖，产生毒素造成的全身性感染。常见病原体为细菌，也可为真菌、病毒或其他病原体。细菌感染以葡萄球菌、大肠埃希菌为主。近年来，条件致病菌引起败血症有增多趋势。

一、临床特点

（一）产前、产时感染

一般在出生后 3 天内出现症状，而产后感染一般在出生 3 天后出现症状。

（二）临床表现

无特异性，表现为全身中毒症状，可累及多个系统。

1. 体温不稳定，可表现为发热或体温不升。面色苍白或青灰。

2. 神经系统：精神萎靡、嗜睡、反应低下、少哭少动，重者不哭不动。并发化脓性脑膜炎时则有激惹、凝视、颈部抵抗、前囟饱满、抽搐等表现。

3. 消化系统：少吃、不吃、呕吐、腹胀、腹泻、体重不增，严重患儿出现中毒性肠麻痹（腹胀、肠鸣音消失）和坏死性小肠结肠炎（吃奶量减少，胃潴留，腹胀，呕吐，腹泻，血便等）。

4. 呼吸系统：气促、发绀、呼吸暂停。

5. 循环系统：心率加快、脉搏细速、皮肤花纹、四肢末端凉或冷。重者出现毛细血管充盈时间延长、血压下降、酸碱平衡紊乱、出血、DIC 等循环衰竭表现。

6. 黄疸常加重，持续不退或退而复现，可伴肝脾肿大。

7. 硬肿。

8. 迁徙性病灶：脓毒败血症时可出现局部蜂窝组织炎、脓气胸、骨髓炎、肝脓肿等。

9. 发病前可有脐炎、脓皮病、甲沟炎等。

（三）辅助检查

1. 血常规：白细胞总数低于 5.0×10^9/L 或超过 20×10^9/L，中性粒细胞比例升高，血小板小于 100×10^9/L。

2. 末梢血 C 反应蛋白（CRP）增高，大于 8 mg/L。

3. 末梢血中性粒细胞杆状核细胞所占比例 ≥ 0.20。

4. 血培养阳性。

二、护理评估

（一）健康史

询问患儿有无宫内、产时和产后感染史，如母亲产前有无发热、胎膜早破、产程延长、羊水混浊发臭；是否为早产，患儿出生时有无复苏抢救史，是否接受过损伤性操作；近期有无皮肤黏膜破损，有无脐炎、脓疱疹等。

（二）症状、体征

注意体重增长情况。评估患儿的面色及肤色、反应、哭声、吃奶、体温情况；有无感染性病灶，特别是脐部和皮肤有无破损或化脓；有无腹胀、呼吸暂停、黄疸和肝脾肿大、硬肿、出血倾向及休克等；有无神经系统阳性体征。

（三）社会、心理

评估家长有无焦虑及家长对该病的认识程度、护理新生儿知识和技能的掌握程度、家庭的卫生习惯和居住环境等。

（四）辅助检查

注意白细胞总数、血小板值，有无中毒颗粒和核左移。了解血培养结果（但血培养阳性率低，约 10%。阳性可确诊，阴性而症状和体征非常明显者仍不能排除败血症，尤其是在应用抗生素之后做血培养者）。了解 CRP 是否升高。

三、常见护理问题

（一）体温失调

体温升高或低于正常与感染有关。

（二）皮肤黏膜完整性受损

与皮肤破损或化脓性感染有关。

（三）营养失调：低于机体需要量

营养失调与食欲缺乏、摄入量不足及疾病消耗增加有关。

（四）有血管损伤的可能

血管损伤与败血症疗程长、需反复静脉穿刺有关。

（五）合作性问题

感染性休克、化脓性脑膜炎、骨髓炎等。

（六）知识缺乏

家长缺乏护理新生儿知识和技能。

四、护理措施

（一）血培养采集

应在抗生素使用之前抽血以提高血培养阳性率，抽血时严格无菌操作避免杂菌污染，取血量至少 1 mL，采血后即送细菌室培养。必要时同时做双部位采血，分别培养。

（二）保证有效静脉用药

1.抗生素现配现用，遵医嘱准时分次使用，以维持抗生素有效血浓度。熟悉所用抗生素的药理作用、用法、不良反应及配伍禁忌。

2.遵医嘱正确静脉输入免疫球蛋白：部分患儿输注免疫球蛋白 1 小时内可出现头痛、哭闹、心率加快、恶心。因此最初半小时以 5 mL/h 速度输入，如无不良反应再加快速度。血管活性药物应尽可能使用上肢近心端静脉，以较快发挥效果。纠正酸中毒用碳酸氢钠一般稀释至 1.4%，30 ~ 60 分钟内输完。

3.本病治疗疗程长且需每 12 小时一次或每 8 小时一次用药，加上部分抗生素，如万古霉素等，药物静脉刺激性强，因此静脉损伤大。应注意保护静脉，如采用外周静脉置管，应从远端到近端有计划地使用静脉，提高静脉穿刺成功率，尽量做到一针见血。肘部静脉暂时保留以备必要时中心静脉置管用。对于血培养持续阳性或并发化脓性脑膜炎、脓胸、骨髓炎等估计抗生素使用达 2 周以上者应及早行中心静脉置管。

（三）清除局部病灶

脐部感染时先用 3% 过氧化氢溶液清洗，再涂 5% 聚维酮碘溶液，必要时用抗生素溶液湿敷；脓疱疹可用无菌针头刺破后涂 5% 聚维酮碘溶液或抗生素软膏；鹅口疮在吃奶后或两餐奶间涂制霉菌素甘油；皮肤破损者局部涂 5% 聚维酮碘溶液，创面大者必要时给予保温箱暴露疗法。

（四）维持正常体温

提供中性环境温度。体温偏低或体温不升时，及时给予加盖包被、热水袋或保温箱保温；体温过高时给予松解包被、洗温水澡、多喂水，新生儿一般不用药物降温，以免体温过度下降。

（五）耐心喂养，保证营养供给

不能进食时可行鼻饲或通过静脉补充能量和水分，必要时输注鲜血或血浆。

（六）密切观察病情，发现异常及时处理

1. 症状体征的观察

监测体温，观察面色、精神反应、哭声、吃奶、黄疸情况。注意有无出血倾向，如皮肤黏膜出血，重症出血时可口吐咖啡色液体，应及时吸引清除防止窒息，并给予吸氧和止血药物。注意有无腹胀、潴留、呕吐、黏液血便等坏死性小肠结肠炎表现，必要时禁食，腹胀明显者给予胃肠减压、肛管排气。注意观察有无迁徙性病灶。

2. 并发症的观察

如患儿出现持续发热、激惹、面色青灰、颈部抵抗、呕吐、前囟饱满、两眼凝视、呼吸暂停提示有化脓性脑膜炎可能；如患儿面色青灰、脉搏细速、毛细血管充盈时间延长、皮肤花纹、四肢厥冷、皮肤有出血点等应考虑感染性休克；黄疸突然加重伴拒食、嗜睡、肌张力减退提示胆红素脑病可能。出现以上情况应及早与医生联系，积极处理。

3. 观察药物疗效和毒不良反应

抗生素应用后如病情无改善、反复或恶化，应及时与医生联系，以便适当调整抗生素。头孢类抗生素可引起二重感染和凝血功能障碍。万古霉素可造成听力、肾脏损害，输液速度宜慢，保证输注 1 小时以上，并监测尿常规，及时做听力检查。

接触患儿前洗手，保持患儿皮肤黏膜清洁、干燥、完整，做好脐部护理等，以防止院内继发感染。

五、出院指导

第一，出院后用药。新生儿败血症的抗菌治疗必须用足疗程。病情治愈出院者，出院后不必再用药，用药疗程未足而自动出院者，可遵医嘱带口服抗生素直至用足疗程，具体用药种类、剂量与方法必须遵照医嘱。口服药物一般在新生儿两餐奶间服用，服药时，将药物置于奶瓶中用适量的温开水溶化后套上奶嘴喂入，喂后再喂少许温开水，以冲尽奶瓶、

奶嘴及口腔内的残余药液。

第二，出院时新生儿如存在某些问题，应告之家长做相应处理。脓疱疹每日 2 次在脓疱部位涂擦聚维酮碘溶液少许，勿用手挤压脓疱；脐炎者每日 2 次先用 3% 过氧化氢溶液清洗脐部，再涂 5% 聚维酮碘溶液至脐部完全愈合。

第三，家庭观察。需要引起警惕的异常症状：精神食欲欠佳、嗜睡、哭声减弱、体温改变、脐轮红肿、脐部有脓性渗液等。危险征兆：面色苍白或青灰、肢端厥冷、皮肤花斑等休克表现；并发化脓性脑膜炎时主要症状有发热、拒乳、呕吐、烦躁、颈部抵抗、尖叫、双眼发直、抽搐等。出现以上情况要立即就诊。

第四，做好日常护理，预防感染。保持婴儿皮肤黏膜、臀部及脐部的清洁干燥。勿用不洁布等揩洗新生儿口腔，不能针刺、艾灸、挑割和擦伤婴儿的皮肤黏膜。勤换尿布，每次大便后洗净臀部，预防尿布疹。避免尿液污染未愈合的脐部，包裹脐带的敷料必须无菌。接触婴儿前洗手，护理时动作应轻柔。减少探视，避免患病者护理婴儿。根据气候变化及时添减衣被，避免过冷或过热。

第二节　新生儿窒息与复苏

新生儿窒息是指生后 1 分钟内，无自主呼吸或未能建立规律呼吸而导致低氧血症和混合性酸中毒。凡能造成胎儿或新生儿缺氧的因素均可引起窒息。本病是引起新生儿伤残和死亡的重要原因之一，需要争分夺秒抢救。

一、临床特点

（一）胎动、胎心率改变

缺氧早期胎动增加，胎心率加快 ≥ 160 次 / 分；晚期为胎动减少或消失，胎心率减慢（< 100 次 / 分）或消失。

（二）羊水呈黄绿或墨绿色

缺氧胎儿肛门括约肌松弛，为排出胎粪污染羊水所致。

（三）部分患儿复苏后可出现各系统受损及并发症

1. 呼吸系统

羊水、胎粪吸入性肺炎、肺透明膜病、呼吸暂停。

2. 神经系统

颅内出血、缺氧缺血性脑病。

3. 血液系统

出血倾向及 DIC。

4. 消化系统

应激性溃疡、坏死性小肠结肠炎、肝功能损害。

5. 泌尿系统

尿少、蛋白尿及管型，重者可发生急性肾小管坏死，有血尿素氮及肌酐增高、高钾血症等。

6. 循环系统

心肌受损、三尖瓣闭锁不全、心力衰竭、心源性休克或肺动脉高压。

7. 代谢紊乱

低血钙、低血糖或高血糖、酸中毒。

（四）辅助检查

1. 血气分析

动脉血氧分压降低、二氧化碳分压增高、pH 值下降。

2. 血生化

血糖升高或降低、血钙降低、高血钾、心肌酶谱增高、血肌酐及尿素氮增高。

3. 心电图

可有心肌受损改变。

4. 胸部 X 线检查

可有肺气肿、肺不张等。

5. 头颅 B 超或 CT

缺氧、缺血性脑病或颅内出血改变。

二、护理评估

（一）健康史

详细询问妊娠期孕母身体状况，产前的胎心和胎动以及破膜时间、胎盘脐带情况、胎位、产程长短、羊水情况等。

（二）症状、体征

评估皮肤颜色、呼吸情况、心率、四肢肌张力及对刺激的反应；观察皮肤、指甲有无胎粪污染；评估有无各系统受损表现。

（三）社会、心理

了解家长对小儿治疗预后的担忧和焦虑，对后遗症康复护理知识与方法的了解程度。

（四）辅助检查

了解血气分析电解质检查结果，尤其要注意酸中毒程度及新生儿窒息时二氧化碳分压情况；了解血生化检查值及胸部 X 线摄片、头颅 B 超或 CT 检查结果。

三、常见护理问题

（一）不能进行有效呼吸

与肺动脉收缩、肺血管阻力增加、肺血流减少，与羊水胎粪吸入、中枢神经系统受损有关。

（二）心输出量减少

与肺水肿、肺动脉收缩、液体转移到组织间隙、心肌受损有关。

（三）组织灌注改变

与低血容量、缺血有关。

（四）体温异常

与缺氧、体温调节中枢受损有关。

（五）有感染危险

与免疫功能低下、污染的羊水吸入有关。

（六）焦虑（家长）

与病情危重及担心预后有关。

四、护理措施

（一）早期预测

估计胎儿娩出后有窒息危险时应事先做好复苏准备。复苏必备物品：婴儿辐射保暖台

（事先预热）、负压吸引器、吸引管、复苏皮囊及面罩、供氧系统、新生儿喉镜、气管插管（2.5 mm.3 mm、3.5 mm、4 mm）、胃管、脐静脉插管包、各种型号注射器、手套、胶布、听诊器、心电监护仪、氧饱和度监护仪等。复苏药品：10 000 肾上腺素、生理盐水、10% 葡萄糖、5% 碳酸氢钠、注射用水、多巴胺、纳洛酮、5% 白蛋白等。

（二）正确复苏

熟练掌握复苏程序。新生儿娩出后立即对是否足月妊娠、羊水清否、有无呼吸及哭声、肌张力情况做快速评估，如果 4 个问题中有一个答案是"否"，则通常认为这个婴儿需要按顺序进行 ABCD 下列 4 种措施中的一种或多种。新生儿复苏过程中每隔 30 秒评估一次，并根据呼吸、心率、肤色同步评估决定是否需要进行下一步措施。

A（最初复苏步骤）：新生儿出生后快速评估新生儿羊水情况、呼吸及哭声、肌张力、是否足月，如回答有"否"，立即将婴儿置于已预热好辐射保暖台上或用预热的毯子裹住以减少热量散失。摆正体位，将头摆成"鼻吸位"（新生儿仰卧或侧卧，颈部轻度伸仰到吸气位置），为使新生儿保持正确体位，仰卧时可在其肩胛下垫一折叠的毛巾（垫高 2 ~ 3 cm）。迅速清理呼吸道，先吸口腔后吸鼻腔（因鼻腔较敏感，吸引鼻腔时比吸口腔时更容易受刺激而引发呼吸运动，易造成口腔咽部的黏液、羊水在清理之前被吸入肺内），过度用力吸引可能导致喉痉挛和迷走神经性的心动过缓并使自主呼吸出现延退，因此应限制吸管插入的深度和吸引时间（< 10 秒／次），吸引器的负压不超过 100 mmHg（13.3 kPa）。用温热干毛巾快速擦干全身。重新摆正头部，使颈部轻微伸仰保持气道最佳开放状态。如患儿仍无呼吸，可拍打或弹足底 2 次或沿身体长轴快速摩擦腰背皮肤 1 ~ 2 次来促使呼吸出现。如出现正常呼吸、心率＞ 100 次／分、肤色红润做好观察。如出现正常心率、呼吸，但有中心性发绀则给予常压吸氧。如这些努力无效则需要正压通气。

B（正压通气）：如经上述处理仍无规律呼吸建立，出现持续呼吸暂停或喘息或心率 V100 次／分或婴儿经 100% 浓度常压给氧仍持续中心性发绀，应进行正压通气。正压通气可使用气流充气式气囊、自动充气式气囊等设备。通气频率一般为 40 ~ 60 次／分（胸外按压时为 30 次／分）。最初的几次正压呼吸需要 30 ~ 40 cmH$_2$O（早产儿 20 ~ 25 cmH$_2$O），以后维持在 20 cmH$_2$O，如无法监测压力应该使用能使心率增加的最小压力。充分的人工呼吸应显示双肺扩张，可由胸廓起伏、呼吸音、心率及肤色来评价，如胸廓扩张不良可能与密闭不良、气道阻塞或压力不足有关，应重新调整面罩位置（面罩应正好封住口鼻）或纠正患儿头部位置或检查并清除气道分泌物或增大压力，必要时气管插管。在新生儿复苏过程中应用气管插管术有以下几个指征：需要气管内吸引胎粪；复苏囊面罩通气无效或需长时间使用；需要胸外按压；需要气管内给药。正压通气 30 秒后如有自主呼吸，且心率＞ 100 次／分、肤色红润可停止正压通气。如自主呼吸不充分，或心率＜ 100 次／分，需继续正压人工呼吸。如心率＜ 60 次／分，继续正压人工呼吸并开始胸外按压。持续气囊面罩人工呼吸＞ 2 分钟可产生胃充盈，应常规插入 8Fr 胃管，用注射器抽气和在空气中敞开端口来缓解。

C（胸外按压）：100% 氧充分正压通气 30 秒后如心率 < 60 次 / 分，开始胸外按压，并继续正压通气。胸外按压的部位位于胸骨下 1/3 处（两乳头连线下方，剑突之上）。按压深度为胸廓前后径的 1/3，产生可触及的脉搏为有效。按压有两种方法：双拇指重叠或并列按压，其余手指环抱胸廓支撑背部（双拇指 - 环抱术）；或以右手食、中指指尖放在胸骨上按压，另一手支撑背部（双指法）。因为双拇指 - 环抱术比双指法可产生更高的收缩期峰值和冠状动脉灌注压，所以建议采用前者。然而当需要进行脐插管术时，双指法也许更合适。胸外按压下压时间稍短于放松时间，这样的按压比率在理论上可以提供更多的血流，同时胸外按压与通气应该协调一致，避免同时施行。在放松时，胸壁应被完全扩张，但复苏者的拇指不应离开胸壁。胸外按压与通气应达到 3∶1，即每分钟 120 次动作中给予 90 次胸外按压和 30 次通气，约 1/2 秒的时间完成每次动作，2 秒完成一个循环（做 3 次胸外按压和 1 次正压通气）。30 秒后再次评估心率，协调的胸外按压与通气应持续到自主心率 > 60 次 / 分。如心率仍 < 60 次 / 分，除继续胸外按压外，考虑使用肾上腺素。

D（用药）：在新生儿复苏时，很少需要用药。但如果 30 秒 100% 氧正压通气和胸外按压后心率仍持续 < 60 次 / 分，则需要使用肾上腺素。①1∶10000 肾上腺素 0.1 ~ 0.3 mL/kg，过去的指南推荐通过气管插管给予初始剂量的肾上腺素，然而动物实验研究表明使用该推荐剂量插管内给药无效，插管内给予肾上腺素其剂量需较现在的推荐剂量高出很多，而高浓度、大剂量肾上腺素可导致新生儿高血压、心肌功能下降和神经功能受损。因此现在主张通过静脉给药。需要时 3 ~ 5 分钟重复 1 次（心率 > 100 次 / 分停止给药）。②扩容剂：当怀疑新生儿有失血或出现休克症状（皮肤苍白、低灌注、脉搏弱）和对复苏措施无明显反应时，应考虑使用扩容剂。等张晶体液较白蛋白好，推荐用生理盐水，剂量为 10 mL/kg，静脉缓慢推入（> 10 分钟），必要时可重复给予。当复苏早产儿时避免扩容剂输注太快，因为快速输注大量溶液可导致脑室内出血。③碳酸氢钠：在一般的心肺复苏过程中不鼓励使用碳酸氢钠，但在对其他治疗无反应时或严重代谢性酸中毒时可使用。剂量为 2 mmol/kg，用 5%（0.6 mmol/mL）碳酸氢钠溶液 3.3 mL/kg，用等量 5% ~ 10% 葡萄糖溶液稀释后经脐静脉或外周静脉缓慢注射（> 5 分钟）。注意碳酸氢钠的高渗透性和产生 CO_2 的特性可对心肌和大脑功能有害，应在建立充分的人工呼吸和血液灌注后应用。④纳洛酮：不推荐在产房新生儿呼吸抑制的初步复苏过程中使用纳洛酮。如果需要使用纳洛酮，心率和肤色必须首先被通气支持纠正。首选的途径是静脉或肌肉注射。推荐剂量为 0.1 mg/kg。有报告提示吸毒母亲出生的婴儿给予纳洛酮后导致癫痫发作，因此纳洛酮应避免应用于那些长期暴露于阿片类物质母亲出生的新生儿身上。纳洛酮较母源性阿片类物质的半衰期更短，因此应密切监测新生儿，如反复呼吸暂停或通气不足，应给予后续剂量的纳洛酮。

（三）复苏后护理

1. 加强监护

复苏后的新生儿不应将其视同正常新生儿对待，而必须给予密切观察监护，监护内容有以下几种。

（1）生命体征

生命体征包括呼吸、心率、血压、氧饱和度，呼吸是监护的重点，应密切观察呼吸的频率、节律的变化，注意有无呼吸困难。若复苏后患儿呼吸已正常 2 天后又加快者，常是继发肺炎的征兆。

（2）重要脏器受损的表现

观察患儿反应是否灵敏，有无两眼凝视、四肢抖动、肌张力改变、颅内压增高等神经系统表现；记录出入液量尤其注意小便的次数、量以及颜色，了解肾功能情况；注意观察有无腹胀、呕吐咖啡色物等应激性溃疡表现及腹胀、胃潴留、便血等坏死性小肠结肠炎表现等。

（3）皮肤颜色

如有发绀应仔细查找原因，及时处理。

（4）监测各种实验室检查结果

血气分析、血钾、血氯、血钠值；血糖、血胆红素、心肌酶谱、肌酐、尿素氮值等。

2. 保证营养

维持血糖正常，严防低血糖造成神经系统损伤。如无并发症生后半小时可吸吮母亲乳头；重度窒息儿复苏恢复欠佳者，适当延迟开奶时间，并防止呕吐物吸入再次引起窒息，如果喂养不能保证营养者给予静脉补液。

3. 预防感染

曾气管插管，疑有感染者用抗生素预防感染，加强新生儿口腔、皮肤、脐部护理，工作人员应严格执行无菌操作技术，接触患儿前洗手。

（四）维持合适体温

有缺氧缺血损伤的婴儿应避免体温过高。必要时应用人工低温疗法，如适度的全身低温（34℃～34.5℃）或选择性脑部低温（34℃～35℃），但目前尚无足够的证据常规推荐使用。

（五）安慰家长

耐心细致地解答病情，取得家长的理解，减轻家长的恐惧心理，得到家长最佳的配合。

第三节　新生儿肺炎

新生儿肺炎是一种常见病。按病因不同可分为吸入性肺炎和感染性肺炎两大类。

一、临床特点

（一）吸入性肺炎

吸入性肺炎主要指胎儿或新生儿吸入羊水、胎粪、乳汁等引起的肺部炎症。胎儿在宫内或娩出时吸入羊水所致肺炎称羊水吸入性肺炎；吸入被胎粪污染的羊水引起的肺炎称胎粪吸入性肺炎；出生后因喂养不当、吞咽功能不全、反流或呕吐、食管闭锁和唇裂、腭裂等引起乳汁吸入而致肺炎称乳汁吸入性肺炎。其中以胎粪吸入性肺炎最为严重，病死率最高。

1. 羊水、胎粪吸入者

羊水、胎粪吸入者多有宫内窘迫和（或）产时的窒息史。

（1）羊水吸入量少者可无症状或仅轻度呼吸困难，吸入量多者常在窒息复苏后出现呼吸窘迫、青紫，口腔流出液体或泡沫，肺部可闻及粗湿啰音。

（2）胎粪吸入者症状常较重，分娩时可见羊水混胎粪，患儿皮肤、脐窝、指（趾）甲胎粪污染，口鼻腔、气管内吸引物中含胎粪。窒息复苏后很快出现呼吸急促、鼻翼扇动、三凹征、呼气呻吟及发绀，甚至呼吸衰竭。双肺可闻及干湿性啰音。可并发肺不张、肺气肿、纵隔气肿或气胸、持续肺动脉高压、ARDS等。

2. 乳汁吸入者

乳汁吸入者常有喂奶时或喂奶后呛咳，乳汁从口、鼻腔流出或涌出。症状与吸入程度有关。患儿可有咳嗽、喘憋、气促、发绀、肺部啰音等。严重者可导致窒息。

3. 辅助检查

（1）血气分析

常有低氧血症或高碳酸血症，pH降低。

（2）胸部X线检查

双肺纹理增粗，常伴肺气肿或肺不张，可见结节状阴影或不规则斑片状影。胎粪吸入性肺炎双肺可有广泛粗颗粒阴影或斑片状云絮影，常伴气漏。

（二）感染性肺炎

感染性肺炎是指出生前、出生时或出生后感染细菌、病毒、原虫等微生物引起的肺炎。宫内和分娩过程中感染以大肠埃希菌、B 族链球菌、巨细胞病毒为主；出生后感染以金黄色葡萄球菌、大肠埃希菌为主，近年来条件致病菌如克雷伯菌、表皮葡萄球菌、厌氧菌、真菌等亦可引起。新生儿感染性肺炎多数为产后感染性肺炎，可由上呼吸道炎症向下蔓延引起，也可为败血症并发。

宫内、产时感染发病早，产后感染发病较晚。

1. 症状与体征

主要有发绀、呻吟、口吐泡沫、呼吸急促、鼻翼扇动、点头样呼吸、三凹征、体温异常、反应差、吃奶差。早产儿可见呼吸暂停，日龄大的新生儿可有咳嗽。双肺可闻及干湿性啰音。严重者可出现呼吸衰竭、心力衰竭。金黄色葡萄球菌肺炎易并发气胸、脓胸、脓气胸，病情常较严重。

2. 辅助检查

（1）外周血象：白细胞总数细菌感染大多增高；病毒感染正常或降低。

（2）宫内感染脐血或出生早期血 IgM > 200 mg/L。

（3）血气分析和电解质测定：常有低氧血症或高碳酸血症，pH 降低，可伴有电解质紊乱。

（4）病原学检查：采集深部气道分泌物或支气管肺泡灌洗液做细菌培养，必要时做病毒学及支原体、衣原体、解服腮原体检测可呈阳性。

（5）胸部 X 线摄片：产前感染者常以肺间质病变为主；产时 B 族链球菌感染，胸片与肺透明膜病相似，后期呈大片毛玻璃影；产后感染者多见两肺散在斑片状阴影，可伴大片融合或肺不张、肺气肿等。

二、护理评估

（一）健康史

询问母亲孕期尤其是孕后期有无感染病史（如巨细胞病毒或弓形虫等）感染；有无羊膜早破；询问羊水颜色、性质，有无宫内窘迫或产时窒息；了解 Apgar 评分；了解新生儿有无脐部或皮肤等感染病史及呼吸道感染性疾病接触史；有无长期住院、气管插管等医源性感染的因素。

（二）症状、体征

注意评估患儿是否反应差、发热或体温不升，注意呼吸频率、节律、深浅度，观察有无发绀、呻吟、口吐白沫、呼吸急促、吸气性三凹征、胸腹式呼吸、咳嗽、呼吸暂停等。

（三）社会、心理

新生儿肺炎多数预后良好，痊愈出院。少数早产儿肺炎、胎粪吸入性肺炎、呼吸机肺炎等病情较重、病死率高或病程迁延者应注意评估家长有无焦虑与恐惧。

（四）辅助检查

了解痰、血化验、胸部 X 线片检查结果，尤其应注意了解血气分析结果，以指导氧疗。

三、常见护理问题

（一）不能有效清理呼吸道

不能有效清理呼吸道与炎症使呼吸道分泌物增多、咳嗽无力等有关。

（二）气体交换功能受损

气体交换功能受损与吸入羊水、胎粪、奶汁及肺部炎症有关。

（三）喂养困难

喂养困难与呼吸困难、反应差、拒奶、呛奶等有关。

（四）体温异常

体温异常与肺部感染有关。

（五）合作性问题

心力衰竭、气胸、脓胸或纵隔气肿。

四、护理措施

（一）保持呼吸道畅通，改善肺部血液循环，改善通气和换气功能

1.胎头娩出后立即吸尽口、咽、鼻黏液，无呼吸及疑有分泌物堵塞气道者，立即进行气管插管，并通过气管内导管将黏液吸出，再吸氧或人工呼吸。

2.室内空气宜新鲜，保持湿度在 60% 左右。分泌物黏稠者可行雾化吸入，湿化气道分泌物，使之易排出。雾化液可用生理盐水，也可加入抗感染、平喘、化痰药物，雾化吸入每次不超过 15 分钟，以免引起肺水肿。

3.胸部物理疗法促进血液循环，有利于肺部炎症吸收。①头高位或半卧位以利于呼吸，肺不张者取健侧卧位。经常翻身、有条件多怀抱。②拍背：由下而上，由外周向肺门用弓

状手掌拍击，使小气道分泌物松动易于进入大气道。③吸痰：吸痰负压75～100 mmHg。有下呼吸道分泌物黏稠，造成局部阻塞引起肺不张、肺气肿者可用纤维支气管镜术吸痰。④根据病情和胸片中病变的部位选用适当的体位引流，以利于呼吸道分泌物或胎粪的清除。⑤病程迁延者可行胸部超短波或红外线理疗。

保持安静减少氧耗，避免剧烈哭闹，必要时遵医嘱使用镇静剂。

（二）合理用氧

轻、中度缺氧采用鼻导管给氧，氧流量为0.5～1 L/min或面罩给氧，氧流量为2～3 L/min。重度缺氧可用头罩给氧，氧流量为5～8 L/min。并根据动脉血氧分压及时调节吸入氧浓度，使$PaCO_2$维持在50～80 mmHg至青紫消失为止。如青紫无改善，PaCO2持续低于50 mmHg或$PaCO_2$持续高于60 mmHg，并发生呼吸衰竭时，可气管内插管进行机械通气。给氧浓度不宜过高、时间不宜太长，以免发生早产儿视网膜病、支气管肺发育不良等并发症。

（三）维持正常体温

置患儿于中性环境温度中。患新生儿肺炎时，体温可能升高也可能降低，应根据病情不同，采取相应方法维持正常体温。

（四）耐心喂养，保证营养供给

患儿易呛奶，能喂奶时应将头部抬高或抱起，并少量多餐耐心间隙喂奶，不宜过饱，以免影响呼吸和引起呕吐、吸入。呛奶严重或呼吸困难明显者可行鼻饲。进食少者根据不同日龄、体重、对液量的具体要求给予静脉补液，重症肺炎补液时适当控制输液速度避免诱发心力衰竭。

（五）密切观察病情，及时发现异常并积极处理

监测体温、心率、呼吸、血压、经皮氧饱和度、动脉血气，记录出入液量，并注意观察以下几点：

1.呼吸系统表现是否改善，如青紫、呼吸困难、咳嗽有无改善。

2.全身症状是否好转，如反应、体温、进奶量等。

3.观察有无并发症，如面色苍白或发绀加重、烦躁、短期内呼吸明显加快，心率加快，肝脏增大，提示并发心力衰竭，应配合做好给氧、镇静、强心、利尿等处理。如烦躁不安、突然呼吸困难伴青紫加重、一侧胸廓饱满及呼吸音降低可能合并气胸，应立即做好胸腔穿刺或胸腔闭锁引流准备。如出现烦躁、前囟隆起、惊厥、昏迷，则可能并发中毒性脑病，遵医嘱止痉、脱水等治疗。如腹胀明显，可能存在中毒性肠麻痹或低血钾，予禁食、胃肠减压、肛管排气，低血钾根据血钾报告补钾。

五、出院指导

（一）孩子出院后的环境

选择阳光充足、空气流通的朝南房间为佳。室温要求在 22℃ ~ 24℃，夏、冬季可借助空调或取暖器调节。相对湿度 55% ~ 65% 为宜，气候干燥时可在室内放一盆水。保持室内空气新鲜，无层流或新风系统病室应定时通风，冬天可每日通风 2 次，每次 30 分钟，避免对流风。

（二）用药

病愈出院后，一般不需要用药。如需服用药物要根据医嘱，不可随意增减。请勿在小儿哭闹时喂药，以免误吸入气管。

（三）喂养

喂养要有耐心，以少量多餐为宜。奶头孔大小要适宜。喂好后将小儿竖直，头伏于母亲肩上，轻拍其背以排出咽下的空气避免溢乳和呕吐，待打嗝后再取右侧卧位数分钟。容易吐奶的小儿可同时抬高肩背部，以促进胃排空减少吐奶的发生。当小儿发生呕吐时，迅速将小儿的头侧向一边，轻拍其背部，并及时清除口鼻腔内的奶汁防止奶汁吸入。

（四）日常护理

多怀抱小儿，如肺炎未愈出院或肺炎恢复期可在脊柱两侧由下而上、由外向内用弓状手掌拍其背部。经常检查鼻孔是否通畅，清除鼻孔内的分泌物。一般取右侧卧位，如仰卧时要避免颈部前屈或过度后伸。洗澡时，要求室温 26℃ ~ 30℃、水温 38℃ ~ 40℃、关好门窗，动作轻快，及时擦干，注意保暖避免着凉。根据季节及气候及时增减衣服，防止过热或着凉，衣着以小儿的手足温暖不出汗为宜。少去公共场所，减少探视，避免接触呼吸道感染者。

第四节　新生儿黄疸

新生儿黄疸（neonatal jaundice）又称高胆红素血症，是由于新生儿时期血清胆红素浓度升高而引起皮肤、巩膜等黄染的临床现象。分生理性黄疸及病理性黄疸两大类。严重者非结合胆红素进入脑部可引起胆红素脑病（核黄疸），危及生命或导致中枢神经系统永久性损害而留下智力落后、听力障碍等后遗症。

一、临床特点

（一）生理性黄疸

主要由于新生儿肝葡萄糖醛酸转移酶活力不足引起。黄疸一般出生后 2 ～ 3 天开始出现，4 ～ 5 天达高峰，10 ～ 14 天消退，早产儿可延迟到 3 ～ 4 周。血清胆红素足月儿 < 221 μmol/L（12.9 mg/dL），早产儿< 256.5μmol/L（15 mg/dL）。一般情况良好，以血中非结合胆红素升高为主。

（二）病理性黄疸

1. 一般特点

①黄疸出现早，一般在出生后 24 小时内出现。②黄疸程度重，血清胆红素足月儿＞ 221 μmol/L（12.9 mg/dL），早产儿＞ 256.5 μmol/L（15 mg/dL）。③黄疸进展快，血清胆红素每日上升＞ 85 μmol/L（5 mg/dL）。④黄疸持续时间长，足月儿超过 2 周或早产儿超过 4 周黄疸仍不退或退而复现。⑤血清结合胆红素＞ 26 Mmol/L（1.5 mg/dL）。⑥重者可引起胆红素脑病，又称核黄疸，是由于血中游离非结合胆红素通过血脑屏障引起脑组织的病理性损害。胆红素脑病一般发生在出生后 2 ～ 7 天，早产儿更易发生。临床分警告期、痉挛期、恢复期、后遗症期。警告期表现：嗜睡、吸吮力减弱、肌张力低下，持续 12 ～ 24 小时。痉挛期表现：发热、两眼凝视、肌张力增高、抽搐、两手握拳、双臂伸直内旋、角弓反张，多数因呼吸衰竭或肺出血死亡，持续 12 ～ 48 小时。恢复期表现：抽搐减少或消失，恢复吸吮能力，反应好转，此期约持续 2 周。后遗症期于出生后 2 个月或更晚时出现，表现为手足徐动、眼球运动障碍、听力障碍、牙釉质发育不良、智力障碍等。

2. 不同病因引起病理性黄疸的特点

（1）胆红素来源增多引起病理性黄疸：以非结合胆红素增高为主

新生儿溶血：①同族免疫性溶血如新生儿 ABO 或 Rh 溶血症或其他血型不合溶血。ABO 或 Rh 溶血症往往于出生后 24 小时内出现黄疸，并迅速加重，可有进行性贫血。ABO 溶血病可呈轻中度贫血或无明显贫血；Rh 溶血病贫血出现早且重，严重者死胎或出生时已有严重贫血、心力衰竭，部分患儿因抗体持续存在，可出于生后 3 ～ 6 周发生晚期贫血。全身水肿，主要见于 Rh 溶血病；肝脾肿大，髓外造血活跃所致；低血糖，见于重症 Rh 溶血病大量溶血时造成还原型谷胱甘肽增高刺激胰岛素释放所致；重症者可有皮肤瘀点、瘀斑、肺出血等出血倾向；容易发生胆红素脑病。血型鉴定母婴 Rh 或 ABO 血型不合；血中有致敏红细胞及免疫性抗体，改良直接抗人球蛋白试验阳性，抗体释放试验阳性，游离抗体试验阳性。②红细胞酶缺陷溶血，如葡萄糖 6- 磷酸脱氢酶（G-6-PD）缺乏症，往往生理性黄疸持续不退或进行性加重、贫血，易发生胆红素脑病，高铁血红蛋白还原率下降。③红细胞形态异常如遗传性球形或椭圆形、口形红细胞增多症等。球形红细胞增多症可早期出现溶血性贫血，外周血直径较小的球形红细胞增多，红细胞脆性试验阳性，有家族史。④血红蛋白病，如地中海贫血，可引起胎儿水肿综合征、低色素小细胞性贫血、黄疸、肝脾肿大。

体内出血：头颅血肿、颅内出血、内脏出血等逸至血管外红细胞寿命会缩短而出现黄疸，有相应部位出血的表现。

红细胞增多症：常见于宫内缺氧、胎-胎输血、脐带结扎延迟等。一般在生后 48 小时出现黄疸加深，病儿有多血貌或青紫，呼吸暂停，静脉血红细胞 $> 6 \times 10^{12}$L，血红蛋白 > 220 g/L，血细胞比容 $> 65\%$。

肠肝循环增加：①开奶延迟，吃奶少，大便排出延迟、排出少或不排（如肠闭锁等消化道畸形）使胆红素重吸收增加而出现黄疸。以非结合胆红素升高为主。②母乳性黄疸，见于母乳喂养儿，可能与母乳中 β- 葡萄糖醛酸苷酶活性高使胆红素重吸收增加有关。黄疸于出生后 3 ~ 8 天出现，1 ~ 3 周达高峰，6 ~ 12 周消退，停喂母乳 3 ~ 5 天黄疸明显减轻或消退，如重新母乳喂养黄疸可稍加重，患儿一般情况良好。

其他：维生素 E 缺乏、低锌血症可影响红细胞膜功能；孕母分娩前静脉滴注催产素（> 5 U）和不含电解质的葡萄糖溶液使胎儿处于低渗状态导致红细胞通透性及脆性增加而溶血，母亲有分娩前用药史。以非结合胆红素升高为主。

（2）肝摄取结合胆红素减少：以非结合胆红素升高为主

葡萄糖醛酸转移酶受抑制：家族性、窒息、缺氧、低体温、低血糖、使用水合氯醛、婴儿室应用酚类清洁剂可抑制肝酶活力。患儿有血糖及体温异常、窒息、用药等相应病史，以非结合胆红素升高为主。

先天性葡萄糖醛酸转移酶缺乏症（Crigler-Najjar 综合征）：分两型。Crigler-Najjar Ⅰ型为葡萄糖醛酸转移酶完全缺乏，常染色体隐性遗传病，多于出生后 3 天内出现明显黄疸，并持续终身，黄疸不能被光疗所控制，需换血再行光疗方能奏效，如不换血大多发生胆红素脑病，酶诱导剂无效。Crigler-Najjar Ⅱ型为葡萄糖醛酸转移酶部分缺乏，常染色体显性遗传病，酶诱导剂有效，个别发生胆红素脑病。

家族性暂时性新生儿高胆红素血症（Lucey-Driscoll 综合征）：为母孕中、后期血清中一种能通过胎盘到达胎儿体内的孕激素抑制了葡萄糖醛酸转移酶所致。有明显家族史，多于出生后 48 小时内出现严重黄疸，如不及时换血可发生胆红素脑病，出生后 2 周内黄疸逐渐消退。

先天性非溶血性黄疸（Gilbert 综合征）：常染色体显性遗传病。肝细胞摄取胆红素功能障碍，也可伴有葡萄糖醛酸转移酶活性部分减低。一般黄疸轻，呈慢性或间歇性。

酸中毒、低蛋白血症：影响非结合胆红素与白蛋白结合。血气分析 pH 降低或血白蛋白低。

其他：甲状腺功能低下、脑垂体功能低下、先天愚型等常伴血胆红素升高或生理性黄疸消退延迟。甲状腺功能低下表现为少哭、喂奶困难、吸吮无力、肌张力低、腹膨大、便秘、生理性黄疸持续不退，血清 T3、T4 降低，TSH 增高。

（3）胆红素排泄障碍：引起结合胆红素增高或混合性高胆红素血症

肝细胞对胆红素的排泄障碍：①新生儿肝炎综合征，如 TORCH（T：弓形虫；R：风疹病毒；C：巨细胞病毒；H：单纯疱疹病毒；O：其他，如乙肝病毒、梅毒螺旋体、EB病毒等感染）引起，以巨细胞病毒感染最常见。感染可经胎盘传给胎儿或在通过产道时被感染，常在出生后 1 ~ 3 周或更晚时出现黄疸，粪便色浅或灰白，尿色深黄，可有厌食、呕吐、肝脏肿大、肝功能异常；血清巨细胞病毒、疱疹病毒、风疹病毒、弓形虫 IgM 抗体阳性；巨细胞病毒（CMV）感染者还可有 CMV 特异性结构蛋白 PP65 阳性、尿 CMV-DNA 阳性；梅毒患儿梅毒螺旋体间接血凝试验（TPHA）及快速血浆反应素试验（RPR）阳性。②先天性代谢缺陷病，如半乳糖血症，患儿进食乳类后出现黄疸、呕吐、体重不增、白内障、低血糖和氨基酸尿，红细胞 1- 磷酸半乳糖尿苷转移酶活性低，血半乳糖升高。③先天性遗传性疾病如家族性进行性胆汁淤积、先天性非溶血性黄疸（结合胆红素增高型）等。以结合胆红素升高为主。家族性进行性胆汁淤积初为间歇性黄疸，常诱发于感染，以后转变为慢性进行性胆汁淤积，肝硬化。

胆管胆红素的排泄障碍：①新生儿先天性胆道闭锁，出生后 1 ~ 3 周出现黄疸并逐渐加重，大便生后不久即呈灰白色，皮肤呈深黄绿色，肝脏明显增大，质硬，大多于 3 ~ 4 个月后发展为胆汁性肝硬化，以结合胆红素增高为主，腹部 B 超检查可发现异常。②先天性胆总管囊肿，呈间歇性黄疸、腹部肿块、呕吐、无黄色大便，超声检查可确诊。③胆汁黏稠综合征，严重新生儿溶血病时大量溶血造成胆总管被黏液或浓缩胆汁所阻塞。皮肤呈深黄绿色，大便呈灰白色，尿色深黄，以结合胆红素升高为主。④肝和胆道肿瘤、胆道周围淋巴结病压迫胆总管引起黄疸，以结合胆红素升高为主。腹部 B 超或 CT 协助诊断。

（4）混合性

如新生儿败血症，感染的病原体或病原体产生毒素破坏红细胞及抑制肝酶活性引起黄疸。常表现为生理性黄疸持续不退或退而复现或进行性加重，有全身中毒症状，有时可见感染灶，早期以非结合胆红素升高为主或两者均高，晚期有的以结合胆红素升高为主，血培养可阳性，白细胞总数、C 反应蛋白增高。

（三）辅助检查

1. 血常规：溶血者红细胞和血红蛋白降低（早期新生儿小于 145g/L），网织红细胞显著增高（大于 6%），有核红细胞增高（大于 10/100 个白细胞）。

2. 血清总胆红素增高，结合和（或）非结合胆红素升高。

二、护理评估

（一）健康史

了解母亲妊娠史（胎次、有无不明原因的流产、早产及死胎、死产史和输血史，妊娠并发症，产前有无感染和羊膜早破），有无黄疸家族史；患儿的兄、姐有无在新生儿期死亡或者明确有新生儿溶血病；询问父母血型、母婴用药史；了解患儿喂养方式（母乳或人工喂养）、喂养量和大小便颜色、量；了解患儿有无接触樟脑丸、萘；询问黄疸出现时间及动态变化。

（二）症状、体征

评估黄疸程度、范围；有无皮肤黏膜苍白、水肿、肝脾肿大；评估患儿有无心率快等心力衰竭表现及嗜睡、角弓反张、抽搐等胆红素脑病的表现；检查有无头颅血肿；注意有无脓疱疹、脐部红肿等感染灶；注意大小便颜色及大便次数、量。

（三）社会、心理

评估家长对黄疸病因、预后、治疗、护理的认识程度；了解家长的心理状态、有无认识不足和焦虑。

（四）辅助检查

了解母子血型，血红蛋白、网织红细胞、血清胆红素值尤其是非结合胆红素是否升高，抗人球蛋白试验、红细胞抗体释放试验等是否阳性。了解红细胞脆性试验、肝功能检查是否异常。高铁血红蛋白还原率是否小于75%。了解血培养是否阳性、白细胞总数、C反应蛋白是否增高。了解血、宫内感染病原学检查结果及腹部B超等检查结果。

三、常见护理问题

（一）合作性问题

胆红素脑病。

（二）有体液不足的危险

体液不足与光照使失水增加有关。

（三）皮肤完整性受损

皮肤完整性受损与光照疗法引起结膜炎、皮疹、腹泻致尿布疹有关。

（四）有感染的危险

感染与机体免疫功能低下有关。

（五）知识缺乏

家长缺乏黄疸的护理知识。

四、护理措施

（一）密切观察病情

1. 观察黄疸的进展和消退情况：监测胆红素值；观察皮肤黄染程度、范围及其变化；注意大小便色泽。

2. 注意有无拒食、嗜睡、肌张力减退等胆红素脑病的早期表现。

3. 观察贫血进展情况：密切监测患儿贫血的实验室检查结果。观察患儿面色、呼吸、心率、尿量、水肿、肝脏大小等情况，判断有无心力衰竭。

（二）减少胆红素产生，促进胆红素代谢，预防胆红素脑病

1. 做好蓝光疗法和换血疗法准备工作与护理工作

具体见蓝光疗法和换血疗法。需做换血疗法者用无菌生理盐水持续湿敷脐带残端保持新鲜，防止脐血管干燥闭合，为脐动脉插管做准备。

2. 遵医嘱给予血浆、白蛋白和肝酶诱导剂

非结合胆红素增高明显者遵医嘱尽早使用血浆、白蛋白以降低胆红素脑病的危险。白蛋白一般稀释至5%静脉输注。溶血症者遵医嘱正确输注丙种球蛋白以抑制溶血。

3. 杜绝一切能加重黄疸、诱发胆红素脑病的因素

避免发生低温、低血糖、窒息、缺氧、酸中毒、感染，避免不恰当使用药物等。①做好保暖工作，监测体温，维持体温正常。②供给足够的热量和水分，如病情允许及早、足量的喂养，不能进食者由静脉补充液体和热量。监测血糖，及时处理低血糖。③监测血气分析、电解质，缺氧时给予吸氧，及时纠正酸中毒。④避免使用影响胆红素代谢的药物，如磺胺类等。⑤防止感染：加强皮肤、黏膜、脐带、臀部护理，接触患儿前洗手。⑥保持大便通畅，必要时开塞露灌肠，促进胆红素排泄。⑦避免快速输入高渗性药液，以免血脑屏障暂时开放而使胆红素进入脑组织。

（三）减轻心脏负担，防止心力衰竭

1. 保持患儿安静，减少不必要的刺激，各项治疗护理操作尽量集中进行。

2.白蛋白静脉输注4小时左右，必要时在输注后遵医嘱预防性使用呋塞米以减轻心脏负荷。

3.心力衰竭时输液速度5 mL/（kg·h）左右。遵医嘱给予利尿剂和洋地黄类药物，并密切观察药物反应，防止中毒。

五、出院指导

（一）用药

出院时若黄疸程度较轻、日龄已大，可不必再服用退黄药物。出院时黄疸仍明显，可能需要服用苯巴比妥与尼可刹米联合制剂（酶诱导剂）3～6天。贫血者强调铁剂的补充。G-6-PD缺陷者，可因某些药物（如维生素K3、磺胺类、解热镇痛药及新生霉素等）引起溶血和黄疸，乳母和小儿都应避免应用。肝炎综合征病程较长，一般需4～6个月，出院后常需要服用保肝药，如葡醛内酯、胆酸钠等，同时小儿要加强脂溶性维生素A、D、E、K的补充。

（二）复查

疑有胆红素脑病或已确诊胆红素脑病，应加强神经系统方面的随访，以便尽早做康复治疗。患新生儿溶血病的小儿，一般在出生后2～3个月内每1～2周复查一次血红蛋白，若血红蛋白降至80 g/L以下，应输血以纠正贫血。患肝炎综合征的小儿，应每隔1～2个月复查肝功能，直至完全康复。

（三）就诊

孩子出现下列情况，如小儿黄疸持续时间较长，足月儿大于2周，早产儿大于4周，黄疸消退或减轻后又再出现或加重，更换尿布时发现大便颜色淡黄或发白甚至呈陶土色，尿色变深黄或呈茶色，或者皮肤出现瘀斑、瘀点、大便变黑等，家长要引起重视，及时就诊。

（四）喂养

母乳营养高、吸收快、无菌且含有多种免疫活性物质，即使是新生儿溶血病仍提倡母乳喂养，可按需喂养。若为G6-PD缺陷者，乳母和小儿忌食蚕豆及其制品。母乳性黄疸，若黄疸较深可暂停或减少母乳喂养，改喂其他乳制品，2～4天后黄疸会减退，再喂母乳时黄疸再现，但较前为轻且会逐渐消退，所以不必因黄疸而放弃母乳喂养。

（五）促进孩子康复的措施

婴儿和产妇的房间应该空气清新，阳光充足。抱孩子适当户外活动，多晒太阳。保持大便通畅，如大便秘结及时用开塞露灌肠排出大便减少胆红素吸收。由于低温、低血糖会加重黄疸，应避免受寒和饥饿。G-6-PD缺陷者衣服保管时勿放樟脑丸。

溶血症患儿母亲如再次妊娠，需做好产前监测与处理。孕期监测抗体滴度，不断增高者，可采用反复血浆置换术。胎儿水肿，或胎儿Hb低于80 g/L，而肺尚未成熟者，可行宫内输血；重症Rh阴性孕妇既往有死胎、流产史，再次妊娠中Rh抗体效价升高，羊水中胆红素增高，且羊水中磷脂酰胆碱/鞘磷脂比值大于2，可提前分娩，减轻胎儿受累。胎儿娩出后及时送新生儿科诊治。

第五节　新生儿缺血、缺氧性脑病

新生儿缺氧、缺血性脑病（HIE）是由各种围生期因素引起的缺氧和脑血流减少或暂停而导致胎儿或新生儿的脑损伤，病情重、病死率高，并可产生永久性功能缺陷，常遗留神经系统后遗症。目前对缺氧、缺血性脑病缺乏有效的治疗手段，仍采取以支持治疗为主的综合治疗方法，而护理是综合治疗的关键环节。

一、病情评估

（一）患儿家属评估

对有关疾病知识的了解程度、心理状态。

（二）意识和精神状态

轻度表现为过度兴奋，易激惹，肢体可出现颤动，肌张力正常或增高，拥抱反射和吸吮反射稍活跃，一般无惊厥，呼吸规则，瞳孔无改变，1 d内症状好转，预后佳。

中度表现为嗜睡，反应迟钝，肌张力降低，拥抱反射和吸吮反射减弱，常有惊厥，呼吸可能不规则，瞳孔可能缩小。症状在3d内已很明显，约1周内消失。存活者可能留有后遗症。

重度时患儿意识不清，肌张力松软，拥抱反射和吸吮反射消失，反复发生惊厥，呼吸不规则，瞳孔不对称，对光反射消失，病死率高。多在1周内死亡，存活者症状可持续数周，留有后遗症。另外，无论患儿躁动或安静，都应做到动态观察，及时发现意识的细微变化，以获得救治机会。如患儿烦躁不安、脑性尖叫伴有抽搐，结合有分娩窒息史或有脐绕颈、剖宫产者，往往提示有小脑幕上出血，应及时报告医师给予镇静和止血治疗，并对抽搐持续的时间、次数做详细记录，为诊治提供依据。

囟门的观察：应经常观察患儿前囟门是否凸凹及紧张，前囟饱满紧张提示颅内压增高，可能有颅内出血情况，应及时报告医师应用脱水剂，以免引起脑疝。

生命体征：小儿神经功能稳定性差，对外界干扰有较强的反应，易出现生命体征的变化。要特别注意及时给予心肺监护，观察呼吸节律、频率的变化及有无呼吸暂停等，呼吸不规则是本病恶化的主要表现，同时还应注意有无体温不升或体温过高。

皮肤色泽：注意有无皮肤苍白、青紫、发花、黄染等。如皮肤苍白或青紫、黄染或发花，常伴有颅内出血情况，病情严重。

二、护理关键

第一，保持呼吸道通畅，根据缺氧情况选择给氧方式。

第二，协助患者绝对卧床休息。

第三，快速建立静脉通道，注意滴速及用药反应。

三、护理措施

（一）高压氧舱治疗的护理

1. 体位：患儿取右侧卧位，头部略高 20° ～ 30°，防止呕吐物吸入。

2. 进舱不宜输液，注意保暖。

3. 患儿入舱后先虚掩舱门洗舱，常压下向舱内输入氧气，用以置换舱内空气，当测氧仪显示氧浓度为 50% 以上时即达洗舱目的。轻轻关上舱门，缓慢匀速升压，速度为 0.004 ～ 0.003 MPa/min，检查氧气管线路有无漏气、曲折，以保持吸氧的有效性和安全性。每隔 10 min 换气一次，以保证舱内氧气浓度的恒定，稳压治疗时间为 30 min。首次治疗压力宜低，使患儿有一个适应过程，新生儿压力一般为 0.03 ～ 0.04 MPa，升压时间持续 15 min。

4. 注意观察患儿有无呕吐、面肌抽搐、出冷汗等早期氧中毒症状，若有，应停止升压，并可适当排气减压至症状消失。

5. 压力升高后继续密切观察，稳压治疗时间为 40 min。

6. 在减压阶段，必须严格执行减压方案，缓慢等速减压，速度为 0.015 ～ 0.02 MPa/min，时间不得少于 15 min，否则体内溶解的大量氧气从组织中排出，游离成气态，以气泡形式在血管内外栓塞和压迫血管，使局部血液循环障碍，致组织缺氧、缺血产生损伤而发生减压病等并发症。

（二）亚低温治疗的护理

1. 在进行亚低温治疗过程中患儿应始终保持头颈部在冰帽内，避免上移或下滑，并随时更换浸湿衣物，保持干燥。）同时使机温控制在 32.5℃ ～ 33.0℃，以维持鼻咽温度为（34.0 ～ 0.2）P，并注意患儿的保暖，使腋温保持在正常范围内。

2. 观察患儿的面色、反应、末梢循环等情况，并总结 24 h 的出入液量，做好记录。

在护理过程中应随时观察心率的变化，如出现心率过缓或心律失常，及时与医师联系是否停止亚低温治疗。

3. 在亚低温治疗期间低温时间不宜过长，否则易致呼吸道分泌物增多，发生肺炎或肺不张，因此要及时清除呼吸道分泌物，保持呼吸道通畅。

4. 不要搬动患儿，更不要将患儿突然抱起，以免发生直立性休克，危及生命。

5. 注意皮肤的血运情况，尤其是头部，由于低温期间皮肤血管收缩，血液黏稠度增高，血流缓慢，易发生皮肤破损或硬肿。

6. 输液患儿应防止静脉外渗，如有外渗应及时处理。

7. 亚低温治疗中患儿处于亚冬眠状态，一般不提倡喂奶，避免乳汁反流后窒息。但少数患儿有哭闹，可给予安慰奶嘴。如果热量不够，应给予静脉高营养摄入。

（三）心理护理

由于患儿病情危重，家长心理负担大，在康复期间做好心理护理是非常重要的，排除思想顾虑，安慰家属，使其配合治疗，增强治疗信心，保持乐观的情绪。

四、健康指导

第一，合理调整饮食，加强营养，增强免疫力。

第二，如有后遗症，鼓励坚持治疗和随访，康复期进行康复锻炼。

第六节　新生儿颅内出血

新生儿颅内出血（intracranial hemorrhage of the newborn，ICHN）是主要由缺氧或产伤引起的严重脑损伤性疾病，主要表现为神经系统的兴奋或抑制症状。早产儿多见，病死率高，存活者常留有神经系统后遗症。

一、概述

新生儿颅内出血主要由缺氧和产伤引起。

（一）缺氧

凡能引起缺氧的因素均可导致颅内出血，以早产儿多见。如宫内窘迫、产时及产后窒息缺氧，导致脑血管壁通透性增加，血液外渗，出现脑室管膜下、蛛网膜下腔、脑实质出血。

（二）产伤

产伤以足月儿、巨大儿多见。如胎头过大、头盆不称、急产、臀位产、高位产钳、负压吸引助产等，使胎儿头部受挤压、牵引导致大脑镰、小脑幕撕裂，引起硬脑膜下出血，脑表面静脉撕裂常伴有蛛网膜下腔出血。

（三）其他

快速输入高渗液体、机械通气不当、血压波动过大、颅内先天性血管畸形或全身出血性疾病等也可引起。

二、护理评估

（一）健康史

评估患儿有无窒息缺氧及产伤史；评估患儿惊厥发作的次数、部位、程度、持续时间及意识障碍、发绀、脑性尖叫等症状。

（二）身体状况

临床表现主要与出血部位和出血量有关，多于出生后 1～2 d 内出现。

1. 意识改变

激惹、过度兴奋或表情淡漠、嗜睡、昏迷等。

2. 颅内压增高表现

脑性尖叫、惊厥、前囟隆起、颅缝增宽等。

3. 眼部症状

凝视、斜视、眼球固定、眼震颤，并发脑疝时可出现两侧瞳孔大小不等、对光反射迟钝或消失。

4. 呼吸改变

增快或减慢、不规则或暂停等。

5. 肌张力及原始反射改变

肌张力早期增高以后减低，原始反射减弱或消失。

6. 其他表现

黄疸和贫血。

7. 后遗症

脑积水、智力低下、癫痫、脑瘫等。

（三）心理—社会状况

多数家长对本病的严重性、预后缺乏认识；因担心孩子致残，家长可能会出现焦虑、恐惧、内疚、悲伤等反应。应重点评估家长对本病的认知态度及心理、经济承受能力。

（四）辅助检查

头颅 B 超、CT 检查可提供出血部位和范围，有助于确诊和判断预后；腰穿脑脊液检查为均匀血性，镜下有皱缩红细胞，有助于脑室内及蛛网膜下腔出血的诊断，但重症者不宜行腰穿检查。

（五）治疗原则及主要措施

1. 镇静止惊

选用苯巴比妥钠、地西泮等。

2. 止血

选用维生素 K1、酚磺乙胺（酚磺乙胺）、卡巴克络（安络血）、巴曲酶（立止血）等，必要时输新鲜血、血浆。

3. 降低颅内压

选用呋塞米静脉注射，并发脑疝时应用小剂量 20% 甘露醇静脉注射。

4. 给氧

呼吸困难、发绀者吸氧。

三、常见护理诊断／问题

（一）潜在并发症

颅内压增高。

（二）低效性呼吸形态

低效性呼吸与呼吸中枢受损有关。

（三）有窒息的危险

窒息与惊厥、昏迷有关。

（四）营养失调

低于机体需要量，与摄入不足及呕吐有关。

（五）体温调节无效

体温调节无效与体温调节中枢受损有关。

（六）焦虑、恐惧（家长）

家长的情绪与患儿病情危重及预后差有关。

四、护理措施

（一）降低颅内压

1. 减少刺激，保持安静

所有护理操作与治疗尽量集中进行，动作要轻、稳、准，尽量减少移动和刺激患儿，静脉穿刺选用留置针，减少反复穿刺，以免加重颅内出血。

2. 护理体位

抬高头肩部 15° ～ 30°，侧卧位或头偏向一侧。

3. 密切观察病情

观察患儿生命体征、神志、瞳孔、囟门、神经反射及肌张力等变化，及时发现颅内高压。

4. 遵医嘱降颅压

有颅内压增高时选用呋塞米降颅压；当出现两侧瞳孔大小不等、对光反射迟钝或消失、呼吸节律不规则等症状时应考虑并发脑疝，选用 20% 甘露醇降颅压。

（二）防止窒息，改善呼吸功能

及时清除呼吸道分泌物，保持呼吸道通畅，防止窒息；合理用氧，改善呼吸功能，呼吸衰竭或严重呼吸暂停者需气管插管、机械通气。

（三）保证营养和能量供给

不能进食者，应给予鼻饲，遵医嘱静脉输液，每日液体量为 60 ～ 80 mL/kg，速度宜慢，于 24 h 内均匀输入，以保证患儿营养和能量的供给。

（四）维持体温稳定

体温过高时给予物理降温，体温过低时采用远红外辐射保温床、暖箱或热水袋保暖。

第七节　新生儿溶血

新生儿溶血病是因母婴血型不合引起的同种免疫性溶血，治疗不及时将导致严重的贫血、心力衰竭，或留有神经系统后遗症，甚至危及患儿生命。新生儿溶血病以 ABO 溶血病和 Rh 溶血病最为常见。

一、护理关键

第一，观察患儿皮肤黄染的部位和范围，估计血清胆红素，判断其发展速度。

第二，协助患儿绝对卧床休息。

第三，做好家属心理护理，避免精神紧张，积极配合治疗。

第四，预防并发症。

二、一般护理

（一）频繁哺乳促进患儿康复

对溶血病患儿，应当坚持早期、足量母乳喂养，每日可哺乳 8 ~ 12 次。频繁有效的哺乳可减少患儿体内胆红素的肠肝循环。特别是在患儿出生后的最初 3 ~ 4 d，做到频繁有效的吸吮，可有效干预高胆红素血症的发生。

（二）为患儿营造温暖、清洁的环境

患儿体温过低不利于血清胆红素的降低，因此，室温以 22℃ ~ 24℃为宜，相对湿度以 50% ~ 60% 为宜。为患儿换衣服、换尿布、洗澡等操作应尽量集中进行，动作快速、轻柔，避免患儿受凉。要保持居室清洁，应用湿布擦灰，以防灰尘扬起。室内每日可用紫外线灯消毒 1 次，用消毒液拖地 1 次。室内严禁吸烟，尽量减少亲友探视，不要让宠物入内，以免患儿发生感染。此外，患儿的各类用品可用水煮、日晒、消毒液浸泡等方法消毒。

（三）患儿基础护理

①脐部护理：观察脐部有无渗血渗液、红肿、脓性分泌物等现象，如感染可用络合碘不定时涂抹，并把尿裤敞开，避免摩擦。②眼睛护理：观察双眼是否有分泌物增多、发炎等现象，如有感染，可涂红霉素眼膏。③皮肤护理：做到四勤——勤翻身、勤换尿布、勤沐浴、勤换衣，保证患儿的皮肤清洁舒适。

还应密切观察是否有潜在的并发症，有无惊厥及抽搐，如双眼凝视、上翻、四肢抽动

等现象。

三、症状护理

（一）监测体温和箱温变化

光疗时应每 2 ~ 4 h 测体温 1 次或根据病情、体温情况随时测量，使体温保持在 36℃ ~ 37℃为宜，根据体温调节箱温。光疗最好在空调病室中进行。冬天要特别注意保暖，夏天则要防止过热，若光疗时体温上升超过 38.5℃，要暂停光疗，经处理体温恢复正常后再继续治疗。

（二）保证水分及营养供给

光疗过程中，应按医嘱静脉输液，按需喂奶，因光疗时患儿不显性失水比正常小儿高 2 ~ 3 倍，故应在奶间喂水，观察出入量。

（三）严密观察病情

光疗前后及期间要监测血清胆红素变化，以判断疗效。光疗过程中要观察患儿精神反应及生命体征；注意黄疸的部位、程度及其变化；大小便颜色与性状；皮肤有无发红、干燥、皮疹；有无呼吸暂停、烦躁、嗜睡、发热、腹胀、呕吐、惊厥等；注意吸吮能力、哭声变化。若有异常须及时与医师联系，以便检查原因，及时进行处理。

一般采用光照 12 ~ 24 h 才能使血清胆红素下降，光疗总时间按医嘱执行，一般情况下，血清胆红素低于 171 μmol/L 时可停止光疗。出箱时给患儿穿好衣服，除去眼罩，抱回病床，并做好各项记录。

四、并发症护理

（一）黄疸

做好病情观察、实施光照和换血疗法，并做好相应护理。

（二）胆红素脑病

做好病情观察及给药护理。

（三）溶血性贫血

做好病情观察及给药护理，加强营养。

五、心理护理

患儿患溶血病时，父母常表现出忧虑和恐慌，这种情绪会感染患儿，不利于患儿的康复。爸爸妈妈应消除紧张、焦虑的心理，用笑脸来面对患儿，和患儿一起积极地战胜疾病。

六、健康指导

第一，使家长了解病情，取得家长的配合。

第二，对于新生儿溶血症，做好产前咨询及孕妇预防性服药。

第三，发生胆红素脑病者，注意后遗症的出现，给予康复治疗和护理。

第四，若为母乳性黄疸，可继续母乳喂养，如吃母乳后仍出现黄疸，可改为隔次母乳喂养逐步过渡到正常母乳喂养。若黄疸严重，患儿一般情况差，可考虑暂停母乳喂养，黄疸消退后再恢复母乳喂养。

第五，若为红细胞 G-6-PD 缺陷者，需忌食蚕豆及其制品，患儿衣物保管时勿放樟脑丸，并注意药物的选用，以免诱发溶血。

第八节　新生儿肺出血

新生儿肺出血是指两叶以上融合出血，不包括散在、局灶性出血者。新生儿肺出血是新生儿死亡最重要原因之一，其发病机制尚未明了。

一、护理关键

第一，协助患儿侧卧位。

第二，注意保暖；合理喂养；做好口腔、皮肤护理。

第三，保持呼吸道通畅，间断或持续给氧，必要时使用呼吸机。

第四，快速建立静脉通道，注意滴速及用药反应。

二、一般护理

第一，有条件的患儿应置于单人抢救室或心血管监护室，给予床边心电、呼吸、血压的监测，室内应配备必要的抢救设备和用物，如氧气装置、吸引装置、人工呼吸机、急救车，各种抢救机械包及药品等。

第二，卧床休息。协助患儿侧卧位，有利于呼吸。

第三，给予吸氧，根据血氧采取不同方式和流量。准确测量体温、呼吸。认真填写抢救过程中的治疗和用药及护理、交接班记录等。

第四，建立好静脉通道，严格掌握好输液速度及输液量，了解药物药理作用及可能出现的不良反应。

第五，急性期做好生活护理，保持皮肤和口腔的清洁。

三、症状护理

第一，加强心电监护，密切观察 24 h 心电图、血压、呼吸，必要时进行血流动力学监测，注意尿量、意识等情况。

第二，气体交换受损，使用呼吸机的护理要点如下：

保持气管的通畅，要及时吸痰，注意无菌操作，床头铺一无菌治疗盘（内放已消毒的弯盘、钳子 2 把，治疗碗 1 个内装味喃西林溶液，无菌手套 1 盒）待吸痰时使用，每次吸完痰后用呋喃西林溶液冲洗吸痰管，用完后把吸痰管弃掉，关闭吸痰装置后把吸痰管接头端放到无菌盘内的治疗碗中，减少感染的发生。

注意气道的湿化，一般 24 h 内气管滴入 50 mL 左右生理盐水，痰液黏稠时用 a- 糜蛋白酶稀释，为预防和治疗呼吸道炎症可在雾化液内加入抗生素，如庆大霉素等。

注意呼吸频率、节律及血氧饱和度的观察，发现问题通知医师处理；并做好各项抢救措施。

患者出现高热，体温为 38℃ ~ 39℃，考虑为肺部感染，应给予物理降温、头部冰敷及药物降温，并每日 4 次测体温，按医嘱应用抗生素；密切注意体温的变化，注意保暖。

第三，合并心力衰竭的护理，按心力衰竭护理常规执行。

第四，密切观察生命体征变化，预防并发症。

四、并发症护理

（一）感染

遵医嘱给予抗感染治疗，严格执行无菌操作及保护性措施。

（二）酸碱平衡失调

做好病情观察及给药护理。

五、心理护理

让家属了解治疗过程，取得最佳配合，排除思想顾虑；安慰患儿家长，使其配合治疗，增强治疗信心，保持乐观的情绪。

六、健康指导

第一，积极治疗原发疾病。

第二，合理调整饮食，适当控制进食量，少食多餐。

第三，避免各种诱发因素，如上呼吸道感染。

第四，指导家属当病情突然变化时应采取简易应急措施。

第九章　老年疾病的护理

第一节　老年科疾病一般护理常规

老年病是指在人老年期所患的与衰老有关的，并且有自身特点的疾病。老年病是在器官衰老的基础上发生、与退行性改变相关的疾病。老年病是老年人发病率明显增高的疾病，同时也包括中年期向老年期移行的疾病。这些疾病有高脂血症动脉硬化、冠心病、高血压、糖尿病、老年痴呆、脑血管病、肿瘤、骨质疏松症、老年慢性支气管炎、肺部感染、前列腺增生等。

（1）入院护理：接诊护士热情接待，护送至床边，做好入院介绍。

（2）病室应当保持清洁、整齐、舒适，室内空气应当保持新鲜，光线要充足，最好有空调装置，保持室温恒定。

（3）了解病人生命体征、意识神志、智力、营养状况、活动能力、睡眠状况、心理需求、血氧饱和度、空腹血糖、饮食习惯、排便习惯及睡眠等。

（4）根据病情和生活自理能力，遵医嘱给予分级护理。

（5）饮食护理：根据疾病特点和医嘱给予合适的饮食，保证机体营养的摄入。

（6）及时准确地执行医嘱。

（7）入院 24h 内完成标本采集和送检工作。

（8）病情观察

①新入院病人每日测量体温、脉搏、呼吸 2 次，共持续测 3 日；昏迷病人测量腋下或肛门温度。

②根据病情测量体温、体重、血压、血氧饱和度。

③观察病人神志、心理、情绪及智力方面的变化，发现异常情况及时报告医生。

（9）安全防护

做好安全防护，如床栏架、卫生间扶手等，预防跌倒、坠床、走失、压疮、失禁性皮炎等，必要时留家属陪护。

（10）健康教育

①活动与休息：合理睡眠，适当活动，选择活动量较小的项目，循序渐进，并持之以恒。

②饮食指导：注意饮食卫生，以低脂肪、低胆固醇、高蛋白质、多维生素、易消化吸收为原则。

③生活护理：保持良好的精神状态，居室卫生，通风良好，温度适宜；衣着以暖、松、轻、宽大、穿着舒适为原则。

④心理护理：按照病人的年龄段、受教育程度以及个体差异等实施心理护理；以良好的医患关系为桥梁，运用心理学的原理与方法护理病人。

第二节　老年循环系统疾病护理常规

一、老年循环系统疾病一般护理常规

心脏和血管疾病是导致老年人病残的主要原因。心脏、血管和循环系统的功能改变使老年人活动缓慢、活动能力下降。循环系统老化改变往往是老年人退休时期，因此，工作活动减少、生活规律变化和正常老化与疾病过程有关。大量研究表明，循环系统改变更多的是受生活方式和环境的影响。

（1）按老年疾病病人一般护理常规护理。

（2）病情评估：针对病人的循环系统疾病及其基本病情资料应详细评估和识别，针对老年病人的患病种类进行针对性评估工作，准确发现老年病人当前身体以及心理等各个方面存在的问题，制订完善的护理计划，提出有效的护理对策。

（3）活动与休息：重症病人绝对卧床休息，心功能不全者取半卧位或端坐卧位，病情稳定者鼓励床上活动，并逐渐过渡至下床活动。

（4）饮食护理：给予低盐（食盐量每日＜2g）、低脂（脂肪量每日＜50g）、易消化饮食，少食多餐，避免刺激性食物，给予排便通畅，定时监测体重。

（5）病情观察：严密观察心率、心律、呼吸和血压的变化，对危重病人应动态监测心电、呼吸、血压和血氧饱和度。呼吸困难者给予氧气吸入，氧流量为 2 ~ 3L/min。

（6）药物应用：

①洋地黄制剂：准确掌握剂量，用药前后观察心率、心律变化，心率≤ 60 次 /min，禁用洋黄类药物。

②利尿剂：注意尿量及电解质变化。

③扩血管药：监测血压变化，按医嘱准确控制和调节药物的浓度与速度。

④抗凝药：观察病人有无牙龈、皮下出血现象。

（7）疼痛护理：密切观察病人的疼痛部位和反应，对其疼痛持续时间准确记录，准确地寻找诱因，观察病人的生命体征变化情况。

（8）心理护理：耐心指导和说明，解释身体和疾病的反应，消除病人的不良心理情绪；和病人建立良好的护患关系，使病人心情保持平静和稳定。

（9）健康指导：

①知识宣教：向病人及家属宣教疾病的防治与急救知识，鼓励病人积极治疗，避免各种诱因。

②生活护理：关心、体贴病人，加强生活护理。

二、老年心力衰竭护理

心力衰竭（heart failure）亦称心衰，是各种心脏疾病导致心功能不全的临床综合征，是心血管疾病终末阶段的临床表现，其发生与发展是一个进行性的过程。随着人口老龄化的加快和高血压、冠心病等常见心血管病发病率的上升，心衰的发病率正逐渐升高。心力衰竭是老年人死亡的主要原因之一。

（一）身心评估

1. 健康史

评估既往有无引起心衰的基本病因，如冠心病、糖尿病、风心病、高血压等；病人有无心衰的诱因，如感染、心律失常、过度劳累等。

2. 身体状况

询问有无呼吸困难、咳嗽、咳痰、疲乏无力、苍白、头昏、心脏增大、心率增快、食欲不振、恶心、呕吐、腹胀、上腹胀痛；颈静脉怒张、肝肿大和压痛、肝－颈静脉回流征阳性、下肢水肿等体征。

3. 评估病人心理反应

评估病人及家属对疾病的治疗护理经过、防治知识及预后的了解程度。

（二）护理措施

1. 病情观察

严密观察病情变化，发现心律失常、洋地黄中毒、急性左侧心力衰竭、心搏骤停等征兆，及时配合抢救。

2. 药物应用

长期使用利尿药应观察利尿效果，准确记录24h出入液量。严格控制输液量和补液速度（≤50 滴 /min）应用血管扩张剂时应从小剂量开始逐渐加大剂量，并观察心率、心律、血压等变化，防止血压骤降。

3. 对症处理

（1）活动与休息：保证病人休息，根据心功能分级情况合理安排活动。

①心功能Ⅰ级：避免重体力活动。

②心功能Ⅱ级：避免比较费力的活动。

③心功能Ⅲ级：活动受限，以休息为主。

④心功能Ⅳ级：不能从事任何体力活动，以卧床为主。

（2）有心慌、气短、呼吸困难者取半卧位或坐位。

（3）呼吸道感染：注意保暖，保持室内空气新鲜，定时翻身、拍背，鼓励指导病人有效咳嗽。

（4）栓塞：鼓励病人做肢体活动或被动运动，及时检查，及早诊断处理。

4. 一般护理

（1）按老年循环系统疾病病人一般护理常规护理。

（2）饮食护理：予低盐（食盐量每日＜2g）、易消化饮食，鼓励病人进食，但避免饱餐。

（3）皮肤护理：伴有水肿时应加强皮肤护理，预防感染及压疮。

（4）心理护理：根据老年人的心理特点，给予不同的引导方法。

（三）健康指导与康复

（1）排便通畅，避免诱发因素，加强心理护理，提高病人战胜疾病的信心。

（2）指导患者正确服用药物，药物做到看服到口。

（3）定期复诊。

（4）运动的形式：

①耐力训练：主要形式有步行、骑车、爬山、慢跑、游泳、太极运动等。

②抗阻训练：包括借助弹力带、轻的手持式重物、渐进增加重量的杠铃，以及各种重量训练器械等。

③柔韧性训练：老年人的运动项目应重视适当的伸展练习，特别是躯干上部和下部、颈部和臀部的训练。

（5）运动的强度。2011 年美国心脏病协会和美国心脏病基金会在《关于心脏病二级预防指南（修正案）》种指出，心脏病病人应该进行 5 ~ 7 日 / 周、30min/ 日的中等强度的有氧运动训练。

（6）运动注意事项：

①提高病人运动依从性。

②确保老年心力衰竭病人运动中的安全。

三、老年心肌病护理

心肌病（cardiomyopathy，CM）是指合并有心脏功能障碍的心肌疾病，基础病因常不明，称为特发性或原发性心肌受累。患有冠心病、糖尿病等疾病的老年人晚期可发生缺血性心肌病及糖尿病心肌病特异性心脏病变。临床均表现为心脏扩大、心室功能不良。特发性（原发性）心功能不良心肌病主要有三种类型：扩张型心肌病、肥厚型心肌病、限制型心肌病。

（一）身心评估

1. 健康史

（1）评估发病情况和病史，重点评估加重心肌损害的因素。

（2）评估病毒易感因素，如细菌感染、营养不良、剧烈运动、寒冷、酗酒、过度疲劳、妊娠、缺氧等。

2. 身体状况

询问老人有无活动后心悸、气促，首次出现的时间，产生呼吸困难的活动类型和轻重程度，以帮助判断病人的心脏功能。

3. 心理评估

症状较轻或无明显不适的病人，常不重视；病人症状明显时往往有害怕患心脏病的顾虑，担心留下后遗症而紧张、焦虑。

（二）护理措施

1. 病情观察

（1）严密观察心率、心律、血压、呼吸、体重、尿量等变化，并注意有无水肿及水肿的程度，观察有无栓塞症状等，如有异常，及时报告医生并配合处理。

（2）按医嘱给予强心、利尿、抗心律失常药物，严密观察不良反应。

2. 对症处理

（1）呼吸困难时，给予半卧位，并给予氧气吸入。

（2）栓塞：遵医嘱给予抗凝剂。观察有无偏瘫、失语、血尿、胸痛、咯血等症状出现，观察病人的足背动脉搏动情况。

（3）心绞痛：立即取平卧位、抬高下肢。安慰病人，解除其紧张情绪。如有心绞痛发作，遵医嘱给予舌下含服硝酸甘油药物，给予持续吸氧。准备好抢救用物和药品、电复律仪器等急救设施。

（4）心衰的护理：按心功能不全护理常规护理。

3. 一般护理

（1）按老年循环系统疾病病人一般护理常规护理。

（2）休息与活动：

①营造安静、舒适、整洁的环境，保证病人充足睡眠，必要时给予镇静剂。

②活动无耐力取舒适卧位；伴有心力衰竭的病人给予半坐卧位，以缓解呼吸困难；合并低血压或休克病人给予去枕平卧，抬高头部和下肢 15°～20°，以增加回心血量，保证心、脑、肾等重要脏器的血液供应。

③急性期应卧床休息至体温正常。

④脉搏低于 100 次 /min，心电图显示心肌无损伤、听诊无心包摩擦音、血沉正常、病情稳定后逐渐增加活动量。

（3）饮食护理：给予高蛋白（每日 1.5～2g/kg）、高维生素、低盐饮食，少食多餐。高热者给予营养丰富的流质或半流质饮食。忌食煎炸、辛辣、腌制、熏烤食物，避免暴饮暴食，禁烟、戒酒。

（4）保持二便通畅。

（5）心理护理：防止情绪波动，鼓励病人配合治疗，增强病人战胜疾病的信心。

（三）健康指导与康复

1. 根据心脏功能进行适当的康复运动。

2. 防呼吸道感染，定期复查。

3. 避免用力大便，减轻心脏负担。

4. 坚持长期服药，告知药物副作用，定期随访。

5. 根据心脏功能进行适当的康复运动。

四、老年原发性高血压护理

老年高血压（hypertension）是指年龄大于 60 岁的老年人，在未使用抗高血压药物的情况下，血压持续或非同日 3 次以上收缩压 ≥ 140 mmHg（18.7 kPa）和（或）舒张压 ≥ 90 mmHg（12.0 kPa）。老年人高血压病是指除了血压升高，伴有心、脑、肾的损害，且排除假性或继发性高血压的全身性疾病。老年高血压病是导致老年人脑卒中、冠心病、充血性心衰、肾衰竭和主动脉瘤发病率和死亡率升高的主要危险因素之一。

（一）身心评估

1. 健康史

评估家族史、发病年龄、饮食习惯，尤其是盐和脂肪的摄入情况，了解病人的职业、性格，以及有无烟酒嗜好等。

2. 身体状况

（1）病人有可能会有头晕、头痛、头涨、健忘、失眠、面部潮红、耳鸣、眼花、注意力不集中、乏力、四肢麻木、心悸等症状。

（2）靶器官损害的症状：脑血管疾病、心血管疾病、肾脏疾病、重度高血压性视网膜病变。

3. 心理评估

评估是否有情绪不稳定，情感脆弱、紧张、焦虑等心理。

（二）护理措施

1. 病情观察

（1）定期检查：测血压、计算体重指数、心血管系统检查、肺部检查、腹部检查、眼底检查、神经系统检查。

（2）老年人高血压并发症监测，主要为心脑血管疾病。

（3）观察低血压反应，如头痛、头晕、眼花、耳鸣等。

2. 对症处理

（1）建立良好的生活方式：保持心理平衡，合理膳食，戒烟限酒，休息与运动结合，控制肥胖。

（2）观察降压药物的疗效和副作用。

（3）防止体位性低血压。

（4）防止老年晨峰高血压。

（5）老年高血压急症及亚急症详见高血压疾病护理。

（6）提高服药依从性。

（7）病人的随访与管理。

3. 一般护理

（1）饮食指导

控制体重，控制热量的摄入，限钠盐，减少膳食脂肪，戒烟限酒。

（2）适当运动

根据病人身体耐受情况进行适当的锻炼。

（3）病情监测

老年人血压波动较大，所以应多次监测血压，同时注意观察有无靶器官损伤的征象。

（4）心理护理

按照病人的年龄段、受教育程度以及个体差异等实施心理护理，尽可能缓解病人的情绪及压力，使其具有积极乐观的心态，摒弃错误行为，形成健康的生活习惯，避免激动，保持心态平和。

（三）健康指导与康复

（1）疾病知识的指导：了解控制血压的重要性，指导老人调整心态，避免情绪激动，家属应给予充分理解、宽容和安慰。

（2）指导老人安全正确服用药物：应本着缓慢降压、坚持按时、按量用药的治疗原则，即便是血压值下降到正常范围内，也不可自行停药。

（3）定期复诊。

（4）运动疗法：

①运动训练时间一般为 30 ~ 60 min，每天一次，每周训练 3 ~ 7 日。训练效应的产生至少需要 1 周的时间，达到较显著的降压效应则需 4 ~ 6 周。

②有氧训练：常用方法有步行、踏车、游泳、慢节奏的交谊舞等。停止活动后心律应在 3 ~ 5min 内恢复正常。步行速度一般不超过 110 步 /min，一般为 50 ~ 80 步 /min，每次锻炼 30 ~ 40min。50 岁以上者活动时的心律一般不超过 120 次 /min。

（5）放松训练：头低位时，不宜低于心脏水平位置。

（6）纠正危险因素：降低体重、限制乙醇的摄入、减少钠盐的摄入，维持饮食中足够的钾、钙和镁；减少饮食中胆固醇和饱和脂肪酸的摄入。

五、老年心律失常护理

心律失常（cardiac arrhythmias）随年龄增长而发病率增高，不仅是因为老年人较多患有器质性心脏病（organic heart disease），也因为年龄本身影响了神经系统和心脏传导系统。外表健康的老年人，心律失常的检出率非常高，包括室上性期前收缩、室性期前收缩、心房颤动、房室传导阻滞、窦性心动过缓等。

（一）身心评估

1. 健康史

询问既往有无器质性心脏病；有无发热、贫血、休克等病理因素，有无药物影响，有无情绪激动、过度疲劳、剧烈运动等诱发因素。

2. 身体评估

评估心律失常可能引起的症状，如心悸、胸闷、乏力、晕厥等，观察其程度、持续时间以及给日常生活带来的影响。

3. 心理评估

评估有无焦虑、紧张、情绪激动、烦躁和恐惧，甚至对治疗失去信心。

（二）护理措施

1. 病情观察

（1）持续心电监护，如出现频发室性期前收缩、多源性室性期前收缩室速、心率 < 40次/min 或心率 > 120次/mm 等，应通知医生做紧急处理，必要时做好电除颤或临时起搏器，心搏骤停者按心肺复苏抢救。

（2）如病人血压低于 80mmHg、脉压小于 20mmHg，面色苍白，脉搏细速，出冷汗，神志不清，四肢厥冷，尿量减少，应立即进行抗休克处理。

（3）阿－斯综合征：病人意识丧失、昏迷或抽搐，此时大动脉搏动消失、心音消失、血压测不到、呼吸停止或发绀、瞳孔散大。

（4）心脏骤停：突然意识丧失、昏迷或抽搐，此时大动脉搏动消失、心音消失、血压测不到、呼吸停止或发绀、瞳孔散大。

（5）应用抗心律失常药物时应注意不良反应。

2. 对症处理

（1）阿－斯综合征抢救配合

①叩击心前区和进行胸外心脏按压，通知医师，并备齐各种抢救药物及用品。

②保证给氧，保持呼吸道通畅，必要时配合医师行气管插管及应用辅助呼吸器，并做好护理。

③心室颤动时积极配合医师做非同步电除颤。

④迅速建立动脉通道，静脉推注肾上腺素或阿托品。

（2）便秘

告知病人形成每天按时排便的习惯，进行腹部环形按摩，加快排便，也可饮用番泻叶代茶饮，用开塞露塞肛，便秘严重可实施肥皂水灌肠。

3. 一般护理

（1）按老年循环系统疾病病人一般护理常规护理。

（2）活动与休息：轻度心律失常病人应适当休息，避免劳累；严重心律失常者应卧床休息，必要时吸氧。

（3）饮食护理：给予低盐（每日食盐量 < 2g）、低脂肪（每日脂肪量 < 50g）、易消化饮食，少食多餐，防止因太饱加重心脏压力。禁忌刺激性的产气及发酵食物，以减轻腹胀，戒烟限酒，禁止浓茶、咖啡与过冷过热辛辣刺激性食品。

（三）健康指导与康复

1. 向病人及家属讲解心律失常的常见病因、诱因及防治知识。

2. 活动与休息：根据病情适当活动，避免劳累，预防感染。

3. 心理疏导：保持良好心情，避免劳累、情绪激动。

4. 坚持服药，定期复查。

5. 积极治疗基础疾病，避免诱因。

6. 保持规律生活，注意劳逸结合。

7. 无器质性心脏病者应积极参加体育锻炼，调整自主神经功能；器质性心脏病病人可根据心功能情况适当活动，注意劳逸结合，避免情绪激动、太过兴奋或悲伤；根据病情制订运动计划，选择正确的运动方式、强度、频率及时间，一般以太极拳、慢跑、步行等为主，每周 3 ~ 4 次，每次 30 min。

六、老年冠心病护理

冠心病（coronaryartery disease）是指冠状动脉粥样硬化和（或）痉挛引起的心肌缺血缺氧性心脏病。老年人冠心病的患病率高，但有症状者少，仅 10% ~ 30%。造成这种差异的原因有以下几种：①老年人易感神经病变，导致痛觉迟钝，无症状性心肌缺血发生率增高；②老年人常采取安静的生活方式，活动少，难以达到诱发心肌缺血的负荷；③心肌、心包增龄性变化，致心肌缺血时气促较胸痛更易发生。

（一）身心评估

1. 健康史

评估有无高血压、高血脂、糖尿病等病史；评估吸烟史、饮食习惯、职业及性格等。

2. 身体状况

（1）评估病人有无不明原因的疲乏、无力、气短或呼吸困难，并且有无活动时加重、休息时减轻、平卧时加重、坐位时减轻的特点；有无不明原因的胸闷、胸痛，心窝部或心腹部不适、晕厥等。

（2）心绞痛症状：典型症状为发作性心前区压榨性疼痛或胸部不适。不典型症状为疼痛轻微或无疼痛，疲劳、憋闷、气急、头晕、意识模糊。

（3）心肌梗死症状：典型症状为严重而持久的胸痛。不典型症状为无痛性心肌梗死；以休克、心力衰竭为表现的心功能不全性心肌梗死；以恶心、呕吐、上腹部疼痛为表现的胃肠型心肌梗死；以意识模糊、神志不清、头痛、晕厥、偏瘫等为表现的脑循环障碍型心肌梗死。

（二）护理措施

1. 病情观察

（1）心绞痛发作时，注意观察疼痛的部位、持续时间、面色、表情及用药疗效，行床边心电监护。

（2）如疼痛性质发生变化或心绞痛发作频繁、加剧，应警惕急性心肌梗死的发生。

（3）心绞痛发作时给予病人舌下含服硝酸甘油，用药后注意观察病人胸痛变化情况，静脉滴注硝酸甘油时应控制滴数，并告知病人及家属不可随意调节滴数，以防低血压发生。

2. 对症处理

（1）积极控制糖尿病、高血压、冠心病的高危因素。

（2）发生心肌梗死时，遵医嘱给予吗啡或哌替啶镇痛，注意有无呼吸抑制等不良反应。

（3）保持排便通畅，避免排便时用力导致腹压增加。

3. 一般护理

（1）按老年循环系统疾病病人一般护理常规护理。

（2）活动与休息：隐匿性冠心病病人，可适当减少体力活动，当心绞痛发作时则应卧床休息，发生心肌梗死时，应绝对卧床休息 1 周，有并发症时相对延长卧床时间。

（3）饮食护理：给予低盐（每日食盐量＜2g）、低脂肪（每日脂肪量＜50g）饮食，进食不宜过多，少食多餐。忌饱餐，忌烟、酒。

（4）心理护理：通过疏泄、静默、说理方式将不开心以及生气的心情疏泄出来，从而平定病人的情绪，使其达到心身轻松的状态。

（三）健康指导与康复

1. 劳逸结合，避免受凉和情绪激动等，掌握自我防护及自救知识。

2. 坚持按医嘱服药，定期复诊。

3. 运动适量，循序渐进，注意劳逸结合。

4. 在实际操作中，需要将病人的具体情况作为依据，使制订的运动方案更加规律，如对坐位进行训练、对呼吸方法进行锻炼，在室内以及室外的环境下做好步行锻炼，同时，还需制订床上活动方案以及楼梯上下循环运动方案，从而使老年人的身心能够更加健康。

5. 鼓励病人参与一系列的社会活动，如听音乐、打太极、学习书法等，使老年冠心病病人能够保证愉悦的心情，保持身心放松的状态。

第三节　老年呼吸系统疾病护理常规

一、老年呼吸系统疾病一般护理

（1）按内科疾病一般护理常规护理。

（2）保持病室内空气清新、阳光充足，每日定时通风。有条件者可用湿化器和干湿计，调节室内湿度为 50% ～ 60%、温度为 18℃ ～ 22℃。

（3）根据病情给予合适的饮食，高热和危重病人给予流质或半流质饮食。

（4）及时正确留取各类标本，取样要新鲜，送检要及时，标本容器要清洁、干燥。

（5）密切观察病情变化，注意体温、脉搏、呼吸、血压、血氧饱和度、神志等生命体征的变化；注意感染性疾病所致的全身毒性反应，如畏寒、发热、乏力、食欲减退、体重减轻、衰竭等；注意本系统疾病的局部表现，如咳嗽、咳痰、咯血、气喘、胸痛等。

（6）根据病情备好抢救仪器、物品、药品等。

（7）病人进行特殊检查时，如支气管造影、纤维支气管镜、胸腔穿刺、胸膜活检等，应做好术前准备（告知检查过程中的配合及检查后的注意事项）、术中配合和术后观察的护理。

（8）呼吸困难者给予氧气吸入，护士掌握给氧的方法（如持续或间断给氧、控制性给氧的流量、给氧器材的选择），根据医嘱正确给氧，监测血氧饱和度情况。

（9）呼吸衰竭病人如出现兴奋、烦躁时应慎用镇静剂，禁用吗啡、地西泮等巴比妥类药物，以防抑制呼吸中枢。

（10）结合临床了解肺功能检查和血气分析的意义，发现异常及时通知医师。

（11）指导正确咳嗽、排痰方式及呼吸运动训练，教会病人使用各类气喘气雾剂的方法及使用后的口腔护理。

（12）做好健康指导工作，积极宣教预防和治疗呼吸系统疾病的知识。指导病人戒烟，适当进行体育锻炼，注意保暖和预防感冒。

二、老年肺炎护理

肺炎是指终末气道、肺泡和肺间质的炎症，可由多种病因引起，如感染、理化因素、免疫损伤等。临床主要表现为咳嗽、咳痰、寒战、高热、胸痛。当肺部炎症广泛时，通气／血流比例减低，出现低氧血症，表现为气促、发绀。严重感染可伴发休克、胸膜炎。治疗措施主要为选择敏感抗菌药物对症支持治疗。

（一）身心评估

1. 定时测量体温、脉搏、呼吸、血压，评估病人呼吸频率、节律、形态、深度，有无呼吸困难，有无皮肤色泽和意识状态改变。

2. 精神症状：是否有神志模糊、昏睡和烦躁等表现。

3. 痰液的色、质、量的变化。

4. 药物的作用和副作用。

5. 评估有无紧张、焦虑等不良情绪。

（二）护理措施

1. 密切观察生命体征及咳嗽、咳痰情况，观察有无潜在并发症、感染性休克的发生。体温升高时，做好高热护理，防止虚脱；做好口腔护理，防止继发感染。

2. 病室空气新鲜，每日通风 2 次，每次 15 ~ 30 min，避免病人直接吹风，以免受凉，保持适宜的温湿度：室温 18℃ ~ 20℃，湿度 50% ~ 60%。

3. 卧床休息，协助病人取舒适体位，指导有效咳嗽的技巧，协助排痰，或给予雾化吸入，应用祛痰剂，做好痰液引流，保持呼吸道通畅，并观察痰液的色、质、量。

4. 气急发绀者应给予氧气吸入，以提高血氧饱和度，纠正组织缺氧，改善呼吸困难，并可湿化呼吸道。

5. 给予高蛋白、高热量、高维生素、易消化的流质或半流质饮食，鼓励病人多饮水，高热暂不能进食者则需静脉补液，滴速不宜过快，以免引起肺水肿。

6. 抗生素使用前及时留痰送检或留取血培养，根据检验结果，遵医嘱选用敏感抗生素，观察药物的作用及副作用。

7. 胸痛、咳嗽、咳痰可采取对症处理。

8. 加强疾病相关知识宣教，减轻紧张情绪。

（三）健康指导与康复

1. 锻炼身体，增强机体抵抗力，保持日常的生活规律。

2. 季节变换时避免着凉。

3. 避免过度劳累，流感季节少去公共场所。

4. 早期治疗上呼吸道感染。

5. 戒烟、不过量饮酒。

三、老年支气管哮喘护理

支气管哮喘简称哮喘，是由多种细胞（如嗜酸性粒细胞、肥大细胞、T 淋巴细胞、中性粒细胞、气道上皮细胞等）和细胞组成成分参与的气道慢性炎症性疾病。

（一）身心评估

1. 观察血氧饱和度、血压、体温、脉搏、呼吸、神志和尿量等情况。

2. 评估哮喘发作先兆症状，如胸闷、鼻咽痒、咳嗽、打喷嚏等。

3. 了解有无使用药物治疗，疗效及副作用。

4. 了解有无焦虑、恐惧等不良情绪。

（二）护理措施

1.提供安静、舒适、温湿度适宜的环境，保持室内清洁、空气流通，避免摆放花草及使用皮毛、羽绒等物。

2.协助病人取舒适卧位或半卧位，或在床上放一小桌，以便让病人伏桌而坐，减轻体力消耗。

3.饮食护理：指导进清淡、易消化、足够热量的饮食，避免进食硬、冷、油煎食物。

4.口腔及皮肤护理：哮喘发作时，病人常会大量出汗，每天给予温水擦浴，勤换衣服和床单，保持皮肤清洁、干燥和舒适。协助并鼓励病人咳嗽后用温水漱口，保持口腔清洁。

5.多巡视病人，耐心解释病情和治疗措施，给予心理疏导和安慰，消除过度紧张情绪。

6.遵医嘱及时、准确应用支气管解痉剂（糖皮质激素、β受体激动剂、氨茶碱），并观察药物效果及不良反应。应用茶碱类药应观察病人有无恶心、心律失常症状，应用受体激动剂应注意有无心悸及骨骼肌震颤等副作用，应用糖皮质激素应观察有无消化性溃疡等副作用，应用呼吸兴奋剂应观察呼吸、意识情况，保持呼吸道通畅。

7.合理用氧，鼓励多饮水，每日保证一定的饮水量。

8.给予翻身拍背、雾化吸入以利于痰液排出，必要时吸痰。

9.重症哮喘的护理。重症哮喘是指哮喘病人虽经糖皮质激素和应用长效险受体激动剂或氨茶碱类药物治疗后，哮喘症状仍持续存在或继续恶化；哮喘发作后短时间内即进入危重状态，临床上常难以处理。这类哮喘发作病人可能迅速发展至呼吸衰竭，并出现一系列的并发症。

①有明确过敏原者，应尽快脱离。协助病人取舒适卧位，提供床旁桌支撑以减少体力消耗。

②雾化吸入糖皮质激素、$\beta2$ 受体激动剂及抗胆碱能药。

③氧疗：给予鼻导管或面罩吸氧，吸氧流量为每分钟 1～3 L，吸入氧浓度一般不超过 40%。为避免气道干燥和寒冷气流的刺激导致气道痉挛，吸入的氧应尽量温暖湿润。在给氧过程中，监测动脉血气分析，病人出现神志改变，$PaO_2 < 60$ mmHg，$PaCO_2 > 50$ mmHg 时，应准备进行机械通气。

④建立静脉通道：静脉滴注糖皮质激素和氨茶碱类药物，适当补充液体以减少黏液痰栓的形成，维持水、电解质与酸碱平衡，控制感染。

⑤病情观察：重点观察病人意识、呼吸频率、节律、深度及辅助呼吸肌是否参与呼吸运动，监测呼吸音、哮鸣音变化，监测动脉血气和肺功能情况。若使用机械通气，需监测和评价病人对呼吸机的反应，预防并发症，满足病人的基本需要。

⑥专人看护，给予心理疏导和安慰病人，消除其紧张情绪。

（三）健康指导与康复

1. 加强疾病知识指导，提高病人的治疗依从性。

2. 避免诱因指导：指导有效控制可诱发哮喘发作的各种因素，如避免摄入引起过敏的食物；避免强烈的精神刺激和剧烈运动；避免持续的喊叫等过度换气动作；不养宠物；避免接触刺激性气体及预防呼吸道感染；缓解期加强体育锻炼、耐寒锻炼及耐力训练，以增强体质。

3. 病情监测指导：指导及时识别哮喘发作的先兆表现和病情加重的征象，学会简单的紧急自我处理方法。

4. 用药指导：指导掌握气管解痉气雾剂的正确使用方法，预防并发症。

四、老年慢性肺源性心脏病护理

慢性肺源性心脏病（简称肺心病）是由于各种疾病引起肺脏的结构和功能异常，导致肺循环阻力增高、右心肥大，最后常常导致呼吸衰竭和心力衰竭，为我国常见病和多发病。在我国，肺心病主要由慢性支气近管炎、肺气肿引起，占80%～90%，其发病率是吸烟者高、中老年比青年高。临床主要表现根据其病程发展分早期功能代偿期、晚期功能失代偿期。功能代偿期主要表现为肺源性疾病，如肺动脉高压和右心室肥大，长期慢性咳嗽、咳痰或哮喘病史，易感心悸、气短，桶状胸，肺部听诊过清音、干湿性啰音；功能失代偿期主要表现为心力衰竭和呼吸衰竭并肺心病等。主要治疗原则是急性加重期积极控制感染，通畅呼吸道，改善呼吸功能，纠正缺氧和二氧化碳潴留，控制呼吸和心力衰竭；缓解期要增强病人的免疫功能，锻炼肺功能，去除诱发因素，减少或避免急性加重期的发生。

（一）身心评估

1. 评估生命体征、呼吸形态、尿量。

2. 观察痰液的颜色、性质、气味和量。

3. 评估皮肤黏膜，水肿部位和程度。

4. 评估病人呼吸困难的程度，有无发绀。

5. 观察有无肺性脑病的发生，评估病人表情、精神、神志的变化。

6. 监测动脉血气分析和水、电解质、酸碱平衡情况。

7. 评估自理能力、活动耐力水平。

8. 焦虑、抑郁、悲观厌世，易产生孤独感。

（二）护理措施

1. 保持环境安静、空气新鲜，维持适当温湿度，有计划地进行护理治疗活动，以减少不必要的干扰。

2.注意休息，必要时绝对卧床休息，取半坐卧位，经常更换体位。

3.给予持续低流量吸氧，必要时可通过面罩或呼吸机给氧，定时监测血气分析。

4.遵医嘱正确使用抗感染、强心利尿、祛痰平喘、营养支持等药物，观察疗效和副作用。

5.给予清淡、易消化、富含营养、高维生素饮食，少食多餐，保持大便通畅。

6.水肿的病人应限制水、盐摄入，抬高下肢，做好皮肤护理，避免长时间受压；准确记录24 h出入量，严格控制输液速度和输液量。

7.保持呼吸道通畅，促进排痰，做好翻身拍背、雾化吸入，必要时吸痰。

8.保持口腔清洁，促进食欲，预防口腔并发症。

9.病人烦躁不安时要警惕呼吸衰竭、电解质紊乱等，切勿随意使用安眠、镇静剂，以免诱发或加重肺性脑病。

10.指导病人有效咳嗽和使用呼吸技巧，以增加肺活量，恢复肺功能。

11.做好心理护理：建立良好的护患关系，并帮助病人建立良好的群体关系，同病室人构成一个群体，引导病人互相关心、帮助、鼓励。使病人间呈现愉快、和谐氛围，增强病人战胜疾病的信心和勇气，解除病人的后顾之忧。

（三）健康指导与康复

1.适当的全身运动，注意劳逸结合，增强机体抵抗力，进行呼吸功能锻炼（缩唇腹式呼吸训练）。

2.戒烟、酒。

3.指导家庭氧疗方法。

4.注意保暖，预防感冒，出现呼吸系统感染、神志变化时及时到医院就诊。

五、老年呼吸衰竭护理

呼吸衰竭（简称呼衰）是由各种原因引起的肺通气和换气功能障碍，使机体产生缺氧或二氧化碳潴留所致的一系列生理功能和代谢紊乱的临床综合征。临床主要表现为呼吸困难、发绀、烦躁不安、精神错乱、神志异常、心律失常、头痛多汗、低血压、震颤、运动失调、胸廓扩张无力、呼吸抑制、鼻翼扇动、瞳孔缩小；动脉血气分析：$PaCO_2$下降，低于8kPa（60mmHg）；$PaCO_2$升高，超过6.67kPa（50mmHg）等。其主要治疗原则为保持呼吸道通畅，氧气吸入，控制呼吸道感染，改善肺泡通气及肺组织血液循环，维持营养，保持水、电解质及酸碱平衡。

（一）身心评估

1.评估神志、生命体征、皮肤颜色等。

2. 观察有无肺性脑病症状及休克。

3. 观察尿量及粪便的颜色，有无上消化道出血。

4. 评估动脉血气分析和各项化验指标的变化。

5. 评估有无恐惧、紧张等心理。

（二）护理措施

1. 保持环境温度适宜，50% ~ 60%。

2. 卧床休息，取半卧位或坐位，病情缓解时可适当下床活动。

3. 鼓励病人多进高蛋白、高维生素、营养丰富、易消化的饮食，少食多餐，不能自食者给予鼻饲，做好口腔护理，必要时给予静脉营养支持。

4. 保持呼吸道通畅，鼓励病人咳嗽咳痰，更换体位和多饮水，危重病人每2h翻身拍背一次，协助排痰，必要时吸痰。

5. 合理用氧，根据病人病情，选择合适给氧方式，使氧分压迅速达到60 ~ 80 mmHg，氧饱和度在90%以上。

6. 病情危重、长期卧床者应做好生活护理、皮肤护理，记录好危重护理记录单，准确记录出入量，备好抢救药品及器械。

7. 使用机械通气不能言语者，与病人交流时要有耐心，以免病人紧张和烦躁；同时监测呼吸机性能和病人血气分析指标。

8. 用药护理，遵医嘱正确使用抗生素、呼吸兴奋剂等药物，并观察疗效及副作用，慎用镇静剂。

9. 心理护理，积极安慰、抢救操作熟练、良好的医德将给病人带来心理上的良好感受，从而产生信赖、安全感。

（三）健康指导与康复

1. 坚持缩唇腹式呼吸，以改善肺功能。

2. 鼓励病人进行适当的体育锻炼，避免剧烈活动。

3. 预防上呼吸道感染，保暖，生活有规律，戒烟、酒，季节变换和流感季节少去公共场所。

4. 加强营养，进食高蛋白、高热量、低脂肪的饮食。

5. 指导家庭氧疗方法。

六、老年咳嗽与咳痰护理

咳嗽是因咳嗽感受器受刺激引起的一种呈突然、爆发性的呼气运动，以清除气道分泌物。咳痰是借助支气管黏膜上皮的纤毛运动、支气管平滑肌的收缩及咳嗽反射，将呼吸道分泌物经口腔排出体外的动作。

（一）身心评估

1. 观察病人咳嗽的急缓、性质及时间。

2. 观察痰液的性状、量、色、气味，是否带血，能否有效咳痰。

3. 评估诱发因素、伴随症状等。

（二）护理措施

1. 保持环境整洁、舒适，减少环境的不良刺激，特别是避免尘埃与烟雾的刺激。维持适宜的温湿度，注意保暖，避免受凉。

2. 适当补充水分，给予高蛋白、高维生素饮食，不宜进食油腻、辛辣等刺激性食物。

3. 密切观察并记录痰液的颜色、量和性质。

4. 促进有效排痰：神志清醒、一般状况良好、能够配合的病人，应指导其掌握有效咳嗽的正确方法；痰液黏稠不易咳出的病人，可给予气道湿化（湿化治疗或雾化治疗）；长期卧床、排痰无力的病人可配合给予胸部叩击促进痰液排出；肺脓肿、支气管扩张等有大量痰液排出不畅时，排除禁忌症后，可给予体位引流；意识不清或建立人工气道的病人，可给予机械性吸痰，保持呼吸道通畅。

5. 遵医嘱给予抗生素、止咳及祛痰药物，用药期间注意观察药物的疗效及不良反应。

6. 向湿性咳嗽及排痰困难病人解释并说明可待因等强镇咳药会抑制咳嗽反射，加重痰液的积聚，切勿自行服用。

7. 如病人突然出现烦躁不安、神志不清、面色明显苍白或发叫、出冷汗、呼吸急促、咽喉部有明显痰鸣音，提示有窒息的发生，应及时采取机械吸痰，做好抢救准备工作，备齐抢救物品，通知医生，积极配合抢救。

8. 加强巡视，根据病情需要采取舒适体位，注意安慰病人，建立良好的护患关系，取得病人的信任。

（三）健康指导与康复

（1）指导有效咳嗽的方法。（2）正确运用体位引流等方法排出痰液。（3）提倡健康的生活方式，戒烟，预防呼吸道感染，保持良好的心理状态。（4）必要时吸痰。

第四节　老年神经系统疾病护理常规

一、老年痴呆护理

老年期痴呆（dementia in the elderly）是指发生在老年期由于大脑进行性病变、脑血管性病变、脑外伤、脑肿瘤、颅脑感染、中毒或代谢障碍等各种病因所致的以痴呆为主要临床表现的一组疾病。老年期痴呆主要包括阿尔次海默病（alzheimer's disease，AD，简称老年性痴呆）、血管性痴桌（vascular dementia，VD）、混合性痴呆和其他类型痴呆，如帕金森病、酒精依赖、外伤等引起的痴呆。老年痴呆病病人经常表现为记忆丧失、语言功能障碍、认知能力障碍、人格和行为方式突变及丧失生活自理能力等，严重影响病人的日常生活。

（一）身心评估

1. 健康史

了解病人有无脑外伤、心脑血管疾病、糖尿病、既往卒中史、吸烟等病史。评估病人有无 AD 发病的可能因素——遗传因素；神经递质乙酰胆碱减少，影响记忆和认知功能；免疫系统功能障碍；慢性病毒感染；铅的蓄积；高龄；文化程度低。

2. 身体状况

评估病人病期，记忆力、定向力、理解力的障碍程度，失语、失用、失认严重程度，病人的自理能力。

3. 评估病人的心理反应

有无焦虑、抑郁、情绪改变、幻觉妄想、攻击性及人格改变；病人及家属对疾病的治疗护理经过、防治知识及预后的了解程度。

（二）护理措施

1. 病情观察

（1）早期病人可出现近期记忆、定向、感知、语言和完成复杂步骤工作能力的减退、活动减少、易疲劳、眩晕、心悸、食欲减退、兴趣及活动性下降，情绪不稳定，感情淡漠或抑郁以及轻度健忘等临床表现。

（2）中期病人出现行为和人格的改变，心理症状如抑郁、焦虑较明显。

（3）晚期病人大多功能丧失，时空定向力和其他智能明显受损，呈现明显痴呆，并逐渐出现椎体外系运动障碍。

2. 对症处理

（1）日常生活护理

①穿着。衣服按穿着先后顺序叠放，以拉链代替纽扣，选择不系带鞋子，穿宽松衣裤。②进食。定时进食，观察病人进食情况，必要时协助进食。③睡眠。睡前协助病人如厕，尽量减少白天入睡时间，给予病人轻声安慰协助睡眠。

（2）用药护理

①全程陪伴：老年人用药必须有人在旁陪伴，帮助病人将药全部服下，以免遗忘或错服。②重症老人用药最好研碎后溶于水中服用，昏迷病人由胃管注入药物。③密切观察药物不良反应。

（3）行为能力训练

护理人员需指导病人进行一些基本的日常生活自理能力训练，比如穿衣、吃饭、如厕、服药等。注意训练过程中的态度和语气，尝试多鼓励病人，帮助其增强信心，有利于促进康复。

（4）认知能力训练

帮助病人回忆过去生活中经历的人和事，指导病人进行语言和理解能力训练，提高病人预后的生活质量。

（5）安全护理

提供较为固定的生活环境，佩戴标志，以防意外发生。

3. 一般护理

（1）休息

病房环境应尽量按病人原有的生活习惯设置，保证安全、安静，鼓励家人陪护、探视，安排有趣的活动。避免噪音对病人产生刺激。减轻病人的焦虑和不安全感，帮助其养成良好的生活习惯。

（2）饮食

老年痴呆病人在给予原有疾病治疗的同时，一日三餐应定量、定时，尽量保持病人平时的饮食习惯。少食高糖及高胆固醇食物，多食含维生素的食物。最好有人监护和看管，必要时给予喂食。

（3）心理护理

护理人员需要时刻关注病人的心理状态。老年痴呆病人经常会伴有抑郁、焦躁、沮丧及幻觉等不良情绪反应。护理工作人员需要做好病人的心理疏导工作，主动与病人沟通，增进医患之间的信任感，使其能够主动配合医护人员的工作。另外需要鼓励病人家属多关心和爱护病人，有利于促进病人的预后康复。

（三）健康指导与康复

1. 及早发现

重视对痴呆前期的及时发现，鼓励老人及早就医，以利于及时发现介于正常老化和早期痴呆之间的轻度认知障碍。

2. 早期预防

老年期痴呆的预防要从中年开始做起，积极用脑、劳逸结合，培养广泛的兴趣爱好和开朗性格，培养良好的饮食习惯，戒烟、酒，尽量不用铝制炊具，积极防治高血压、脑血管病、糖尿病等慢性病，有效按摩和针灸。

二、老年帕金森病护理

帕金森病（parkinson's disease，PD）又称震颤麻痹，是中老年常见的神经系统变性疾病，以静止性震颤、运动减少、肌强直和体位不稳为临床特征，主要病理改变是黑质多巴胺（DA）能神经元变性和路易小体的形成。

（一）身心评估

1. 健康史

了解病人有无服用利舍平、丁酰苯类抗精神病药（奋乃静等）、甲氧氯普胺等可导致可逆性帕金森综合征的药物；有无多发性脑梗死、假性延髓性麻痹、颅内肿瘤、脑外伤和脑炎等疾病史；有无一氧化碳、二氧化硫、焊接时烟尘等接触史。

2. 身体状况

评估病人有无静止性震颤、肌强直、运动迟缓、步态姿势障碍、流涎、吞咽困难等症状；评估病人的自理能力。

3. 评估病人心理反应

评估病人有无焦虑、抑郁、幻觉、错觉、精神错乱及意识模糊，病人及家属对疾病的治疗护理经过、防治知识及预后的了解程度。

（二）护理措施

1. 病情观察

PD多于60岁以后发病，个别早到20余岁，隐匿起病，进展缓慢，多以震颤为初发症状，常自一侧上肢开始，逐渐波及其他肢体，但症状出现先后因人而异。

（1）静止性震颤

双手不自主震颤，有"搓丸"样动作，随病程进展，震颤可逐步涉及下颌、唇、面和四肢。

（2）肌强直

肌强直表现为屈肌与伸肌同时增高，关节被动运动时始终保持阻力增高，称为"铅管样强直"，如肌强直与伴随的震颤叠加，检查时可感觉在均匀阻力重复出现，断续停顿，称为"齿轮样强直"。

（3）运动迟缓

病人随意运动减少、减慢。面肌强直、面部表情呆板，造成"面具脸"，手指精细动作很难完成，书写时字越写越小（写字过小等）。

（4）姿势步态异常

早期走路拖步，迈步时身体前倾；晚期由坐位、卧位起立困难。迈步后碎步，往前冲，越走越快，不能立刻停步，称为"慌张步态"。

（5）其他症状

口咽和腭肌运动障碍使病人讲话减慢，音量低，流涎，严重时吞咽困难；常见皮脂腺、汗腺分泌亢进引起"脂颜"，多汗，消化道蠕动障碍引起顽固性便秘，交感神经功能障碍导致直立性低血压；部分病人晚期出现轻度认知功能障碍，常见抑郁及视幻觉，通常不严重。

2. 对症护理

（1）药物治疗

以替代药物如复方左旋多巴胺、多巴胺受体激动剂等效果较好，但不能完全控制疾病的进展，且都存在不良反应和长期应用后药效衰减的缺点。抗胆碱能药物，如金刚烷胺等，仅适用于症状轻微者。

（2）外科治疗

采用立体定向手术破坏丘脑腹外侧核后部可以控制对侧肢体震颤；破坏其前部则可制止对侧肌强直。若双侧手术会引起感情淡漠和构音障碍。采用外科治疗本病近期疗效较满意，远期疗效待观察。

（3）康复治疗

如进行肢体运动、语言、进食等训练和指导，可改善病人生活质量，减少并发症。

3. 一般护理

（1）生活护理

注意个人卫生，保持皮肤干净，预防压疮，提供生活方便，采取有效的沟通方式，保持大小便通畅。

（2）饮食原则

给予适量含高热量、高维生素、高纤维素、低盐、低脂、优质蛋白的易消化饮食，并根据病情变化及时调整和补充各种营养素，戒烟戒酒？蛋白不宜盲目给予过多，以免降低左旋多巴类药物的疗效。避免使用拟胆碱能食物（如槟榔），鼓励病人多食水果、新鲜蔬菜，及时补充水分，保持大便通畅。对于轻度吞咽困难病人，进食糊状、黏稠不易呛咳的食物，对于进食困难、饮水反复呛咳的病人，要及时给予鼻饲。

（3）心理护理

鼓励病人表达并注意倾听他们的心理感受，鼓励病人尽量维持过去的兴趣与爱好，多与他人交往；指导家属关心、体贴病人，为病人创造良好的亲情氛围，减轻他们的心理压力。

（三）健康指导与康复

1. 皮肤护理

勤洗勤换，保持皮肤卫生，卧床病人要勤翻身，预防压疮。

2. 康复训练

坚持适当的运动和体育锻炼，做力所能及的家务等；卧床病人协助被动活动关节和按摩肢体，预防关节僵硬和肢体萎缩。

3. 安全护理

指导病人避免高空作业，不要单独使用煤气、热水器及锐利器械，防止受伤意外。

4. 照顾者指导

从病人角度出发；协助其生活护理；协助用药，细心观察病情变化。

5. 就诊指导

定期门诊复查，动态了解血压变化、肾脏功能、血常规等指标。

第五节　老年内分泌系统疾病护理常规

一、老年糖尿病护理

老年糖尿病是指在 60 岁以上的全部糖尿病病人，是老年人内分泌代谢疾病中最常见的终身性疾病，以 2 型糖尿病为主。老年糖尿病的发病与多种因素有关：基础代谢率降低、能量摄入减少、体力活动减少、肥胖、机体组织成分改变、胰岛素分泌功能异常及胰岛素受体数目减少。

老年糖尿病主要特点是高血糖和高尿糖，典型的临床表现为多饮、多尿、多食及疲乏消瘦等症状，其并发症发生率高，是导致病人死亡的重要原因。

老年糖尿病病人伴随多种疾病、应用多种药物、智力和记忆力减退，常无症状或者症状不典型，甚至被其他慢性疾病所掩饰。随着人口老龄化，老年糖尿病的患病率势必增加，而老年糖尿病人的并发症较为常见，发病率和死亡率较高。

（一）身心评估

1. 一般状态

评估病人生命体征、精神和神志状态。酮症酸中毒昏迷及高渗性昏迷者，应注意病人瞳孔的大小及对光反射情况。体温、血压、心率及节律有无异常，有无呼吸节律及频率的改变，以及呼气中是否出现烂苹果味等。

2. 营养状况

观察病人有无消瘦和肥胖，如 1 型糖尿病病人常表现为消瘦；2 型糖尿病病人常表现为肥胖，特别是腹型肥胖。

3. 皮肤和黏膜

观察病人有无皮肤的温度和湿度改变，特别是足部末端有无皮温下降，足背动脉搏动有无减弱，下肢的痛觉、触觉、温觉有无异常，局部皮肤有无发绀或缺血性溃疡、坏疽或其他感染灶的表现，如有无不易愈合的伤口等。

4. 眼部

观察病人有无白内障、视力减退、失眠等。

5. 神经和肌肉系统

观察病人肌张力及肌力有无减弱，腱反射有无异常，有无间歇性跛行。

6. 心理评估

评估病人对疾病知识的理解程度，患病后有无焦虑、恐惧等心理变化，家庭成员对本病的认识程度和态度。

（二）护理措施

1. 病情观察

（1）有无泌尿道、皮肤、肺部等感染，女性有无外阴部皮肤瘙痒。

（2）有无食欲减退、恶心、呕吐、嗜睡、呼吸加快、加深，呼气中有无烂苹果气味，有无脱水等酮症酸中毒表现。

（3）有无低血糖。

（4）有无四肢麻木等周围神经炎表现。

（5）辅助检查：尿糖定性、空腹血糖检查及口服葡萄糖耐量试验（OGTT），均要准确并符合操作规范。

2. 一般护理

（1）生活有规律、身体情况许可，可进行适当的运动，以促进糖的利用，减少胰岛素的需要量。

（2）注意个人卫生，预防感染。糖尿病病人常因脱水和抵抗力下降，皮肤容易干燥发痒，也易合并皮肤感染，应定时给予擦身或沐浴，保持皮肤清洁。此外，应避免袜紧、鞋硬引起血管闭塞发生坏疽或皮肤破损而致感染。

（3）定时测量体重以用作计算饮食和观察疗效的参考。

（4）必要时记录出入量。

（5）监测血糖变化。

3. 对症护理

（1）饮食护理

①让病人明确饮食治疗的重要性，自觉遵守饮食规定。

②应严格按时进餐，对使用胰岛素治疗的病人尤应注意。

③检查每次进餐情况，如有剩余，必须计算实际进餐量，供医师治疗中参考。

④控制总热量，当病人出现饥饿感时可适当增加蔬菜及豆制品等副食。

⑤有计划地更换食品，以免病人感到食物单调乏味。

（2）应用胰岛素的护理

①胰岛素的保存：胰岛素使用期间宜保存在室温 25℃以下；未启封的胰岛素保存在 2℃~8℃的冰箱内。

②应用时注意胰岛素剂量的换算，抽吸剂量必须准确。

③两种胰岛素合用时，先抽吸胰岛素，后抽吸鱼精蛋白胰岛素。

④胰岛素注射部位选择与安排：胰岛素常用于皮下注射，宜选择上臂、大腿前外侧、臀部、腹部（脐周 5cm 内不宜注射）；有计划地按顺序轮换注射部位，以防注射部位组织硬化、脂肪萎缩影响胰岛素的吸收；注射部位严格消毒，以防感染。

⑤注意有无低血糖反应，表现为疲乏、心慌、出冷汗、面色苍白、脉速、强烈饥饿感，甚至死亡。一旦发生低血糖反应，除检测血糖外，应立即口服糖水或静脉注射 50% 葡萄糖 40mL，待病人清醒后再让其进食，并寻找发生低血糖的原因。

（3）口服用药的护理

医护人员应了解各类降糖药物的作用、剂量、用法、不良反应和注意事项，指导病人正确服用。

（4）运动锻炼

①运动锻炼的方式以有氧运动为主，如散步、慢跑、打太极拳等。

②运动不宜空腹进行，防止低血糖发生。

③运动后应做好运动日记，以便观察疗效和不良反应。

（三）健康指导与康复

1. 帮助病人（或家属）掌握有关糖尿病治疗的知识，树立战胜疾病的信心。

2. 帮助病人学会自我血糖监测的技术和相关注意事项。

3. 掌握饮食治疗的具体措施，控制总热量，按时进餐，避免偏食、多食与少食，饮食应清淡，菜谱多样化，多食蔬菜。

4. 应用降糖药物时，需向病人详细讲解口服降糖药的名称、剂量、给药时间和方法，教会其观察药物疗效和不良反应。

5. 帮助病人及家属学会胰岛素注射技术，掌握用药方案，观察用药后反应。

6. 指导病人及家属熟悉糖尿病常见急性并发症，如低血糖反应、酮症酸中毒、高渗性昏迷等的主要临床表现、观察要点及处理措施。

7. 注意皮肤清洁，尤其要保持足部、口腔、会阴部的清洁，预防感染，有炎症、疖和创伤时要及时治疗。

8. 指导病人掌握糖尿病的预防和护理知识。

9. 避免精神创伤及过度劳累。

10. 定期门诊复查，平时外出时注意携带糖尿病治疗情况记录本。

二、老年骨质疏松护理

骨质疏松（osteoporosis，OP）是一种以骨量减少和骨组织微量结构破坏为特征，导致骨脆性增加和易于骨折的代谢性骨病。骨质疏松可分为原发性和继发性两种。原发性又可分为绝经后骨质疏松和老年性骨质疏松。老年性骨质疏松是老年人的常见疾病，随着人口老龄化和人均寿命的延长，原发性骨质疏松发病率逐年升高。

（一）身心评估

1. 健康史

（1）发病情况和病史：重点评估有无腰背疼痛或全身骨痛不能负重或负重能力下降等。

（2）继发于其他疾病，如性腺功能减退症、甲亢、血液病、Cush-ing综合征等。

2. 身体状况

询问病人有无腰背疼痛或全身骨痛，女性病人是否绝经。

3. 心理评估

症状较轻或无明显不适的病人，常不重视；病人症状明显时往往有疼痛和肌无力症状，因担心不能负重劳动而紧张、焦虑。

（二）护理措施

1. 病情观察

（1）注意观察病人疼痛发作的部位、程度、持续时间和疼痛时的行为表现。

（2）应用止痛药时注意观察药物的副作用，观察病人是否产生依赖性等。

（3）观察是否有病理性骨折发生。

（4）定期进行骨密度、血清钙、性激素及尿钙检测。

2. 一般护理

（1）饮食护理

增加富含钙质和维生素 D 的食物，补充足够维生素 A、维生素 C 及含铁的食物，以利于钙的吸收。适度摄取蛋白质及脂肪。戒烟、酒，避免咖啡因摄入过多。

（2）活动与休息

急性期卧床休息，不要勉强活动。好转时要注意活动强度，劳逸结合，多晒太阳，如病情允许，家人陪伴多进行户外运动，并根据病人的具体情况确定运动的类型、方式和量。

（3）心理护理

骨质疏松病人由于疼痛及害怕骨折，常因不敢运动而影响日常生活，当发生骨折时，需限制活动，给予心理疏导，转移其注意力，减轻其心理上对疼痛的恐惧。

3. 对症护理

（1）安全护理

①保证环境安全，加强日常生活护理，预防跌倒。

②增加富含钙质和维生素 D 的食物摄入，补充足够的维生素 A、C 及含铁的食物，以利于钙的吸收。

（2）疼痛的护理

①为减轻疼痛，可使用硬板床，取仰卧位或侧卧位，卧床休息数天到一周，可缓解疼痛。

②对疼痛部位给予湿热敷，可促进血液循环，减轻肌肉痉挛，缓解疼痛。

③给予局部肌肉按摩，以减少因肌肉僵直引起的疼痛。

（3）用药护理

药物的使用包括止痛剂、肌肉松弛剂或抗炎药物，要正确评估疼痛的程度，按医嘱用药。

（三）健康指导与康复

1. 环境

保持整洁，温度、湿度适宜，阳光充足。

2. 饮食

进食高维生素 D、高钙、高蛋白饮食，合理膳食、均衡营养。

3. 活动

教育病人了解运动的重要性及目的，运动要循序渐进、持之以恒。

4. 心理指导

多关心病人，了解其生活饮食习惯，多和病人沟通，使其能够正确对待疾病。

5. 指导病人坚持饮食运动计划

应用药物止痛者，嘱病人注意药物的副作用及可能发生的依赖性。

三、肿瘤

肿瘤（tumor）是机体在各种致瘤因素的作用下，局部组织的细胞在基因水平上失去了对其生长的正常调控，导致异常增生而形成的新生物（neoplasm），通常表现为肿块（mass）。癌是老年人最为常见的致死性疾病之一，临床上 75 岁以上的老年人最高发的癌有肺癌、大肠癌、食管癌、胃癌、肝癌、宫颈癌等。

（一）身心评估

1. 评估有无疼痛、发热、出血、恶心呕吐、突发食欲下降等。
2. 评估有无上腹部包块、消化道梗阻、肝肾功能受损等。
3. 心理评估：有无紧张、焦虑、抑郁悲观、不安和恐惧等。

（二）护理措施

1. 按老年疾病病人一般护理常规护理。

2. 活动与休息：适当活动，勿过度劳累，保证充足的睡眠。

3. 饮食护理：根据病人病情及营养失调情况制订个性化饮食计划，进食高蛋白质（每日每千克体重：1.5 ~ 2g/kg）、高维生素、低脂肪（每日 < 50g）、易消化的饮食，保证食物的色、香、味。不宜进食辛、辣等刺激性食物，戒烟、酒。

4. 病情观察：密切观察病情变化，经常巡视病人，重视病人的主诉，做好详细记录与交班。

（1）发热的护理：密切观察病人体温变化情况，并倾听病人发热伴随的不适主诉，必要时遵医嘱给予药物应用，勤擦洗、勤更衣，保持床单清洁、干燥。

（2）疼痛的护理：密切观察病人的疼痛部位和疼痛性质，观察其疼痛持续的时间并准确记录，针对认知功能受损的病人选择合适的评估工具，根据评估结果及时、准确遵医嘱给予药物应用，做好用药后的评估并记录。

5. 药物应用：病人常常多病共存，使用多种药物，应合理用药，并密切观察药物疗效及不良反应。

6. 心理护理：主动、热情地关心病人，和病人建立良好的护患关系，安慰和鼓励其树立战胜疾病的信心。正确、合理应用评估表，针对已经存在心理问题的病人，积极给予心理干预，加强安全意识防范，消除病人悲观厌世的情绪，唤起病人对生活的信心和勇气。

7. 安全防护：做好安全防护工作，预防病人跌倒、误吸、坠床等。

第六节　老年前列腺增生护理常规

前列腺增生（benign prostatic hyperplasia，BPH）是因为男性前列腺内实质细胞数量增多而造成前列腺体积变大，若增大的前列腺组织明显压迫到前列腺尿道部，引起膀胱出口部分发生梗阻，而引起排尿困难等一系列症状时，即为前列腺增生症。经尿道前列腺电切术是当今世界上开展最广泛的治疗前列腺增生的手术方法之一，该手术对身体伤害小，尤其对那些无法进行开放手术的病人，仍可进行。但对于体积过大的前列腺，由于手术时间太长不宜采用。

（一）身心评估

1. 评估有无排尿困难、尿失禁、排尿时间延长、尿线变细。

2. 评估有无肾功能受损、肾积水、上腹部包块等。

3. 心理评估：有无紧张、焦虑、抑郁悲观、不安、恐惧等不良情绪。

（二）护理措施

1. 术前护理

（1）按泌尿外科疾病病人一般护理常规护理。

（2）术前检查：检查心、肺、肾功能及全身状况。

（3）引流护理：合并尿潴留留置尿管者或耻骨上膀胱造口者，保持引流管通畅，每天更换引流袋。

（4）控制感染：合并尿路感染者术前给予抗感染、对症治疗。

（5）皮肤准备：常规准备下腹部及会阴部皮肤。

（6）肠道准备：术前一晚用肥皂水或灌肠剂灌肠一次。

2. 术后护理

（1）按外科病人术后一般护理常规护理。

（2）体位护理：手术当天应绝对卧床休息，取舒适卧位并尽量避免翻身及活动，3～5日后方能下床活动。

（3）饮食护理：术后第1天可进食流质饮食，术后2～3日胃肠功能恢复后可逐渐过渡到普食，鼓励多饮水。

（4）基础护理：①保持床铺清洁、干燥，鼓励病人咳嗽，协助翻身，预防肺炎及压疮的发生。②保持排便通畅，术后给予缓泻药，必要时给予普通灌肠一次。

（5）病情观察：

①密切观察病人生命体征变化，监测体温、脉搏、呼吸、血压变化直至平稳。

②注意观察病人有无电切术后并发症，如便血、腹膜炎、肛周刺痛、拔管后暂时尿失禁、水中毒及低钠血症；术后4～6周仍要注意有无继发出血。

（6）对症处理：

①膀胱冲洗：术后用无菌生理盐水冲洗膀胱。

②冲洗速度：以引流通畅及无血块堵塞为原则，持续冲洗3～5日，如血色不断加深，则加快冲洗速度，如血块堵塞，则用注射器冲洗导尿管，直至通畅为止，如经处理仍不通畅，应及时通知医生，必要时手术处理。

③观察冲洗量和排出量，注意观察出入量是否平衡。

（三）健康指导与康复

1.指导病人禁烟酒，避免辛辣刺激食物，多饮水。

2.术后1个月内禁止剧烈活动、久坐、骑自行车、开车等。

3.术后禁食大补的食品，如桂圆、红枣等。

4.术后3～6个月内溢尿属于正常现象，每日加强肛门括约肌的收缩功能训练，4次／日。

5.如出现阴囊肿大、发热、持续性血尿、尿潴留、尿线变细、疼痛等不适症状应及时就诊。

6.定期复查。

参考文献

[1] 苑志勇. 临床内科常见疾病诊疗与护理 [M]. 北京 / 西安：世界图书出版公司，2020.

[2] 李美娟. 现代临床常见病护理学 [M]. 云南科学技术出版社，2020.

[3] 苗传燕. 临床内科疾病诊疗与护理 [M]. 沈阳：沈阳出版社，2020.

[4] 张翠华. 实用常见内科疾病诊疗与护理 [M]. 北京：科学技术文献出版社，2020.

[5] 王艳. 临床妇产疾病诊疗与护理 [M]. 南昌：江西科学技术出版社，2020.

[6] 郝咏梅. 实用临床常见病诊疗与护理 [M]. 北京：科学技术文献出版社，2020.

[7] 刘玉银. 临床外科诊疗与护理 [M]. 长春：吉林科学技术出版社，2020.

[8] 付玉娜. 内科系统疾病的诊疗与护理 [M]. 天津：天津科学技术出版社，2020.

[9] 吴修峰. 现代外科疾病诊疗与护理 [M]. 沈阳：沈阳出版社，2020.

[10] 王丽. 常见护理疾病诊疗学 [M]. 昆明：云南科技出版社，2020.

[11] 黄丽红，何细飞. 内科疾病与诊疗技术常见并发症预警及护理 [M]. 北京：科学出版社，2020.

[12] 周忠梅. 实用妇儿常见疾病诊疗与护理 [M]. 长春：吉林科学技术出版社，2020.

[13] 陈洪芳. 现代常见疾病护理基础与临床实践 [M]. 长春：吉林科学技术出版社，2020.

[14] 夏东亮. 临床外科常见病诊疗与护理 [M]. 天津：天津科学技术出版社，2020.

[15] 左艳蕾. 临床常见疾病诊疗技术与护理 [M]. 中国纺织出版社有限公司，2019.

[16] 赵曼. 常见儿童疾病的临床诊疗与护理 [M]. 天津：天津科学技术出版社，2019.

[17] 梁艳珍. 常见儿科疾病临床诊疗与护理 [M]. 天津科学技术出版社，2019.

[18] 姜永杰等. 常见疾病临床护理 [M]. 长春：吉林科学技术出版社，2019.

[19] 曹伟波等. 新编肾内科疾病诊疗精要 [M]. 长春：吉林科学技术出版社，2019.

[20] 肖国仕，高积慧，陈露霞，孔金华，邓新春. 皮肤病诊疗手册 [M]. 郑州：河南科学技术出版社，2019.

[21] 王美芝. 临床重症护理诊疗实践 [M]. 北京：科学技术文献出版社，2019.

[22] 王亚燕等. 消化疾病诊疗学 [M]. 长春：吉林科学技术出版社，2019.

[23] 蒋艳. 现代临床妇产与儿科疾病诊疗 [M]. 青岛：中国海洋大学出版社，2019.

[24] 陈文彦 . 实用妇科疾病诊疗 [M]. 长春：吉林科学技术出版社，2019.

[25] 单既利，王广军，肖芳，林辉，于春华 . 实用儿科诊疗护理 [M]. 青岛：中国海洋大学出版社，2019.

[26] 王菊萍等 . 常见病护理技术与操作规范 [M]. 长春：吉林科学技术出版社，2019.

[27] 孔繁琳 . 临床外科常见疾病诊疗与护理 [M]. 北京：科学技术文献出版社，2018.

[28] 郝立鹏，别立梅，顾维乐 . 临床常见疾病诊疗护理与检验技术 [M]. 长春：吉林科学技术出版社，2018.

[29] 严芳琴，赵珊珊，易佳佳 . 现代临床常见疾病诊疗与护理新进展 [M]. 武汉：湖北科学技术出版社，2018.

[30] 杨国良，等 . 临床心血管疾病诊疗学 [M]. 天津：天津科学技术出版社，2018.

[31] 程璐，王丽丽，孙思源，等 . 临床常见疾病护理常规及健康教育 [M]. 北京：中国科学技术出版社，2018.

[32] 石翠玲 . 实用临床常见多发疾病护理常规 [M]. 上海：上海交通大学出版社，2018.

[33] 谢芳 . 妇产科常见病诊疗与护理 [M]. 昆明：云南科技出版社，2018.

[34] 赵建国，等 . 现代心血管疾病诊疗学 [M]. 北京：科学技术文献出版社，2018.

[35] 鹿翠云，刘丽，李妍 . 新编临床常见疾病护理与护患沟通技巧 [M]. 北京：中国纺织出版社，2018.

[36] 韩晓云，等 . 实用临床妇产科疾病诊疗学 [M]. 上海：上海交通大学出版社，2018.

[37] 吕士红，等 . 常见病诊疗与护理学 [M]. 吉林科学技术出版社，2018.